国家卫生健康委员会"十四五"规划教材

全国高等中医药教育教材

供中医学、针灸推拿学、中西医临床医学等专业用

医学伦理学

第 4 版

中醫

主　编　刘东梅

副主编　于　雷　赵　丽　包玉颖　郑文清

编　委　（按姓氏笔画排序）

于　雷（山东中医药大学）	张晓萍（陕西中医药大学）
王传明（黑龙江中医药大学）	陈晓云（上海中医药大学）
尹红新（山西中医药大学）	郑文清（湖北中医药大学）
包玉颖（南京中医药大学）	赵　丽（北京中医药大学）
刘东梅（成都中医药大学）	胡　曲（浙江中医药大学）
李　琰（四川大学华西医学中心）	郝会欣（河北中医学院）
杨　丽（青岛大学护理学院）	费丹丹（河南中医药大学）
杨晓琨（天津中医药大学）	唐雪梅（成都中医药大学）
吴寒斌（江西中医药大学）	

秘　书　卢奥蓝（成都中医药大学）

人民卫生出版社

·北京·

图书在版编目（CIP）数据

医学伦理学 / 刘东梅主编 . —4 版 . —北京：人
民卫生出版社，2022.10（2024.5 重印）
ISBN 978-7-117-33748-9

Ⅰ.①医… Ⅱ.①刘… Ⅲ.①医学伦理学 – 高等学校
– 教材 Ⅳ.①R–052

中国版本图书馆 CIP 数据核字（2022）第 188121 号

人卫智网	www.ipmph.com	医学教育、学术、考试、健康， 购书智慧智能综合服务平台
人卫官网	www.pmph.com	人卫官方资讯发布平台

医学伦理学

Yixue Lunlixue

第 4 版

主　　编：刘东梅
出版发行：人民卫生出版社（中继线 010-59780011）
地　　址：北京市朝阳区潘家园南里 19 号
邮　　编：100021
E - mail：pmph @ pmph.com
购书热线：010-59787592　010-59787584　010-65264830
印　　刷：三河市潮河印业有限公司
经　　销：新华书店
开　　本：850×1168　1/16　印张：15
字　　数：393 千字
版　　次：2012 年 5 月第 1 版　　2022 年 10 月第 4 版
印　　次：2024 年 5 月第 4 次印刷
标准书号：ISBN 978-7-117-33748-9
定　　价：65.00 元

打击盗版举报电话：010-59787491　E-mail：WQ @ pmph.com
质量问题联系电话：010-59787234　E-mail：zhiliang @ pmph.com
数字融合服务电话：4001118166　E-mail：zengzhi @ pmph.com

◇◇◇ 数字增值服务编委会 ◇◇◇

主　编　刘东梅

副主编　于　雷　赵　丽　包玉颖　郑文清

编　委　(按姓氏笔画排序)

<table>
<tr><td>于　雷 (山东中医药大学)</td><td>吴寒斌 (江西中医药大学)</td></tr>
<tr><td>王传明 (黑龙江中医药大学)</td><td>张晓萍 (陕西中医药大学)</td></tr>
<tr><td>尹红新 (山西中医药大学)</td><td>陈晓云 (上海中医药大学)</td></tr>
<tr><td>卢奥蓝 (成都中医药大学)</td><td>郑文清 (湖北中医药大学)</td></tr>
<tr><td>包玉颖 (南京中医药大学)</td><td>赵　丽 (北京中医药大学)</td></tr>
<tr><td>刘东梅 (成都中医药大学)</td><td>胡　曲 (浙江中医药大学)</td></tr>
<tr><td>李　琰 (四川大学华西医学中心)</td><td>郝会欣 (河北中医学院)</td></tr>
<tr><td>杨　丽 (青岛大学护理学院)</td><td>费丹丹 (河南中医药大学)</td></tr>
<tr><td>杨晓琨 (天津中医药大学)</td><td>唐雪梅 (成都中医药大学)</td></tr>
</table>

秘　书　(兼)　卢奥蓝

修 订 说 明

为了更好地贯彻落实《中医药发展战略规划纲要(2016—2030年)》《中共中央国务院关于促进中医药传承创新发展的意见》《教育部 国家卫生健康委 国家中医药管理局关于深化医教协同进一步推动中医药教育改革与高质量发展的实施意见》《关于加快中医药特色发展的若干政策措施》和新时代全国高等学校本科教育工作会议精神,做好第四轮全国高等中医药教育教材建设工作,人民卫生出版社在教育部、国家卫生健康委员会、国家中医药管理局的领导下,在上一轮教材建设的基础上,组织和规划了全国高等中医药教育本科国家卫生健康委员会"十四五"规划教材的编写和修订工作。

为做好新一轮教材的出版工作,人民卫生出版社在教育部高等学校中医学类专业教学指导委员会、中药学类专业教学指导委员会和第三届全国高等中医药教育教材建设指导委员会的大力支持下,先后成立了第四届全国高等中医药教育教材建设指导委员会和相应的教材评审委员会,以指导和组织教材的遴选、评审和修订工作,确保教材编写质量。

根据"十四五"期间高等中医药教育教学改革和高等中医药人才培养目标,在上述工作的基础上,人民卫生出版社规划、确定了第一批中医学、针灸推拿学、中医骨伤科学、中药学、护理学5个专业100种国家卫生健康委员会"十四五"规划教材。教材主编、副主编和编委的遴选按照公开、公平、公正的原则进行。在全国50余所高等院校2 400余位专家和学者申报的基础上,2 000余位申报者经教材建设指导委员会、教材评审委员会审定批准,聘任为主编、副主编、编委。

本套教材的主要特色如下:

1. 立德树人,思政教育 坚持以文化人,以文载道,以德育人,以德为先。将立德树人深化到各学科、各领域,加强学生理想信念教育,厚植爱国主义情怀,把社会主义核心价值观融入教育教学全过程。根据不同专业人才培养特点和专业能力素质要求,科学合理地设计思政教育内容。教材中有机融入中医药文化元素和思想政治教育元素,形成专业课教学与思政理论教育、课程思政与专业思政紧密结合的教材建设格局。

2. 准确定位,联系实际 教材的深度和广度符合各专业教学大纲的要求和特定学制、特定对象、特定层次的培养目标,紧扣教学活动和知识结构。以解决目前各院校教材使用中的突出问题为出发点和落脚点,对人才培养体系、课程体系、教材体系进行充分调研和论证,使之更加符合教改实际、适应中医药人才培养要求和社会需求。

3. 夯实基础,整体优化 以科学严谨的治学态度,对教材体系进行科学设计、整体优化,体现中医药基本理论、基本知识、基本思维、基本技能;教材编写综合考虑学科的分化、交叉,既充分体现不同学科自身特点,又注意各学科之间有机衔接;确保理论体系完善,知识点结合完备,内容精练、完整,概念准确,切合教学实际。

4. 注重衔接,合理区分 严格界定本科教材与职业教育教材、研究生教材、毕业后教育教材的知识范畴,认真总结、详细讨论现阶段中医药本科各课程的知识和理论框架,使其在教材中得以凸显,既要相互联系,又要在编写思路、框架设计、内容取舍等方面有一定的区分度。

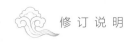

5. 体现传承,突出特色 本套教材是培养复合型、创新型中医药人才的重要工具,是中医药文明传承的重要载体。传统的中医药文化是国家软实力的重要体现。因此,教材必须遵循中医药传承发展规律,既要反映原汁原味的中医药知识,培养学生的中医思维,又要使学生中西医学融会贯通,既要传承经典,又要创新发挥,体现新版教材"传承精华、守正创新"的特点。

6. 与时俱进,纸数融合 本套教材新增中医抗疫知识,培养学生的探索精神、创新精神,强化中医药防疫人才培养。同时,教材编写充分体现与时代融合、与现代科技融合、与现代医学融合的特色和理念,将移动互联、网络增值、慕课、翻转课堂等新的教学理念和教学技术、学习方式融入教材建设之中。书中设有随文二维码,通过扫码,学生可对教材的数字增值服务内容进行自主学习。

7. 创新形式,提高效用 教材在形式上仍将传承上版模块化编写的设计思路,图文并茂、版式精美;内容方面注重提高效用,同时应用问题导入、案例教学、探究教学等教材编写理念,以提高学生的学习兴趣和学习效果。

8. 突出实用,注重技能 增设技能教材、实验实训内容及相关栏目,适当增加实践教学学时数,增强学生综合运用所学知识的能力和动手能力,体现医学生早临床、多临床、反复临床的特点,使学生好学、临床好用、教师好教。

9. 立足精品,树立标准 始终坚持具有中国特色的教材建设机制和模式,编委会精心编写,出版社精心审校,全程全员坚持质量控制体系,把打造精品教材作为崇高的历史使命,严把各个环节质量关,力保教材的精品属性,使精品和金课互相促进,通过教材建设推动和深化高等中医药教育教学改革,力争打造国内外高等中医药教育标准化教材。

10. 三点兼顾,有机结合 以基本知识点作为主体内容,适度增加新进展、新技术、新方法,并与相关部门制订的职业技能鉴定规范和国家执业医师(药师)资格考试有效衔接,使知识点、创新点、执业点三点结合;紧密联系临床和科研实际情况,避免理论与实践脱节、教学与临床脱节。

本轮教材的修订编写,教育部、国家卫生健康委员会、国家中医药管理局有关领导和教育部高等学校中医学类专业教学指导委员会、中药学类专业教学指导委员会等相关专家给予了大力支持和指导,得到了全国各医药卫生院校和部分医院、科研机构领导、专家和教师的积极支持和参与,在此,对有关单位和个人表示衷心的感谢!希望各院校在教学使用中,以及在探索课程体系、课程标准和教材建设与改革的进程中,及时提出宝贵意见或建议,以便不断修订和完善,为下一轮教材的修订工作奠定坚实的基础。

人民卫生出版社

2022 年 3 月

◈◈◈ 前　言 ◈◈◈

医学伦理学作为研究医疗实践和医学科学发展中有关伦理道德问题的一门学科,是现代医学体系的重要组成部分,是医学各专业的基础课程,是我国执业医师资格考试的重要内容。

本教材的编写紧紧围绕高等中医药人才培养目标,着力体现以能力为本位,以发展技能为核心的培养理念。新版教材在上版教材基础上,更加体现了卫生主管部门、机构、研究者以及申办者等对伦理审查工作的重视,反映了医学伦理学中的热点、难点问题,注重对学生伦理分析能力和决策能力的培养,并对目前尚无定论,有争议性的内容,结合最新政策和相关要求进行了删改。同时,新版教材配有思维导图和扫一扫测一测,增强了教材内容的逻辑性、目标性和实用性,配套数字资源内容,便于老师授课和学生自学。

本教材具体编写分工为:刘东梅负责编写第一章和全书统稿;李琰负责编写第二章;郝会欣负责编写第三章;尹红新负责编写第四章;胡曲负责编写第五章;郑文清负责编写第六章;费丹丹负责编写第七章;杨晓琨负责编写第八章;张晓萍负责编写第九章;于雷负责编写第十章;杨丽负责编写第十一章;包玉颖负责编写第十二章;赵丽负责编写第十三章;王传明负责编写第十四章;陈晓云负责编写第十五章;吴寒斌负责编写第十六章;唐雪梅负责编写第十七章。卢奥蓝作为教材秘书参与了数字增值服务的编写。

本教材的编写力求能够反映医学伦理学发展的新要求、新成果,参考了众多学者的研究成果,在此向有关作者、译者、出版者表示衷心感谢。本教材在编写过程中得到了人民卫生出版社的高度重视,编辑人员给予了耐心细致的指导和热情周到的帮助,在此一并致以感谢!

由于医学伦理学的诸多问题尚在探讨和研究中,更因编者精力和能力有限,本教材可能存在不足和疏漏之处,敬请专家同行和广大读者批评指正。

编者

2022 年 6 月

◇◇◇ 目　录 ◇◇◇

第一章

绪 论

学习目标

　　医学伦理学是医学与伦理学相互渗透、相互作用产生的新兴交叉学科,是一门认识、处理医疗卫生实践和医学科学发展中人与人之间、医学与社会之间道德关系的科学。通过学习医学道德、医学伦理学的基本概念,为教材后续章节的学习奠定理论基础。

【思维导图】

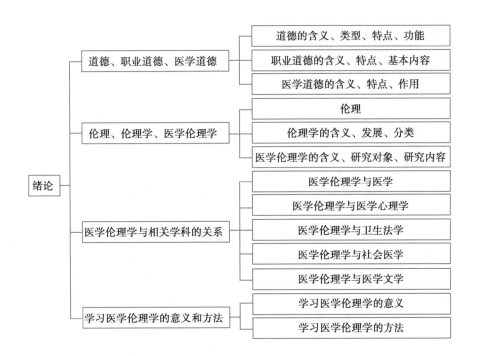

案例导入

　　相传,明代大医李时珍一年春天乘小船到雨湖对面的山上采药,遇到一位老渔妇在破旧的渔船上呜咽。原来,老渔妇的儿子、儿媳相继病逝,唯有十三四岁的孙女跟着她。因办理丧事欠了一笔债,就靠这一老一小打鱼还债。当时一般的鲜鱼价格很低,只有青背鲫鱼价钱高一点。然而,青背鲫鱼只有用钓钩才能捕到。小姑娘每天日落下饵,五更收钩,这天早晨正准备收钩,忽然喊头晕,一头栽倒在船舱里不省人事。

　　李时珍为小女孩诊断,原来是营养不良、极度体虚引发的昏厥。他关切地对老渔妇说:"孩子身体太虚弱,须用药物滋补。你那鱼篓里的青背鲫鱼可是很好的补品啊!"老渔妇为难地苦笑:"泥瓦匠住草房,卖盐的喝淡汤,我们捕鱼的谁也没有尝过鱼的鲜,这孩子父母死时还欠下不少债,哪有鱼给她吃呢!"临行时,李时珍对老渔妇说,他要买青背鲫鱼,让她孙女每天送两条到他家去。

　　第二天,渔家姑娘把鱼送来了,李时珍付了钱,端出昨天买的那两条青背鲫鱼煮的汤,看着姑娘喝下。就这样,渔家姑娘每天送鱼来,李时珍都买了鱼给她喝鱼汤。1个月后,渔家姑娘面色红润,再也不头晕了。

　　思考:请评价李时珍的行为,什么样的医生才配被尊为大医?

　　提示:医者仁心。古今中外对大医的要求都是医德高尚、医术精湛,两者不可偏废。

第一节 道德、职业道德、医学道德

一、道德

(一) 道德的含义

　　道德(morality)是人类社会的一种重要意识形态,是由人们在生活实践中形成的并由经济基础决定的上层建筑,以善恶为评价形式,依靠社会舆论、传统习俗和内心信念来调节人与人之间、人与社会之间、人与自然之间关系的心理意识、原则规范、行为活动的总和。它包括道德意识、道德规范和道德实践三个部分。

　　在中国古典典籍中,"道德"最初并不是一个词,而是分开使用的。"道",本义为道路,《说文解字》曰:"道,所行道也",后引申为事物运动、变化的规律,又指社会政治状况或做人的规范、规矩、原则。"德"本义为得到,所谓"德者,得也",按照规矩、规范、原则去做有所得即为"德",后便引申为品德、道德品质。在中国,道德二字连用为一个词,最早见于春秋时期,如荀子《劝学篇》中有:"故学至乎礼而止矣,夫是之谓道德之极",意思是说如果人们一切行为都合乎礼的规定,就可以说达到了道德的最高境界。由此可见,中国古代已经给道德赋予了较为确切的含义。

　　在西方,道德一词源于风俗(mores),既指社会风俗也包括个人品行,与中国古代道德一词的含义类似,内含规范、规律、行为品质和善恶评价之意。

　　道德作为人类社会特有的普遍现象,贯穿于人类历史发展的全过程,渗透到人类社会生活的方方面面。马克思主义认为,道德作为一种社会意识形态,它深深地根植于社会经济关系之中,是一定社会经济关系的反映,并随着社会经济状况的变化不断地改变着其内容和形式。

(二) 道德的类型

　　道德类型依据不同的标准有不同的划分方法。按照社会形态,可分为原始社会道德、奴隶社会道德、封建社会道德、资本主义社会道德、共产主义(含社会主义)社会道德。按照社会关系,可分为家庭美德、职业道德、社会公德(含生态道德)。

(三) 道德的特点

　　道德作为上层建筑的组成部分,既具有上层建筑的一般特征,同时又具有其特殊的本质特征,即非制度化的规范性和鲜明的实践性。一般来说,道德具有八个基本特点。

1. 规范性 道德是以善恶为判断标准的社会准则,对人的行为具有规范、约束、导向的作用。人们有时会对自己的某个想法做出否定,认为这样想是不道德的,或者有时候通过人的言谈举止来衡量一个人是不是善良,这些都是道德的规范性在发生作用。

2. 主体性 道德是人的需要和人的生命活动的一种特殊的表现形式,是反映个人和社会的客观矛盾并追求矛盾统一的活动。道德对人的规范作用是以主体的自觉性、能动性为前提的。道德是以社会舆论、内心信念来维系的,不是依靠国家力量来维持的。如果有人违反了道德,不会有哪个具体的人或机关强制其承担责任,但他内心的不安和社会舆论的压力会让他为自己的行为付出相应的代价。

3. 历史性 不同的历史时期由于经济社会条件的不同,道德的标准也不同。古代人的道德观念和现代人的道德观念会有些不同,一代人和一代人之间的道德观念也会有所不同。一方面是因为社会生产的发展会促使人们的道德观念发生变化;另一方面是外来文化的冲击,使原有的道德文化和人们的道德观念发生了变化。

4. 阶级性 道德是由一定的社会经济基础所决定的,并为一定的社会经济基础服务。在阶级社会里,道德具有明显的阶级性,一个时代居于主导地位的道德观念总是统治阶级的道德。

5. 社会性 道德贯穿于人类社会的始终,不像政治、法律等其他上层建筑,只存在于阶级社会,只要人类社会存在道德就存在。同时,道德还涉及社会生活的各个领域,渗透到各种社会关系中。在经济、政治、文化、军事各个领域中道德都能发生作用。只要有人与人、人与社会、人与自然之间的关系存在,道德就会存在其中。

6. 层次性 任何一个历史阶段,道德都表现为一个多层次的结构体系,并且总有一个最基本的道德原则,在其支配下,形成不同层次的具体道德规范。如社会主义道德体系中,除维护集体主义和全心全意为人民服务这一最基本的道德原则外,还有爱祖国、爱人民、爱劳动、爱科学、爱社会主义基本道德规范,以及家庭美德、职业道德、社会公德三个具体领域的道德要求。

7. 稳定性 道德与其他上层建筑如政治、法律、艺术、哲学等相比,有着更大的独立性和稳定性。道德虽然会随着时代的变迁而有所变化,但这种变化速度相对缓慢,道德观念的变化往往落后于经济基础的变化。

8. 实践性 道德的基础是社会实践,道德的目的和归宿也是社会实践。道德是在人们的社会生活实践中产生的,同时又要回到实践中指导实践。道德是同人的行为紧紧联系在一起的,道德规范要转化为外在的效果,只有通过社会实践。

(四)道德的功能

1. 认识功能 道德是引导人们追求至善的良师。教导人们正确地认识自己对家庭、对他人、对社会、对国家应负的责任和应尽的义务,教导人们正确地认识社会道德生活的规律和原则,从而正确地选择自己的行为和生活道路。正如恩格斯所指出:"人们自觉地或不自觉地,归根到底总是从他们阶级地位所依据的实际关系中——从他们进行生产和交换的经济关系中,获得自己的伦理观念。"

2. 调节功能 道德是社会矛盾的调节器,使人与人之间、个人与社会之间的关系臻于完善与和谐。人生活在社会中总要和自己的同类发生这样那样的关系,因此,不可避免地要发生各种矛盾,这就需要通过社会舆论、风俗习惯、内心信念等特有形式,以善恶标准去调节社会上人们的行为,指导和纠正人们的行为,协调各种利益冲突,保障社会良性秩序。

3. 教育功能 道德是催人奋进的引路人。它培养人们良好的道德意识、道德品质和道德行为,树立正确的义务、荣誉、正义和幸福等观念,使受教育者成为道德纯洁、理想高尚的人。

4. 评价功能　道德是人以评价来把握现实的一种方式,是一种巨大的社会力量和人们内在的意志力量。它通过把周围社会现象判断为"善"与"恶"而实现自身的评价功能。不同的道德价值形成不同的道德判断。

5. 平衡功能　道德不仅调节人与人之间的关系,而且平衡人与自然之间的关系。它要求人们端正对自然的态度,调节自身的行为。环境道德是当代社会公德之一,它能教育人们以造福于而不贻祸于子孙后代的高度责任感,从社会的全局利益和长远利益出发,开发自然资源,发展社会生产,维持生态平衡。

二、职业道德

(一) 职业道德的含义

一般地说,所谓职业,就是人们由于社会分工和生产内部的劳动分工,而长期从事的具有专门业务和特定职责,并以此作为主要生活来源的社会活动。

职业道德,就是同人们的职业活动紧密联系的符合职业特点所要求的道德准则、道德情操与道德品质的总和。它既是对本职人员在职业活动中行为的要求,又是职业对社会所负的道德责任与义务。

人们的职业生活多种多样,千差万别,有多少种职业,就有多少种特定的职业道德。职业道德是做好各行各业工作至关重要的伦理原则,是一般社会道德在职业生活中的具体化,它反映了职业范围内人与人之间的特殊关系。

(二) 职业道德的特点

1. 在范围上,具有专业性　职业道德是在特定的职业生活中形成的,并在一定的范围内发挥作用,不具有普遍性。每一种职业道德只能对从事该职业的人起约束作用,对不属于本职业或本职业的人在该职业以外的行为活动,往往发挥不了作用。

2. 在内容上,具有继承性　由于职业具有不断发展和世代延续的特征,不仅其技术世代延续,其管理员工的方法、与服务对象打交道的方法也有一定历史继承性。如"有教无类""学而不厌,诲人不倦",从古至今始终是教师的职业道德。

3. 在形式上,具有多样性　由于各种职业道德的要求都较为具体、细致,因此其表达形式多种多样。有的职业道德以条文的形式向人们公布,比如我国的《律师职业道德基本准则》等;有的是以标语的方式公布,比如商店里的"顾客第一,热诚服务"、工地上的"质量就是生命"等。

4. 在功能上,具有实用性　由于职业道德是人们每天都必须面对的行为规范,所以很容易发展成熟,只要经过一段时间的反复使用,职业道德就会形成并完善。在这一使用过程中形成的职业道德规范较其他道德规范实用得多,而且人们在长期的职业生活中,受职业道德的影响,会留下职业的痕迹,即常说的职业习惯。

(三) 职业道德的基本内容

无论从事何种职业,其职业道德要求都应该包括以下内容:

1. 从业主旨　即提供优质服务或产品,并有利于本行业的生存、优胜和发展。

2. 职业态度　即对自身从事行业的认可度、忠诚度。

3. 职业规范　从事该职业的基本行为规范。

4. 职业技能　从事该职业需要的技术和能力。

5. 职业责任　从业者对岗位和所在组织所负的责任和义务,以及本行业对社会所具有的特定的责任和义务。

6. 职业道德的动力　从业者发自内心的精神驱动力。

三、医学道德

（一）医学道德的含义

医学道德（medical morality）是职业道德中的一种，是医务人员在医疗实践活动中所应遵循的行为规范的总和。医学道德通过具体的道德规范和道德原则来影响和约束医务人员的言行，调节医患之间、医务人员自身之间、医务人员与社会之间的相互关系。

中外一些著名的医学家都十分强调医德在医疗实践活动中的重要性。如古希腊的医学鼻祖希波克拉底认为只有有德行的医师才是最好的。中国唐代医家孙思邈在所著的《备急千金要方》中写道："凡大医治病，必当安神定志，无欲无求，先发大慈恻隐之心，誓愿普救含灵之苦。"宋代林逋等撰的《省心录·论医》指出："无恒德者，不可以作医。"

（二）医学道德的特点

1. 全人类性和阶级性的统一　医学道德作为职业道德，救死扶伤，实行人道主义的道德原则是对每个国家、每个民族都适用的，从根本上它具有全人类性的特点。但医学道德由于不能脱离一定的社会经济关系而独立存在，在阶级社会又不可避免地会被打上阶级的烙印，在不同的时代，具体的医学道德会受到不同社会阶级的影响。

2. 时代性与继承性的统一　不同时代，人们的生存方式、生活方式不同，医学道德的内容、原则、规范等都会随着时代的发展而变化，不同时代的医德具有不同的时代特点。但医学道德作为医务人员在医疗卫生服务的职业活动中应具有的品德，是一种道德观念控制下的自觉行为，又具有很大的稳定性。历代医家在实践中形成了许多优良的医德传统，并根据医学科学的要求，从理论上提出了一系列具有普遍、积极意义的医学道德规范，这是人类共同的宝贵精神财富，应当批判地继承和发扬。

3. 个体性与群体性的统一　医学道德具有个体性的特点，这和医务人员的职业传统有关，无论中外，传统社会医家多为单独的患者进行诊断治疗。今天，医务工作者仍有很多时候需要独立面对患者。同时，医务工作者的服务对象也是在生理、心理上各有所别的个体。所以医学道德具有个体性特点。然而，医务工作者的职业活动，正是通过个体对象而服务于社会群体的，因而，医学道德又具有群体性。而且随着现代医学科学的发展，医学分工越来越细，各种辅助诊断设施越来越先进，一个医生不可能诊断所有的疾病，一些复杂的医疗活动常常需要多名医生、多个科室，甚至社会其他机构的协作才能完成，医学道德的群体性特征越来越鲜明。

（三）医学道德的作用

1. 促进社会道德的建设和进步　医疗卫生工作对象广泛，与人民群众的身心健康息息相关，其辐射范围广和关乎生命的特殊性质，决定了医学道德水平的高低对社会各阶层会产生重大影响。同时，医学道德又是整个社会道德的重要组成部分，从这种意义上讲，医学道德是社会道德的一个窗口，直接反映社会的道德风尚。加强医学道德，必然促进社会道德的进步。

2. 协调医患关系　凡是存在人际关系的地方，就存在伦理关系，有对行为的道德要求，医患之间也不例外。但医患之间由于知识的差异、个人利益的不同，常常会产生一些矛盾和冲突。医学道德有助于调节医患之间的关系，构建和谐医患关系，促进整个医学事业的发展。

3. 提高医疗质量　医疗质量不仅仅取决于医务工作者的医术和医疗机构的硬件条件，

笔记栏

还取决于医务工作者的医德。技术条件对医疗质量固然有十分重要的作用,但如何运用技术并尽职尽责地为患者服务,则取决于医务工作者的医德水平。只有具备崇高的医德,才有对患者高度负责的自觉,才会认真钻研技术、严格执行规章制度。

4. 促进医学人才的培养 医德对于培养医学人才来说也是重要因素。高尚的医德情操是医务人员开发智力、努力学习、勤奋工作、追求真理、发展科学的积极促进力量,它能激励医务人员为解除患者病痛而积极思考、刻苦钻研和忘我劳动,使医疗卫生工作更好地为人民服务。

第二节 伦理、伦理学、医学伦理学

一、伦理

"伦理"一词,在中国古代早期是分开使用的。在我国古代文化中,"伦"的本意为辈,指人和人之间一代一代相连接,表示人和人之间的辈分关系,后来引申为"类""比"的意思。"理"的本意为治理,后来引申为事物的条理、道理、规则。"伦理"二字连用最早见于《礼记·乐记》,其中说"乐者,通伦理也",意思是,音乐可以使社会生活与人际关系规范化、合理化。"伦理"二字合词,其意就是处理人与人之间行为关系的道理和原则。

在日常使用中,"伦理"与"道德"经常通用,都是处理人与人之间,进而处理人与社会之间关系应遵循的道理和规则。但在学理上,两者的差别很大。"伦理"更具客观、外在、社会性意味,主要指社会的人际"应然"关系,具有较强的规范性;伦理侧重理论,常指有关道德现象的道理,重视行动及其后果的探讨,注重对行为规范进行分析、论证和批判,作为价值本身,伦理的核心是正当(适当、合适、合宜等)。"道德"多用于个人,更含主观、内在、个体性意味,更强调个体的内在操守方面,即主体对道德规范的内化和实践(主体的德性和德行);道德侧重实践,常指实际生活中的道德现象,作为价值本身,道德的核心是善(或美德、德性、好等)。

二、伦理学

(一)伦理学的含义

伦理学(ethics)又称道德哲学,是对人类道德生活进行系统思考和研究的一门科学,是现代哲学的学科分支。在西方,伦理学一词源于希腊文"ετηοs",意为风俗、习惯、性格等。古希腊哲学家亚里士多德最先赋予其伦理和德行的含义,其著作《尼各马可伦理学》(据传由其子尼各马可编辑)为西方最早的伦理学专著。中国出现"伦理学"这个词是在清代末年。日本人在翻译英语的"道德(ethics)"一词时,在日文中找不到相应的词来表述,于是借用中文,译成"伦理学",后来我国学者也沿用了该词。

伦理学以道德现象为研究对象,不仅包括道德意识现象(如个人的道德情感等),而且包括道德活动现象(如道德行为等)及道德规范现象等。伦理学将道德现象从人类活动中区分开来,探讨道德的本质、起源和发展,道德水平同物质生活水平之间的关系,道德的最高原则和道德评价的标准,道德规范体系,道德的教育和修养,人生的意义、人的价值和生活态度等问题。其中最重要的是道德与经济利益和物质生活的关系、个人利益与整体利益的关系问题。对这些问题的不同回答,形成了不同的甚至相互对立的伦理学派别。

（二）伦理学的发展

伦理学包括中国传统伦理思想、古埃及古印度的伦理思想,以及西方伦理思想三个不同的体系。它们经过长期的交汇融合,发展演变而成为当代的伦理学。

1. 中国传统伦理思想　由古代的伦理思想演变发展而来,是中华民族生活历史的独特理论贡献,成为人类理论宝库不可或缺的组成部分。反映西周政治文化生活的《尚书·五子之歌》提出了"民惟邦本,本固邦宁",记载了大量的伦理思想。以后又产生了《论语》《孟子》《大学》《中庸》等著作,强调道德修养,提出了"性善说"及"民贵君轻",形成了以孔子、孟子为代表的儒家伦理思想;还出现了以墨子为代表,主张"兼爱、尚贤、非攻"的墨家伦理思想;以老子、庄子为代表,主张"无为而治"的道家伦理思想;以商鞅、韩非为代表,主张"任其力不任其德""不贵义而贵法"的法家伦理思想,形成百家争鸣的学术繁荣局面。秦汉时期,董仲舒继承孔子学说,创立以"三纲""五常"为核心的思想体系,成为中国古代伦理思想的主流。1840年以后的我国新兴资产阶级接受了西方伦理思想的影响,主张自由、平等、博爱,并提出天下为公、天下大同及道德进化的政治伦理思想,对建立现代学科形态上的伦理学做出了可贵的探索。

2. 古埃及古印度的伦理思想　将伦理思想和宗教密切结合起来,遵从宗教戒律的要求,主要探讨人生意义和人的精神生活问题。如印度从古代至现代以宗教为基本形态的伦理思想,历史悠久、独具特色,其中佛教及佛教伦理思想对亚洲乃至世界的文化产生了深刻的影响。

3. 西方伦理思想　从古希腊、罗马到19世纪末,西方伦理思想的发展主要是德性论和幸福论的交替或平行发展的历史,它的理论形态主要是一种规范伦理学。古希腊哲学家亚里士多德撰写的《尼各马可伦理学》,主要探讨人的道德生活、人的道德品质和道德行为问题,集德性论和幸福论两种矛盾的观点于一书。此外,伊壁鸠鲁认为伦理学所研究的主要问题是人生目的和生活方式,强调伦理学是研究幸福的科学。与伊壁鸠鲁学派对立的斯多阿学派,从强调义务出发,认为伦理学是研究义务和道德规律的科学。英国哲学家培根和穆勒等人把"最大多数人的最大幸福"看成一切道德行为和价值的基本准则。康德则认为道德行为受实践的理性支配,表现为善良意志,提出"德性就是力量",把"善意"作为衡量道德行为、道德价值的唯一标准。20世纪初,由于现代科学主义和逻辑经验主义的影响,西方伦理学界出现了元伦理学,主张伦理学研究应从道德语言、词句、句法及命题的逻辑分析开始,从而确立真正理论性伦理学的科学知识。20世纪70年代以后,当代人类社会在经济发展、科学进步、生态环境变化等方面使伦理思想遭到严峻的挑战,伦理学又开始转向人类生活的各个具体领域。以美国伦理学家罗尔斯为代表的规范伦理学及麦金太尔为代表的美德伦理学重新成为西方伦理学主流,并逐渐形成众多的应用伦理学科。

4. 马克思主义伦理学　马克思主义伦理学在批判地吸收了历史上伦理学的优秀成果的基础上,以马克思主义原理和方法来研究人类社会的道德生活,揭示道德的本质和发展规律。马克思主义伦理学的使命是从实际的道德现象出发,给这些现象以规律性和规范性的概括,从理论形态和行为准则上再现道德,使伦理学成为真正的科学。它既不是一种纯粹的理论科学,也不是一种单纯的应用科学。它的本质特征主要表现为:①指出人区别于动物的本质,不是自然属性而是社会属性,人的本质不是单个人的抽象物而是一切社会关系的总和,人在现实社会生活实践,特别是生产活动中形成的社会存在,决定了人的生活方式和精神面貌,这就是道德现象的本源和研究依据。②把辩证唯物主义和历史唯物主义的基本原理作为研究道德现象的科学方法,指出把道德原则宣布为永恒的、绝对的或者认为是完全主观的、相对主义的,都是不科学的,对有关道德的各种理论问题进行科学的论证,避免绝对化、抽象化等错误。③认为道德作为人类社会发展进步的力量,总是体现为个人利益与社会公共利益的矛盾统一。指出社会并不是许多单个人的相加,而是由社会化了的人组成大大小小多层次的有机整体,个人不可能脱离社会而成为单独存在的自然物,而是只能作为社会的一员时刻受社会存在约束的个体,个人与社会的关系,在不同时代、阶级和社会,会产生不同层次的道德要求,这就是人类历史上道德出现多层次、多样性的原因。

（三）伦理学的分类

现代伦理学可分为三大类:元伦理学、描述伦理学和规范伦理学。这三种类型实际上反映了对伦理学研究客体道德现象的三种研究方法和研究视角。

1. 元伦理学（meta ethics） 元伦理学又称分析伦理学,它凭借逻辑语言分析的方法,从分析道德语言（概念、判断）的意义和逻辑功能入手来研究道德,反映道德的语言特点和逻辑特征。

2. 描述伦理学（descriptive ethics） 描述伦理学是依据客观调查和经验描述的方法,仅仅从社会的实际状况来再现道德。例如,人类学家、社会学家、历史学家运用调查描述方法,确定不同社会道德观念的差异。这类研究不涉及具体行为的道德价值判断及具体行为规范。

3. 规范伦理学（normative ethics） 规范伦理学又称规定伦理学,是一种研究人们的行为准则,制定规范和价值体系,从而规定人们应当如何行动的伦理学体系。将一般规范伦理学的理论原则运用于社会活动的各个不同的领域,从而形成不同的行为规范体系,称为应用规范伦理学,如商业伦理学、教师伦理学、医护伦理学。

三、医学伦理学

（一）医学伦理学的含义

医学伦理学（medical ethics）是运用一般伦理学原则解决医疗卫生实践和医学发展过程中的医学道德问题和医学道德现象的学科,它是医学的一个重要组成部分,又是伦理学的一个分支,它既要研究"医学中的伦理问题",又要研究"伦理学中的医学问题"。

医学伦理学以医学领域中的道德现象和道德关系为研究对象,而道德现象又是道德关系的反映。因此,医学伦理学是研究医学道德关系的一门学科。

医学伦理学的研究内容主要包括四大部分:医德理论、医德规范、医德实践和医德难题。

（二）医学伦理学的研究对象

1. 医务人员与患者之间的关系（医患关系） 这里所说的"医务人员"包括医师、护士、医技科室人员、医院管理人员与后勤人员等。"患者"包括患者、患者家属及除家属以外的患者的监护人。要正确处理医患关系,首先要求医务人员把患者的利益摆在第一位,使自己的全部工作最大限度地满足患者身心健康的需要。但医患关系是双方的,因此,处理好医患关系,还需要患者及其家属对医务人员的人格及其劳动给予尊重。

2. 医务人员之间的关系（医际关系） 医务人员之间的关系包括医师与护士、医师与医师、护士与护士、医务人员与后勤或行政人员之间的关系。如何处理、协调医务人员之间的关系,是医学伦理学研究的重要方面。

3. 医务人员与社会之间的关系（医社关系） 这里的"医务人员"包括医务工作者与医疗卫生部门。医务工作,其活动总是在一定的社会关系中进行。因此,对许多问题的处理,不仅要考虑某一个具体患者的利益,而且需顾及社会利益的得失。如优生优育、残疾新生儿的处置问题,如不从整个社会利益着眼,就很难确定医务人员的道德原则,也很难对医务人员的有关行为做出正确的道德评价。

4. 医务人员与医学科学技术发展之间的关系(医技关系) 医务工作者不仅要利用已有的医学知识为人类防病治病,而且要不断地进行医学科学研究,探索人体奥秘,探寻新的防病治病理论、技术。因此,医务人员必须有高尚的科研道德修养,才能为医学科学的发展不断做出新贡献。另外,随着生物医学的发展和临床应用,在科学临床实践和医学科研实践中,又出现了许多伦理难题,都涉及医务人员在何种情况下参与、是否合乎道德等一系列伦理问题。因此,医务人员与医学科学技术发展之间的关系,已成为医学伦理学的主要研究对象。

(三) 医学伦理学的研究内容

1. 医德理论 包括医德的历史发展及其发展变化的特点、规律;医德的本质、特点及其社会地位和作用;医德的理论基础、原则、规范与范畴;医德与医学科学的关系,以及它与政治、哲学、法律、宗教的关系等。

2. 医德规范 包括医德的基本原则;医德的基本范畴,如权利、义务、情感、良心、审慎、功利、荣誉等;医德的各种具体规范和不同医学领域的特殊道德规范等。

3. 医德实践 包括临床诊治伦理、护理伦理、公共卫生伦理、新技术应用伦理及医德的教育、评价和修养等。

4. 医德难题 现代医学科技的突飞猛进带来了诸多伦理学难题。伦理界限为科学发展提供了正确的方向、健康的动力。任何医学技术都必须接受医学伦理的论证与审视,当下的医德难题都将在医学实践中获得解答。

第三节 医学伦理学与相关学科的关系

一、医学伦理学与医学

医学伦理学与医学是相互影响和联系的,虽然两者分工不同,但都以保障人类健康为研究目的。医学属于自然科学范畴,它研究人类生命活动,特别是疾病的发生、发展、转归及防治的规律,为增进人类健康服务。当今医学与希波克拉底时代的医学有着天壤之别,古代医学认为根本不可能的事,在今天的医学看来可能是一桩小事。但随着医学科学技术的进步,人们却有更多的担心。人们常常怀着急切的心情盼望新的医学技术治愈疾病,但同时又害怕这种治疗给身体带来新的疾病;同时,医学所处的环境也和以往大不相同。医学伦理学正是研究医学道德的科学,通过调整医学活动中人与人及人与社会的关系,提高医务人员的道德水平,为推动医疗卫生保健事业的发展服务。

二、医学伦理学与医学心理学

医学心理学与医学伦理学是密切联系的姊妹学科。医学心理学是心理学与医学相结合的一门学科,它研究心理因素对人体健康和疾病医治的作用和影响,研究医患交往中心理情感互动的规律,把心理学关于人的心理活动过程和个性发展的基本规律应用于医学,以探讨疾病的发生、发展、病程转归和康复等问题,全面而深刻地阐明健康和疾病的本质。医学伦理学强调医务人员高尚的情操、良好的态度及行为。建立和谐的医患关系,可以为心理治疗和护理提供道德前提和保证,又可以为医学伦理学的研究和医务人员选择合乎道德的行为提供心理学的依据。医学心理学与医学伦理学知识相得益彰,必将共同促进医学科学的发展、医德医风的建设、医学人才的培养及患者疾病的康复。

三、医学伦理学与卫生法学

法律和道德作为社会上层建筑的重要组成部分,都是维护社会秩序、规范人们行为的重要手段。医学伦理学与卫生法学都是上层建筑的组成部分,同属行为规则范畴,但两者有重要区别。卫生法学包括与医药卫生有关的法律法规、医务人员在医药卫生工作中的权利和义务。它对拓宽医务人员的知识领域、培养合格的医生,增加医务人员的社会主义法制观念,更好地从事医药卫生工作具有重要的意义。一方面,医学伦理学的重要任务之一是教育医务人员自觉遵守国家法律,并同一切违法犯罪行为做斗争;另一方面,法律对于加强医务人员的医德修养、规范社会主义医德原则起积极作用。因此,在医疗实践中,把开展医德教育同法制教育结合起来,将起到相互促进的作用。

四、医学伦理学与社会医学

社会医学是从社会学角度研究医学问题的一门学科,它研究社会因素对个体和群体健康、疾病的作用及其规律,制定各种社会措施,保护和增进人们的身心健康和社会活动能力,提高生活质量。越来越多的研究结果证实,影响人类疾病与健康的因素多种多样,而且互相关联。社会因素在疾病发生和发展过程中的重要作用不能忽视。这些生物、心理和社会因素常常互为因果、综合作用,引起疾病发生、发展的多样性和复杂性。因此,不仅要从生物因素,还要从心理和社会因素方面认识和防治疾病。这就客观上要求医学与社会学、医学与心理学之间相互渗透,以促进医学的进一步发展。社会医学强调医学的社会性质,强调医学与社会因素之间的相互作用关系,为医学提出了一种新的理念,一种有关健康和疾病的新的理念,从而拓宽了医患关系的内涵,使医患关系不仅仅局限于医患之间的个体关系,而扩展到广泛的社会关系之中,从而将医学伦理学的研究和发展完全置于生物 - 心理 - 社会医学模式的视野中。

五、医学伦理学与医学文学

医学与文学的产生均与人类历史同样古老,它们都共同研究人与社会。通过文学作品充分反映医学发展的利与弊,抓住社会痛点与医学"黑点",针砭医疗科技进步中存在的不足,以文学作品中一系列发人深省的医疗故事来引起世人对医生和患者、对科技进步、对医学人文主义、对生命伦理要求的充分重视,体现了文学作品的伦理教诲作用。医学伦理的理性需要与医学文学感性的糅合,才能让情感淡化与"机械化"的医患关系趋于人性化。医学伦理学与医学文学是构建和谐的医患关系、重塑生命伦理要求和人文关怀的关键,也是文学与医学、医学与伦理融合而生的使命所在。

第四节 学习医学伦理学的意义和方法

一、学习医学伦理学的意义

(一) 有利于树立崇高的医德风尚

医学道德作为整个社会道德的一个组成部分,其水平高低和好坏,直接影响整个社会,影响人民的健康和千家万户的生活状况。高尚的医德对于改善社会道德风尚、保护社会主义生产力具有积极的作用。相反,不良的医德风尚则起着消极的阻碍作用。道德建设是社会主义精神文明建设的重要内容。医学伦理学作为一种职业道德,是整个社会主义道德体系中一个重要组成部分。社会主义医德是社会主义精神文明建设的一个组成部分,它不仅继承发扬了以往各个历史时代在医德方面的优良传统和成果,而且远远超出以前任何时代的医德风尚和医德水平。

(二)有利于临床决策和解决医学难题

现代医学科学的发展出现了许多新课题,有时也会引发一系列的伦理难题,会使医疗决策面临两难选择,促使医学伦理学的研究不断深入。医学伦理要求随着人类文明发展水平的提高而发展,一些传统的道德观念会发生变化,并且需要研究确立新的道德原则和规范。现代的医生除了要对患者的疾病进行正确的临床诊断,还必须保证患者所得到的医疗措施是最符合患者利益的。同时,随着生物医学技术的进步,新的诊断技术和治疗方法层出不穷,这些新技术和新方法运用到临床实践中,必须遵循医学伦理和有关的法律、法规。另外,是否尊重患者权利已成为衡量和判断医疗行为是否合法、合理的重要标准之一,医师在行使自己的医疗权和尊重患者或家属的自主选择权方面,有时也面临两难选择。这些难题的解决也离不开医学伦理学的正确指导。

(三)有利于完善现代医学新体系

医学是研究人类生命过程以及同疾病做斗争的一门科学体系。经过长期发展,形成了以基础医学、临床医学、预防医学为框架的学科群。20世纪以来,随着现代科学的迅猛发展,自然科学与社会科学出现了纵横交叉发展的新趋势,医学科学也受影响,其主要表现是医学科学与哲学、伦理学、社会学、法学、经济学、美学等相互渗透。同时,生命科学取得突破性进展,带来了一系列的伦理、社会、经济等问题,迫切需要运用医学和社会科学知识给予回答,从而相继出现了医学哲学、医学伦理学、医学法学、医学社会学、医学美学、卫生经济学等交叉学科,这是医学与社会科学交叉的理论医学新学科群。而医学伦理学是理论医学的一个重要学科,学习研究医学伦理学对于建立现代医学新体系具有重要意义。由于当今医学科学的迅猛发展,医学模式的转变出现了许多医学伦理学新课题。通过进一步的学习和研究,将推动医学科学和医疗卫生事业的发展。

(四)有利于医学生的全面发展

人的全面发展,包括人的文化素质、道德素质、身体素质、业务素质的全面发展。医学人才的全面发展,除了身体素质外,既要有扎实的医学专业知识、专业技能,还要具备良好的人文素质、人文精神。医学是科学知识与人文精神有机结合的一门科学,医学教育除了传授医学知识和医学技能外,进行伦理教育同样重要。医学生学习医学伦理学,掌握有关医德知识和规范,可以从思想上重视加强医德修养,成为德才兼备的人才,实现全面发展,并进一步推动医学人文精神发扬光大。

二、学习医学伦理学的方法

(一)坚持辩证唯物主义和历史唯物主义的方法

医学伦理学以医学领域中的道德现象作为研究对象,这种医德现象属于历史文化范畴,有其独特的历史发展过程和社会文化特征。因此,学习和研究医学伦理学,必须把医德同一定的社会经济关系、政治和法律制度及其他社会意识形态联系起来,深入研究医德赖以产生和发展的社会基础,探求医德发生、发展的根源和条件,从我国社会主义初级阶段的经济关系、医学科学的实际出发,坚持辩证唯物主义和历史唯物主义的方法,坚持以正确的理论为指导,才能真正掌握和发展社会主义医学伦理学,从而得出科学结论。

（二）坚持批判继承和吸收的方法

医德是同医务人员的医疗实践紧密联系的,是从医学职业的共同要求中引申出来的。因此,在其内容上有较强的稳定性和连续性。中国传统医德对社会主义医学道德产生了积极和深刻影响,但是,中国传统医德还有受封建生产关系和封建道德、宗教迷信消极影响的一面。同时,国外医学伦理学历史悠久,而且随着科学文化的发展,取得了许多新成果,但国外医学伦理学由于社会制度、科学文化、宗教信仰等不同,也有其局限性和消极方面。因此,在学习医学伦理学时,必须坚持批判继承的方法,从社会主义医疗实践需要和广大人民群众的健康利益出发,运用马克思主义的立场、观点和方法,对中外医学伦理学历史的遗产和现代的成果进行全面的清理、检验,取其精华,剔其糟粕,加工改造,把一切有益的积极的成分和因素吸收到社会主义医学伦理学的道德体系中来,努力适应由于经济体制深刻变革、社会结构深刻变动、利益格局深刻调整带来的社会思想意识日益活跃的新形势,推动医生职业道德建设与时俱进。

（三）坚持理论联系实际的方法

理论联系实际的方法,是马克思主义认识世界的科学方法,也是学习伦理学的基本方法。实践性是医学伦理学的重要学科特点,医学伦理来源于医学实践、指导医学实践。离开实践,医学伦理将失去其存在价值。首先,要认真学习马克思主义伦理学的基本理论,懂得医德的起源、本质、功能及发展规律,进一步探索社会主义初级阶段反映在医德意识、医德现象、医德行为、医德关系上的新问题。其次,要用所学的医学伦理理论指导自己的研究活动和诊疗实践,善于发现、分析、探讨和解决医学伦理问题。坚持从实际出发,注意观察和调查在医疗实践中出现的各种伦理问题。针对各种伦理要求问题,进行实事求是、有的放矢的研究,从中找出规律。

（刘东梅）

复习思考题

1. 什么是职业道德?
2. 什么是医学伦理学?
3. 试述医学伦理学的研究对象和研究内容。
4. 学习医学伦理学有什么意义?
5. 学习医学伦理学的主要方法有哪些?

推荐阅读

扫一扫
测一测

第二章

医学伦理学的形成和发展

PPT 课件

学习目标

通过学习医学伦理学的形成和发展,了解中国及国外医学道德发展历史、近现代医学伦理学的形成与发展趋势,以及当代生命伦理学概况,以利于传承中国传统医德的优良传统,理解医学伦理学的发展路径。

【思维导图】

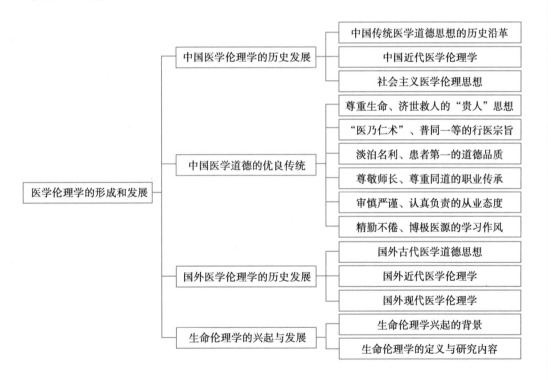

案例导入

北宋名医唐慎微,医术高超,治病有"百无一失"之誉。病家有请,不分贵贱,立即前往,且往往"不取一钱",只需告诉一两条民间验方而已,或为其在经史子集中抄录有关方面的内容即可。经过几十年的时间,唐慎微治愈了大批患者,同时也积累了大量的医药素材,终于编撰了《经史证类备急本草》。全书总结了北宋以前的本草成就,至今还是研究古代药物学的主要参考文献。

思考:北宋名医唐慎微有哪些可贵的医德品质?

提示:从唐慎微身上可见一代名医的基本素质有:对患者一视同仁,淡泊名利,精勤不倦,传承医术。

伴随医学实践的发展,逐渐成形并体系化的医学道德规范大体经历了医德学、近现代医学伦理学和生命伦理学三个阶段。本章将概述中国和国外传统医学道德、中外近现代医学伦理学和当代生命伦理学,稽古振今,攻玉以石,传承发扬,进德修业。

第一节 中国医学伦理学的历史发展

一、中国传统医学道德思想的历史沿革

中华文明悠久,文化丰厚。中国传统医德与中医学(traditional Chinese medicine,TCM)实践相与为一,既体现出医学伦理的不变宗旨,又富含中国传统文化和哲学的独特要义。

(一)中国传统医学道德的萌芽

中国传统医学道德萌芽自原始社会晚期到奴隶社会中早期,是从无文字可考的上古到有确切历史记载的商朝。该时期处于神灵医学模式,从汉字古体的"毉"可窥见一斑。这一时期社会的生产力水平很低,人们的认识能力也很有限,对人体的生命和疾病现象,只能依靠经验和猜测,同时借助于神话传说和巫术,给予超自然的解释;对疾病的治疗则采用祈祷、符咒、驱魔术,再配合有限的药物。传说中伏羲创制八卦,解释天、地、人之间的关系和互动,奠定了中国传统医学的哲学基础;制九针,以振夭亡,为避免早死寻求治疗手段;神农不顾自身安危,尝百草以试毒,被认为是将植物入药的始祖。这些传说既是早期人类医学实践的探索,也富含了朴素的服务社群、相互救助的淳朴道德意识。

(二)中国传统医学道德的形成

中国传统医学道德的形成自奴隶社会的西周到封建社会早期。随着社会生产力的发展,医生逐渐职业化并接受专门管理和考核,《周礼》中已记载官方专门的医事管理机构及其建制。《史记》记载了春秋名医扁鹊的"六不治",其中有"信巫不信医,亦不治也",反映出医学开始脱离巫术而独立起来。春秋战国时期思想界百家争鸣、百花齐放,尤其以儒学、道学为代表,拓展了中国古代哲学中的人文价值取向,医乃"仁"术、医必知"道"成为中国传统医学实践的基本道德指引,并贯穿整个中国医德体系。

《黄帝内经》是这一时期最重要的医学论著。该书假托黄帝之名,以先秦人文哲学为基础,注重整体观念,强调生命的差异性和特殊性,主张"辨证论治";运用阴阳五行学说解释生理、病理现象,指导诊断与治疗。该书还对医学道德体系进行了较全面的总结和阐释。首先,《内经》指出"天覆地载,万物悉备,莫贵于人",强调人的生命的高贵、神圣,确立了医学职业活动的出发点,可谓医学人道主义的萌芽;其次,指出医生必须要"济群生",为大众服务,确立了医学的社会责任;再次,《素问·疏五过论》和《素问·征四失论》专门论述了中国传统医学的道德规范,指出医之所以不能十全,有医术和医德两方面的原因,并把"精神不专,志意不理"列为过失之首,要求医生必须认真负责、一丝不苟,绝不可粗心大意或敷衍塞责。最后,《灵枢·师传》还告诫医生,要"入国问俗,入家问讳,上堂问礼,临病人问所便",强调尊重文化、家庭和患者的差异性,谨守礼仪,以达成医患合作,服务患者。

（三）中国传统医学道德的发展

中国传统医学道德的发展自汉以后至隋唐，是中国传统医学承上启下、继往开来并进入异彩纷呈的鼎盛时期。该时期医学实践成果丰硕，医家辈出，著述丰厚，医德体系也日益完备。

三国时期名医华佗（约145—208）创麻沸散，用于外科手术镇痛，以其高超的外科技艺被誉为中国外科鼻祖；创五禽戏为强身锻炼之法，推崇强身健体以预防疾病的健康伦理。

名医张仲景（约150—219）生于瘟疫横行、战乱频仍的乱世，从自身的痛苦经历中萌生救世济人的愿力，一生精求博采，传承创新，成为令后世敬仰的"医圣"。其著作《伤寒杂病论》集两汉以前医学之大成，为中国传统医学的传世之作。该书"序言"为重要的中国医学道德文献。文中指出，医术"上以疗君亲之疾，下以救贫贱之厄，中以保身长全"，强调医生要具有"精究方术""爱人知人"的专业精神。晋代名医杨泉亦指出："夫医者，非仁爱之士不可托也；非聪明达理不可任也；非廉洁淳良不可信也。"

隋唐时期官方开始主持编订医药学专著，普及医药知识，促进医药事业发展。唐代还形成了从中央到地方较为完整的医学教育体系，推动了医学整体水平的提高。该时期的杰出医生孙思邈（541—682）结合自己丰富的临证经验，系统总结了唐以前的医学成就，其代表作《备急千金要方》和《千金翼方》对后世影响巨大，并因其在药学上的杰出成就被尊为"药王"。《备急千金要方》开卷序论为《论大医习业》和《论大医精诚》，是中国传统医学道德的经典论述，强调"人命至重，有贵千金"的生命神圣论点，主张医家必须"精"研医术和"诚"以待患，要"发大慈恻隐之心"，同情爱护患者且"普同一等""一心赴救"等，对医生品德、专业学习、对待患者和对待同道的态度等进行了全面论述。孙思邈本人身体力行，求"至意深心，详察形候，纤毫勿失"，终成为一代德著千秋的苍生"大医"。

（四）中国传统医学道德的成熟

自唐以后，医学日益受到国家重视，著述日渐繁盛，著名医家层出不穷。医学道德的理论和规范不断被总结，医德文献陆续问世，我国传统医学道德日益走向成熟。

宋代名医张杲（1149—1227）著《医说》有《医药之难》《医不贪色》《医以救人为心》等篇章。《小儿卫生总微论方》中有《医工论》，指出"贫富用心皆一，贵贱使药无别"。明代龚廷贤（1522—1619）著《万病回春》中有《医家十要》《病家十要》等篇章，对医生的道德、知识结构，以及医生之间、医患之间的问题都提出了具体的要求。该时期最重要的医学道德作品是明代陈实功（1555—1636）所著《外科正宗》，其中概括"医家五戒十要"，系统归纳了戒贫富不等、为妇女看病须有侍者在旁、戒诋毁同道、不可离家游玩、戒歧视娼妓等"五戒"和德与艺的关系、医患关系、同道关系、治病与养生的关系等"十要"，指出"先知儒理，然后方知医理"。其论述作为传统医药道德代表文献被美国1978年出版的《生命伦理学百科全书》收录，作为世界古代医德重要文献之一。清代喻昌（1585—1664）著《医门法律》一书，系统阐述了医德在诊断和治疗中的作用，丰富和完善了传统医德评价理论。

二、中国近代医学伦理学

19世纪是西方科学医学（scientific medicine）飞跃的世纪，同时也是西医东渐的世纪。西方医学通过传教士进入中国，他们自觉地、有计划地引进西方医学著作，建立教会医院，并在1900年之后全面开展西医教育。1905年清政府派遣大量留学生赴日、美、法、德，当中有留学医学生回国后成为中国西医界第一代骨干人物。中国传统医学受到西方医学的巨大冲击，并由此展开与西方医学旷日持久的碰撞、论争和融合。

（一）旧民主主义时期的医学伦理思想

晚清时期,帝国主义列强不断地瓜分和侵略,中国沦为半殖民地半封建社会。许多仁人志士投身医学,希望救国人、救民族于水火。医学伦理在该阶段不断被丰富和体系化。

1915年,中华医学会成立。1926年,《中国医学》刊出中华医学会制定的《医学伦理法典》,明确医生的职责是人道主义,而非谋取经济利益,并对一般医疗行为进行论述,也论及经验不足的中国医生与经验丰富的外国护士之间的关系,体现了中国特有的医学伦理观。

宋国宾(1893—1956)是我国现代知名医学教育家和医学伦理学先驱,于1933年6月出版了《医业伦理学》。该著作是我国第一部系统医学伦理学专著。《医业伦理学》的出版受到社会各界特别是医务界的一致好评,称赞此书是"医界之座右铭""改良社会之要书"。

（二）新民主主义革命时期的医学伦理思想

新民主主义革命时期,在中国共产党的领导下,以马克思主义世界观和历史观为基础,继承我国古代医家的优良传统,发扬救死扶伤的革命人道主义精神,建立了同志式的新型医患关系,中国医学道德跨入一个新的历史阶段。我党我军建设医院为广大民众和革命军队提供医疗服务,并通过各种规范、条例、方针、政策强调医疗卫生建设的重要性和确立医务人员全心全意为人民服务的医德要求。广大医务人员在艰苦的革命战争环境中,始终把伤病员的身体健康放在首位,自力更生、刻苦钻研、排除万难,忠实履行自己的职责,并以革命人道主义同等对待敌军伤兵。同时,大批国外医务人员来到革命根据地和战争前线,为中国人民的抗日战争和解放事业做出了重要贡献,代表人物有来自加拿大的白求恩、印度援华医疗队的柯棣华和英国医生哈里森。他们跨越国界的献身精神,是对医学人道主义的完美诠释。

1941年,毛泽东同志在延安为中国医科大学题词,高度概括了该时期医德原则——救死扶伤,实行革命的人道主义。

三、社会主义医学伦理思想

中华人民共和国成立后,在弘扬优秀医德传统的基础上,以马克思主义、毛泽东思想为指导,吸收近代医学人道主义的合理成分,确立社会主义和为人民服务的基本宗旨,倡导集体主义的道德价值观,形成了防病治病、救死扶伤、全心全意为人民服务的社会主义医德原则,促进了社会主义医学伦理学的发展和完善。

1981年10月18日,中华人民共和国卫生部颁发《中华人民共和国医院工作人员守则和医德规范》,提出了发扬救死扶伤、实行革命的人道主义精神、同情和尊重患者、全心全意为患者服务等八项守则和遵守医德等八项规范。

1988年12月15日,中华人民共和国卫生部颁布《中华人民共和国医务人员医德规范及实施办法》,明确规定了社会主义医德规范。该规范在完成其特定历史时期使命后于2010年废止,被新的医德规范所替代。

1991年,中华人民共和国国家教育委员会高等教育司颁布《中华人民共和国医学生誓词》,注重培养学生的道德责任感,增强发展医疗事业的使命感,提高职业道德水平。

1999年5月1日,《中华人民共和国执业医师法》施行,以法律手段规范医生行为,维护了医患双方权益。

2012年6月26日,由卫生部、国家食品药品监督管理局、国家中医药管理局联合发布《医疗机构从业人员行为规范》,包括总则、医疗机构从业人员基本行为规范、管理人员行为规范、医师行为规范、护士行为规范、药学技术人员行为规范、医技人员行为规范、其他人员行为规范、实施与监督,成为我国现行最全面的医疗职业规范文件。

2014年6月25日,中国医师协会发布《中国医师道德准则》,规范了医师的道德底线,促使医师把职业谋生手段升华为职业信仰,要求医师遵从行业自律的要求,以医师职业为荣,笃行中国医师道德准则,传承和发扬医学文化。

当代中国的系列医德规范坚持以人为本、敬畏生命、医患和谐的价值理念,注重医疗服务的公益性和公平性,强调医德要求的理想性与底线性相统一,确立了具有中国特色的新时代医学伦理体系,促进我国医疗卫生事业的发展。

第二节　中国医学道德的优良传统

在中国医学的发展过程中,传统文化与信仰体系对医学实践影响巨大。以"仁爱"为核心的儒家伦理应用到医学领域,强调患者利益为先,同情患者,爱护、帮助或至少不伤害患者,倡导医生仁恕博爱、严于律己。道家崇尚自然,道教追求长生不老,提倡以养生养德的方式延长生命,形成中国传统医学中注重自我道德修养与健康管理的特点。公元前后佛教进入中土,倡导大慈大悲、怜悯众生,其悲悯情怀为中国医学实践注入了同情、爱护和平等待患的道德情怀。

一、尊重生命、济世救人的"贵人"思想

湖南马王堆汉墓出土的医书《十问》是先秦至西汉的医学著作,其中记载:"尧问于舜曰:天下孰最贵? 舜曰:生最贵。"借古代圣人之口,肯定了生命的最高价值。中国传统医学的奠基之作《黄帝内经》也指出:"天覆地载,万物悉备,莫贵于人。"被后世尊为"药王"的孙思邈,在《备急千金要方》的序言中写道:"人命至重,有贵千金,一方济之,德逾于此,故以为名也。"明确指出人的生命最重要,其价值超过万千黄金,正是救人活命的初心,让他选择从事医学,并将其著作命名为《备急千金要方》。

鉴于生命的最高价值,历代医家都把济世救人作为最高医德原则,主张医生必须"济群生""博施济众",体现了高度尊重生命、服务大众的社会责任感。《灵枢·师传》言医术应该"上以治民,下以治身,使百姓无病,上下和亲,德泽下流,子孙无忧,传于后世,无有终时"。东汉著名医家张仲景"感往昔之沦丧,伤横夭之莫救,乃勤求古训,博采众方",撰写了《伤寒杂病论》,立志以医学"上以疗君亲之疾,下以救贫贱之厄"。

中国传统医学的"贵人"观念奠定了中国传统医学一以贯之的敬畏生命、博济众生的基本思想。

二、"医乃仁术"、普同一等的行医宗旨

仁爱原则是儒家伦理的核心,也是中国传统医德思想的核心,其基本观点是爱人和行善。仁爱救人是医学的目的,济世活人是医生的神圣义务和崇高职责,行医治病、施药救人就是施仁爱于他人。东汉名医张仲景认为,要"爱人知人""爱身知己",就应明了医理、重视医疗。唐代大医孙思邈在《备急千金要方》中写道:"凡大医治病,必当安神定志,无欲无求,先发大慈恻隐之心,誓愿普救含灵之苦。"明代徐春甫开创了我国最早的医学学术组织"一体堂宅仁医会",把"医乃仁术"的思想贯穿会规之中,主张拯民疾苦而不计功利。

古代医家倡导"医乃仁术""大医精诚"的精神,还体现在平等待患,一视同仁。孙思邈在《论大医精诚》中指出:"若有疾厄来求救者,不得问其贵贱贫富,长幼妍媸,怨亲善友,华夷愚智,普同一等,皆如至亲之想。"明代名医陈实功《外科正宗》中的"医家五戒十要"也明确提到:"一戒:凡病家大小贫富人等,请观者便可往之,勿得迟延厌弃。"

三、淡泊名利、患者第一的道德品质

中国传统医学道德反对医生把医术作为追求个人名利的手段,医生应注重自身修养,强调当其他利益与服务患者发生冲突时,患者利益置于首位的职业宗旨。唐代孙思邈指出:"医人不得恃己所长,专心经略财物,但作救苦之心,于冥运道中,自感多福者耳";宋代张杲亦言:"为医者,须绝驰骛利名之心,专博施救援之志";清代名医费伯雄说:"欲救人而学医则可,欲谋利而学医则不可"。

在中国历史上,以济世救人为己任,不依附权贵,乐于民间行医,解除大众疾苦,不计报酬,扶贫济困的医家事例,不胜枚举。据晋代医学家葛洪所著《神仙传》记载,三国时有个名叫董奉的医生,隐居庐山,给人看病,不索取诊金,"重病愈者,使栽杏五株……郁然成林"。待杏子成熟时,董奉把杏子换成粮食,救济贫民。"杏林佳话"在民间广为流传,"杏林"成为医界的代称,"杏林春暖"被用以赞颂医生的美德。明代医家李时珍,常常义务给人看病,后人以"千里就药于门,立活不取值"赞之。

四、尊敬师长、尊重同道的职业传承

中国古代医家实践济世活人的医学目的,高度重视师道传承和尊重同道。古代中国医学主要遵循家族授受或师徒授受的模式,世代相传,绵延不绝,故沿袭严格的尊师重教传统。《史记》记载西汉医学家淳于意师从公孙光和公乘阳庆,谨敬尊师,精研医术,终成一代名医。

在与同行的关系上,古代医家也倡导互相尊重、谦和谨慎、共同提高。唐代孙思邈指出"夫为医之法,不得多语调笑,谈谑喧哗,道说是非,议论人物,炫耀声名,訾毁诸医,自矜己德。偶然治瘥一病,则昂头戴面,而有自许之貌,谓天下无双,此医人之膏肓也"。明代陈实功深恶医界同行互相轻贬、辱人誉己、勾心斗角、医术守密的不良风气,提倡医家互敬互让,并身体力行。他说:"凡乡井同道之士,不可生轻侮傲慢之心,切要谦和谨慎,年长者恭敬之,有学者师事之,骄傲者逊让之,不及者荐拔之。如此自无谤怨,信和为贵也。"明代龚廷贤在《万病回春》一书中也专列"莫嫉妒"一条,作为处理同行关系的准则。

明代沈之问所言"先生于我者,知而必师之;后生于我者,知而亦师之",可作为中国传统医学中尊敬师长、尊重同道的最好总结。

五、审慎严谨、认真负责的从业态度

历代医家都认识到治疗疾病时需要本着对患者负责任的态度,一丝不苟、谨言慎行、严密细致。医界历来就有"临病胜临敌""用药如用兵""用药如用刑"之说,盖因"医药为用,性命所系"(王叔和《脉经·序》)。医圣张仲景严厉批评那些对患者不负责任、草率医疗的行为,指出"观今之医……各承家技,终始顺旧,省疾问病,务在口给。相对斯须,便处汤药,按寸不及尺,握手不及足,人迎趺阳,三部不参,动数发息,不满五十……明堂阙庭,尽不见察,所谓窥管而已。夫欲视死别生,实为难矣。"宋代寇宗奭所撰《本草衍义》直言:"夫用药如用刑,刑不可误,误即干人命。用药亦然,一误即便隔生死。然刑有鞫司,鞫成然后议定,议定然后书罪;盖人命一死,不可复生,故须如此详谨。"

因此,传统医学道德极其关注行医时医生小心论证、周密规划的诊疗态度和审慎负责、高度自觉的言行规范。魏晋名医王叔和曾说:"一毫有疑,则考校以求验。"药王孙思邈指出,好医生应该"省病诊疾,至意深心。详察形候,纤毫勿失。处判针药,无得参差。虽曰病宜速救,要须临事不惑。唯当审谛覃思,不得于性命之上,率尔自逞俊快,邀射名节,甚不仁矣。"

六、精勤不倦、博极医源的学习作风

医学服务于患者的健康利益,仁爱之心与精湛技术缺一不可。医学精深广博,疾病千变万化,医者必须精勤不倦、博极医源、学贯古今、创新求实,方能实现医学的目的。中国古代优秀医家都认为医学是"至精至微之事","学者必须博极医源,精勤不倦","医非精不能通,非通不能精,非精不能专","医学贵精,不精则害人匪细"。《素问·着至教论》提出,好医生必须"上知天文,下知地理,中知人事"。张仲景"勤求古训,博采众方",广泛吸纳前辈成果,并结合自己的临床经验,"虽未能尽愈诸病,庶可以见病知源,若能寻余所集,思过半矣"。孙思邈深研医理,涉猎群书,吸取各家之长,深谙"专"与"博"之间的内在关系和必然联系,"凡欲为大医,必须谙《素问》《甲乙》……等诸部经方,又须妙解阴阳禄命、诸家相法,及……并须精熟,如此乃得为大医","白首之年未尝释卷"。李时珍为编写《本草纲目》,参考书籍达八百余种,且不畏艰苦,四处拜访名医求教。这样"精""勤""博"的学习作风代代传承,造就了中国传统医学不断推陈出新,促进了国人健康福祉。

第三节　国外医学伦理学的历史发展

一、国外古代医学道德思想

医学起源于人类的生存本能。人类意识发展,尝试解释生命和疾病现象,搭建起医学的治疗和道德体系。

（一）古印度医学道德

当前可考的古印度医学约起始于公元前 1500 年,以《吠陀》的成书为标志,展现出与宗教、传说相交织的医学知识体系。

古代印度医学十分注重医学道德,主要体现在公元前 5 世纪"印度外科鼻祖"妙闻所著的《妙闻集》和公元前 1 世纪"印度内科鼻祖"阇罗迦所著的《阇罗迦集》中。《妙闻集》的医德思想可归纳为：①医者四德：正确的知识,广博的经验,敏锐的知觉及对患者的同情；②医生要以一切力量为患者服务,甚至不惜牺牲自己的生命；③医生要洁身自持,有良好仪表、习惯和作风；④外科治疗中,医生要和助手密切配合等。《阇罗迦集》反对医学商业化,鄙视那些知识贫乏、只图钱财的医生,提出了为人类谋幸福的行医目的和一系列医德标准,要求医生应"不分昼夜,全心全意为患者","即使医术高明,也不能自我吹嘘",要"为患者隐讳","生命的知识无涯,因此必须努力"等。

（二）古希腊和古罗马医学道德

古代地中海文明的集大成者是古希腊和古罗马。在古希腊哲学的影响下,这一地区呈现出古代医学中罕见的对疾病和生命现象的反思和推理过程,并在开放的市场化医疗活动影响下,建立了良好的行医规则。

公元前 5~6 世纪,希腊人开始用一种独立的批判眼光灵活吸收已有知识,研究人类的生存问题,企图在思辨基础上建立一种可以解释自然现象、确立自然规律的哲学体系。希波克拉底(公元前 460—370)是古希腊这一时期最重要的医生兼名师,他认为医学应该建立在冷静的推理和正确的观察上,成为医学史上不可泯灭的重要人物,被誉为"西方医学之父"。他的著作丰厚,其中《希波克拉底誓言》(以下简称《誓言》)及《论法规》《论艺术》集中体现了其医德思想。《誓言》是这一时期最杰出的医学伦理学文献,主要包括：①阐明了行医

宗旨:"我愿尽余之能力与判断力所及,遵守为病家谋利益之信条……我之惟一目的,为病家谋幸福";②明确医学实践的基本道德原则,有利患者、平等待患、坚守不伤害的职业底线:"我愿尽余之能力与判断力所及,遵守为病家谋利益之信条。并检束一切堕落及害人行为,我不得将危害药品给与他人,并不作该项之指导,虽有人请求亦必不与之……无论至于何处,遇男或女、贵人及奴婢,我之惟一目的,为病家谋幸福,并检点吾身,不作各种害人及恶劣行为,尤不作诱奸之事";③敬爱老师,尊重同道,传承医学:"凡授我艺者敬之如父母,作为终身同业伴侣,彼有急需我接济之,视彼儿女,犹我兄弟,如欲受业,当免费并无条件传授之";④强调保守职业秘密:"凡我所见所闻……我愿保守秘密"。《希波克拉底誓言》唤起了医者内心的神圣良知及社会责任感,构建了医学道德的基本框架,极大地影响了后世医学和医德的发展,为医学伦理学的形成和发展奠定了基础,并在 20 世纪被推广到全世界。

古罗马医学深受古希腊医学的影响。规范医生行为的记载首见于古罗马最早的法律规范《十二铜表法》(公元前 450 年),例如"医生疏忽而使奴隶死亡时要赔偿""孕妇死时应取出腹中的活婴"等。盖伦(129—199)是古罗马医学的顶点,他著作等身,除解剖学、生理学、病理学、诊断学和治疗学方面的专著外,还在《论理想的医生》《论理想的哲学》等作品中探讨了医生的职业道德。盖伦指出:"一个最好的医生也同时是最好的哲学家","首先,一个医生必须要有科学方法的训练,这里所强调的不在于证据的评估,而更重要的是逻辑知识,即区辨一个论证的有效与否的能力;其次,研究自然世界是哲学的任务,而此包括探究身体组成的元素及器官的功能;第三,医师之所以需要学习哲学,还有一个令人惊讶的伦理学原因,此即是利益动机。金钱利益动机对于医术的认真奉献本身是不相容的——医师必须学习讨厌钱","作为医生,不可能一方面赚钱,一方面从事伟大的艺术——医学"。

古希腊及其影响下的古罗马,在科学哲学的引导下出现了科学医学的曙光,并建立了较成体系的古代医学道德传统。

(三)阿拉伯医学道德

阿拉伯人征服世界的壮举发生在公元 7 世纪以后。阿拉伯人大量翻译古希腊哲学书籍。公元 9 世纪起,医学著作也被大量翻译。公元 10—13 世纪,阿拉伯医学著作大量涌现。

阿维森纳(980—1037)是阿拉伯医学黄金时期最杰出的医生和哲学家,被誉为阿拉伯的"医圣"。其著作《医典》于 1473 年在米兰出版并多次再版,成为文艺复兴时期欧洲大学的医学教材。迈蒙尼提斯(1135—1204)是该时期在阿拉伯行医的犹太医学家,其作品《迈蒙尼提斯祷文》是医学道德史上的重要文献之一。《迈蒙尼提斯祷文》强调:为了人类生命与健康需要时时刻刻有医德之心。医生一切要为患者着想,不要为贪欲、虚荣、名利所干扰而忘却为人类谋幸福的高尚目标。《迈蒙尼提斯祷文》同时体现了在行医动机、态度和作风方面的高尚医德。迈蒙尼提斯祷文与希波克拉底誓言一样,是国外古代医德史上具有重要学术价值和广泛社会影响的文献,是西方医德的经典文献之一。

二、国外近代医学伦理学

(一)近代医学伦理学形成的背景

公元 5 世纪欧洲进入中世纪,流行病和鼠疫肆虐是罗马帝国衰落的重要原因之一。当医学对瘟疫束手无策时,医学被宗教化,药物被祈祷、触摸、涂圣油等宗教仪式替代。

中世纪中后期,印刷术的发明为医学书籍的传播带来有利条件,医学院校也逐渐在欧洲兴起。医学研究在医学院校内自由发展,医生们为维护自己的权利而组成社团并受到法律保障。在大学里,人文学者从古希腊哲学和文化中重新发掘出自由而丰富的批判精神,不再受制于经院学派教条式的武断。

文艺复兴到来了,形成古代希腊的科学医学观点——疾病是缺乏和谐、是自然的,并应被治愈。解剖学兴起了,维萨里(1514—1564)以其划时代著作《人体解剖》的出版成为近现代意义上解剖科学的奠基人。卫生知识通过政府机构得到普及,公共卫生措施也得以施行。医生大多接受大学教育,社会地位大大提高。解剖学和病理学都成为大学课程的基本组成部分。

17世纪开始的启蒙运动,新思想风起云涌。笛卡尔(1596—1650)主张人们自己思索的知识是唯一绝对可靠事实,成为推动医学进步的思想源泉之一。伽利略(1564—1642)开辟了实验科学道路,为近现代医学发展指明了方向。培根(1561—1626)建立了"归纳法",通过推理获得事实、现象和实验结果间的普遍性规律。在这些哲学趋势影响下,医学走向自然科学和实验研究。哈维(1578—1657)使用归纳法,用实验方法论证了血液循环理论,在医学史上首次通过数学证明和精确计算推论出血液经过静脉流回心脏具有数学上的必然性。

医学研究和实验的趋势带来执业医生的反思。托马斯·西登哈姆(1624—1689)强调医学应该重新返回临床观察和个人经验,回归到医学的终极目标——服务患者。临床医学应运而生。

(二) 近代医学伦理学的形成

文艺复兴运动中先进思想家提出了人道主义的口号,宣传以人为中心的世界观,提倡关怀人、尊重人,西方医德逐渐摆脱了宗教神学的束缚,以医学科学和人道主义为两大支柱,进入了新的发展阶段。

近代医学科学的发展,推动了医疗卫生事业的社会化,医学中的道德问题日益为人们所关注,医德的内容逐步扩展和深化,不仅充实了关于医生职业的个人行为准则,还扩展到医生和医院对于社会的道德责任,许多国家陆续出现了成文的医德守则。

18世纪,德国著名医学家、柏林大学教授胡佛兰德(1762—1836)提出了著名的《医德十二篇》,对医生的从医目的、如何处理医患关系及与同道之间的关系,提出了更为具体明确的要求。他指出"医之处世,唯以救人,非为利己;对于病者,只以病者视之,不以贵贱贫富而有异也;为患者诊疗切勿敷衍以从事,莫偏于固执,不好为漫试,必谨慎以思之,细密以详察之;精研学术之外,尚须注意言行,以求得病者之信仰;病者虽无可挽救,仍须宽解其苦患,以冀保全其性命,虽无可救而有慰之,亦为仁术;病者之费用,务令其少;对同业,则敬之爱之,切勿毁议,说人之短"等内容。《医德十二篇》体现了患者利益高于一切的思想,被认为是《希波克拉底誓言》的发展。

1791年,英国医学家托马斯·帕茨瓦尔(1740—1804)为曼彻斯特医院起草了《医院及医务人员行动守则》(以下简称《守则》),1803年出版了世界上第一部《医学伦理学》。这标志着医学伦理学成为一门独立学科。该书突破了仅局限于医患关系的传统医德内容,拓展到医际关系和医院管理;同时淡化了医德的宗教色彩,为医学伦理学的科学化奠定了基础。

1847年,美国医学会(AMA)成立,是首个国家级的医学学术组织,致力于建立统一的职业教育、培训和职业标准。它以《守则》为基础,制定了首个国家医学职业道德准则《美国医学会医德准则》,提出了医德教育标准和医德守则,成为执业医师的权威道德指南。内容包括:医生对患者的责任和患者对医生的义务;医生对医生及同行的责任;医务界对公众的责任,公众对医务界的义务等。

1864年,《日内瓦国际红十字会公约》签署,确立了红十字会作为中立团体,应对战争受难者进行保护和救济,受理有关违反人道主义公约的指控,致力于发展和传播人道主义法律,培训医务人员。国际红十字会的基本宗旨是保护人的生命和健康,保障人类尊严,促进人与人之间的互相了解、友谊和合作,促进持久和平。国际红十字会在近现代的实践是医学伦理向国际医学人道主义发展的重要标志。

文艺复兴之后，医学道德的新发展，一方面突出表现在医学人道主义影响的扩大，从尊重人的生命权利出发，以人道反对神道，冲破了封建神学的束缚；另一方面，还表现在医学道德的规范化。传统医德只是反映在医家言行及著述中，近代医德则在医疗实践和对古代医德总结提高的基础上，以医德法典、规范的形式固定下来。

三、国外现代医学伦理学

当代，伴随医学科学的迅速发展，医学伦理学把医学实践中的历史必然性总结为道德必然性并逐步成熟起来。第二次世界大战后，医学伦理学真正成为一门独立完整的学科，日益系统化、规范化和理论化。医学伦理学明确了医疗从业人员应有美德体系，规范了医疗机构和医务人员在各类医疗活动和医学科研的行为模式，为卫生法律法规、卫生政策、卫生经济提供了价值导向。

当代医学伦理学主要特点有以下几个方面：

（一）医德规范国际化、系统化的趋势

1946 年，纽伦堡国际军事法庭通过了著名的《纽伦堡法典》，开始确立人体试验的一些基本原则。1947 年，国际医师学会在巴黎成立，作为医学从业者的国际组织，期望在世界范围内确立和实现医学教育、医学科学、医学艺术、医学伦理和健康护理等领域的最高标准，服务人类健康。1948 年，以《希波克拉底誓言》为蓝本，世界医学会颁布了《医学伦理学日内瓦协议法》。1949 年，世界医学会在伦敦通过了《国际医德守则》，进一步明确了医生的一般守则、医生对患者的职责和医生对医生的职责。1953 年，国际护士会颁布《护士伦理学国际法》。1964 年，在第 18 届世界医学大会通过《赫尔辛基宣言》，制定了关于人体试验的国际性道德准则。1968 年，第 22 届世界医学大会上通过《悉尼宣言》，确定了死亡和器官移植的道德责任与道德原则。1975 年，在第 29 届世界医学大会通过关于对待囚犯的《东京宣言》。1977 年，在第 6 届世界精神病学大会通过《夏威夷宣言》，规定了精神科医生的道德原则。1981 年，世界医学大会通过了《里斯本病人权利宣言》。2000 年，世界生命伦理学大会通过了《生命伦理学吉汉宣言》。这些国际宣言和准则，从不同方面明确了国际性道德原则，推动了医学伦理学原则的完善。

（二）医德领域不断拓展的趋势

医学伦理学的起点是医学，终点也是医学。当代医学的变化带来医德领域的拓展。医学科学化使医学科研伦理应运而生；医学机构化和管理职能化使医患关系范围扩大，引发医学伦理实践主体的多元化；医疗活动市场化，使医学领域的利益冲突白热化，使医学道德面临更复杂的现实冲突；医疗保障体系的国家化，以及医疗资源和健康需求之间的紧张关系，为当代医学伦理注入了公平性考量要素；"生物 - 心理 - 社会医学模式"的形成，以及全球化下文化和价值的冲突，使针对患者的最佳医疗决策不仅是医学技术上的最佳，还需要在整合和尊重患者价值与偏好后达成医患共识的最佳决策。医德领域从传统的治疗领域，向前拓展到科研、预防、保健领域，向后拓展到预后、康复、患者自我管理，横向则从救助个体患者的道德拓展向公共卫生领域的服务人群健康，向预防免疫、传染病管理、人口控制、环境维护及卫生事业管理中的道德等方面发展。

（三）医德教育系统化的趋势

20 世纪初，美国医学教育的报告和建议提出应加强医学院的社会学、行为科学、人文科学等非生物医学课程教育；20 世纪 30 年代，英国有识之士也呼吁重视人文教育的重要性。到了 20 世纪 60 年代，这些教育思想和观点成为共识，增设人文课程成为其医学教育改革的重要组成部分。医学伦理学正是医学人文教育体系中的核心组成，是当代医学教育不可或缺的重要基础课程。医学生在校培养和医务人员继续教育中,不断系统化医学伦理系列课程的设计和开设,能帮助未来和当下的医疗从业人员理解医学的目的和社会功能,正确处理医患关系、医务人员之间的关系,增进医德养成,提升职业素养。

第四节　生命伦理学的兴起与发展

一、生命伦理学兴起的背景

生命伦理学是当代技术、社会、理念等多方变革交织后的产物,也是人文学科对科学技术发展的一种回应。它的兴起可以追溯到第二次世界大战前后,与科研伦理密切相关。美国生物学家波特在《生命伦理学:通往未来的桥梁》一书中首次使用了生命伦理学(bioethics)概念。对于生命伦理学有四种可能性:"作为医学伦理学的生命伦理学,作为一个包含医学的、动物的和环境的伦理学的宽泛术语,作为生命科学伦理学的生命伦理学,作为关注生命现象的伦理学。"所以,生命伦理学与医学伦理学有时间和实践层面的相关性,但两者的核心议题,尤其是生命伦理学发展的巨大空间已超越医学范畴,发展成为跨越医学、哲学(伦理学)、生命科学、法学、管理学、政治学、环境科学等学科的庞大的跨学科领域。

推动生命伦理学发展的主要背景包括:

(一) 高新生命科技的发生发展是生命伦理学产生的直接诱因

生命伦理学是在解决科学和医学技术所遭遇的重大伦理难题的过程中产生和发展起来的。生命维持技术的应用引发了基于人的本体论、医学的目的、生命的价值等哲学和伦理问题的深刻讨论;器官移植技术给患者带来生的希望,也引发人的身体权力、稀有资源分配伦理和死亡标准之争;辅助生殖技术给不孕不育者带来福音,又引发胚胎的道德地位、父母子女身份认定、父母子女的权利义务等伦理争论……正是这些高新生命科技的医学应用中面临的伦理两难,使生命伦理学诞生和发展起来。

(二) 多元文化的交融与冲突是生命伦理学产生的社会基础

在全球化日益剧烈和信息爆炸的时代,多元文化的交融和冲突成为显著的社会现象,并引发政治、经济、科研、教育诸多领域的变革。一方面,没有一种道德原则被全体人类成员所普遍接受;另一方面,也没有一种行动有统御全球的力量以推行某一主张。在传统道德规制下,属于不同文化价值体系的生命观点、疾病认知、救治理念、健康态度被暴露在新技术和文化碰撞的全新情境之下,触及了道德体系内的深层问题,不得不直面重构的挑战和压力。

(三) 伦理学对实际问题的重新关注是生命伦理学产生的学理基础

20世纪60年代流行的"元伦理学"研究,专注道德语言意义分析,被认为无法解决当时社会众多迫切的伦理争议。因此,哲学家开始回到现实伦理课题的研究和分析,应用伦理学得以兴起,并成为20世纪下半叶哲学界的显学。应用伦理学是把一般伦理学理论应用到伦理问题中,以达到解决伦理问题的目的。技术时代人的尊严、权利与自由、生与死的界定与意义、科学研究和技术应用的边界与规范等引发若干没有标准答案的道德难题,需要突破原有的以理论套现实的做法,以现实问题为出发点,拓展更加丰富的伦理思考和研究模式。

二、生命伦理学的定义与研究内容

(一) 生命伦理学的定义

生命伦理学是应用伦理学的分支。1971年美国学者波特在《生命伦理学:通往未来的桥梁》一书将其定义为：生命伦理学是一个新的学科，把生物学的知识和人类价值体系知识结合起来，用以争取生存、改善生命质量。生命伦理学关注全部生命道德现象，重点审视前沿生命科学技术运用于人类所引发的道德难题，运用伦理学的理论和研究方法，在跨学科、跨文化的情境中，解决生命科学研究与实践中的伦理问题，包括对决定、行动、政策、法律进行的系统研究。

（二）生命伦理学的研究内容

生命伦理学的研究内容可以归结为以下六个方面：

1. 理论层面 研究生命伦理学道德哲学基础及其学术思想渊源、发展史、基本原则与科学本质、规律、评价体系、生命伦理学语言和逻辑、思想动力及研究方法与教育策略等。

2. 临床层面 着重研究临床医学实践中的种种伦理困惑，如人体器官移植、遗传咨询、辅助生殖、人工流产、产前诊断、临终关怀及安乐死等问题。这些生与死的选择需要伦理精神支撑。

3. 涉及人体受试者的临床研究层面 着重探讨如何尊重受试者及其相关群体的自主性、保护受试者权益，还涉及适当保护实验动物等问题。

4. 公共卫生层面 探讨如何维护和促进人类健康、如何处理个人权利与全体健康之间的关系等。例如：公共卫生防控措施与个体隐私权、知情同意权、稀缺资源的公平分配等相关伦理问题。

5. 政策层面 探究在医疗领域的利益冲突管理及高新技术的临床应用所涉及的政策制定、行政和行业管理及法律法规等问题。例如：卫生经济伦理问题、医疗改革、保险与医院工作、医院伦理委员会、卫生政策与法制建设等。

6. 文化层面 探究文化人类学传统、宗教、民族心理、风俗、社会经济形态及教育水平和自然生态等因素对生命伦理学学科的影响，同时研究由于文化偏好的不同而形成的医学选择的差异与生命伦理学和其他学科之间的关系等。

（李 琰）

复习思考题

1. 中国医学道德的优秀传统有哪些？
2. 生命伦理学的研究方向主要有哪些？

推荐阅读

扫一扫
测一测

第三章

医学伦理学的理论基础

📐 学习目标

　　通过对道义论、后果论、美德论和生命论的学习,培养分析、评价医疗活动中伦理问题的能力,拓展对医学伦理学理论发展趋势和面临难题的认识思考,并在医疗实践中指导自己的行为。

【思维导图】

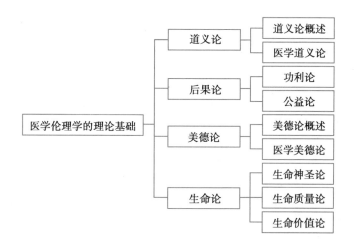

🩺 案例导入

　　一位5岁女孩患肾炎继发肾衰竭住院3年,一直接受透析治疗,等候肾移植。经父母商讨,同意家人进行活体移植。经检查,其母因组织类型不符被排除,其弟年纪小也不适宜,其父中年、组织类型符合。医生与其父商量作为供者,但其父经一番思考决定不做供者,并恳请医生告诉他的家人他不适合作为供者,因他担心家人指责其对子女没有感情,医生虽不太满意还是按照他的意图做了。

　　思考:医生应该"说谎"吗?患儿父亲的做法是"善"吗?

　　提示:医学伦理学是研究医学道德的科学,利用医学伦理学基本理论来指导和分析医护人员及家属的日常行为,需要对医学伦理学的哲学、伦理学、传统文化及宗教伦理等基础理论和观点有一个全面、基本的认识。

医学伦理学的理论基础是构建医学伦理学理论体系的基石,它与医学伦理学的基本原则、规范和范畴共同构成了医学伦理学的规范体系。深刻理解道义论、后果论、美德论、生命论等医学伦理学基础理论,对于全面提高医务人员的道德境界、加强道德理论修养,进而推动整个社会医德医风建设具有重要的意义。

> **♡ 思政元素**
>
> 医学道义论、后果论、美德论和生命论
> 　　在医学道义论、后果论、美德论、生命论的教学中,传承中华优秀传统文化,培养医学生的道德价值判断能力,树立"浩然正气",坚定中医自信,坚守中医信仰。通过加强对医学生的品格教育,树立正确的人生价值观,使医学生更加珍惜、热爱、敬重生命,关爱患者,全心全意为患者服务。

第一节　道　义　论

道义论是关于责任、应当的道德理论,它以道德规范和戒律的形式来表达人们应当怎样开展自身的行为和生活。历史上,道义论在伦理学思想和理论中始终占据重要地位。医学道义论是医学伦理学的重要基础理论。

一、道义论概述

(一) 道义论的含义

1. 定义　道义论又称义务论或非结果论,是关于道德义务和责任的理论体系,它探讨人应该做什么,不应该做什么,即人应该遵守怎样的道德规范,并对人的行为、动机和意向进行研究,以保证人的行为合乎道德。

道义论认为,评价一个行为的正确与否不在于行为的后果,而应依据行为本身所具有的特性或行为所依据的原则,主张道德个体要遵照某种既定原则、规则或事物本身固有的正当性去行动。其代表人物为德国古典哲学家康德。康德在先验唯心论的基础上,利用理性自律的方法,以普遍立法、人是目的、意志自由三大绝对命令作为道义论的表现形式,强调动机的纯洁性和至善性。认为一个人的行为如果符合某一种道德规则,就可以被认为是正确的行为,而且有些原则和规则无论后果如何都必须遵守,如"信守诺言""不许说谎"等。

2. 特点

(1) 无条件性:道义论所确立的普遍原则是绝对的,对道德原则应无条件遵守。个人所遵循的道德原则必须能成为一个普遍原则,具有普遍有效性。这个普遍原则不包含任何外在的功利性的内容,每个人不应当从自己的功利追求出发去行动,而必须从纯粹的普遍性原则出发。只有这样,个体的行为才是符合道德的。由于在具体实践活动中,不一定每个人都服从这个普遍原则,所以,康德将道德原则称为"绝对命令",以"命令"的形式保证这个原则能够为每个人所遵循。

(2) 自律性:人在对普遍道德原则充分认识的基础上,自觉遵守,不受外在势力强迫,自己规范自己的行为,实现意志自律。

（3）以人为目的：始终把人当作目的，而不是手段，使人自身获得具有绝对价值的最高尊严。这里的人不仅是对自己而言，更把他人看作目的，换言之，只要是具有理性的生命都具有绝对价值，是最高目的。

（4）为义务而义务：在道义论中，"义务""责任"和"应当"三者的意义是相同的。道德不是出于个人的爱好、情感、功利和欲望，而是纯粹按照善良意志所要求的"应当"，忠实地履行为了义务而义务的职责，无论其行为后果如何，都是正当的，合乎道德的。

（二）道义论的类型

道义论可以分为行为道义论和规则道义论。

1. 行为道义论　行为道义论是指依据个人的直觉、良心和信念来判定行为是否符合道德。行为道义论者认为不存在普遍性的道德规则或理论，只有不能加以普遍化的行为、情况和人，人们在某一特殊情况下所做的决定基于自己所相信或感觉应当采取的正确行为。行为道义论强调直觉的重要性，因此又被称为义务直觉主义。但是一个人的良心、直觉和信念的正确性难以判定，并会在相当大的程度上受文化和环境的影响，因此不同境遇下做出的决定就很可能存在偏差。

2. 规则道义论　规则道义论是指个体的道德行为必须根据道德原则来确定其是否合乎道德。规则道义论者认为，道德原则具有普遍适用性，只有符合具有普遍性的道德原则的行为，才具有道德意义。原则与规范的指引作用远比过去的经验重要。

（三）道义论的历史发展

1. 国内　中国传统伦理思想体系中并没有"道义论"这样的表述，而是以"义"或"仁义"代之于"道义"。中国传统文化中"义"的实质就是一种普遍的社会道德规范或伦理要求。中国传统儒家伦理思想中包含丰富的"道义论"思想，强调个体对社会道德原则和道德规范的遵守及自我道德的内在修养。比如，孔子提出"君子喻于义，小人喻于利"，"见义不为无勇也"；孟子认为"人之所以异于禽兽者几希，庶民去之，君子存之。舜明于庶物，察于人伦，由仁义行，非行仁义也"，强调社会规范性是人与禽兽的重要区别之一；宋代理学提出"不论利害，惟看义当为不当为"，认为人的物欲追求，必须符合社会道德规范，这是一种道德命令，更是一种道德责任，违背责任即为不义，必受惩罚。

2. 国外　在西方，道义论发端于古希腊时期的自然法与契约论，苏格拉底首开道义论先河，主张"美德即知识"，给道德行为提供了具有普遍必然性的理论基础和理论依据；柏拉图在《理想国》中设立了最高的、绝对的"善"，认为人生的根本目的就是达到"至善"，实现此种"至善"即是人内心最重要的道德动机，也是人行为的最终价值标准。康德以"责任""义务"为核心，构建了道义论伦理学体系，他认为，人类道德行为的动机是善良意志。所谓善良意志是指理性意志本身的善，这种善良意志不是因功利而善，而是因自身而"善"的道德善。

二、医学道义论

（一）概述

医学道义论是道义论在医疗领域的体现和运用，它以医学道德义务和责任为中心，研究和探讨医务人员应该做什么，不应该做什么，以及医务人员应该遵守怎样的医学道德规范，并对医务人员的行为动机和意向进行研究，以保证医务人员的行为合乎道德。医学道义论强调医务人员对患者的医学道德责任感。医学道义论所规定的医务人员在医疗活动中必须履行的职责是从医务人员的服务对象和社会关系中产生出来的，它既是医务人员对患者和社会应负的道德责任，也是医学道德原则和医学道德规范对医务人员的要求。

（二）医学道德义务

医学道德义务是医学界的职业道德责任，是医务人员对患者、社会所负有的医学道德责任。医学道德义务是医学道德论研究的核心内容，它要求医务人员在工作中严格遵守医学道德准则，切实履行救死扶伤等医学道德责任，把握医学道德义务是把握医学道义论的关键。

1. 医学道德义务依靠非权力强制力量维系 医学法律义务依靠国家暴力机器作为后盾，是一种权力强制义务。与医学法律义务不同，医学道德义务的形成、维系依靠的是医学界乃至整个社会的舆论、传统习惯和内心信念等非权力强制力量。

2. 医学道德义务的履行不以获取利益为前提 通过一定程序形成的医学法律规定了法律主体的权利和义务。作为规范治理医疗卫生事业的医学道德，在为医学行为主体提出医学道德义务的同时，也赋予了其医学道德权利。但作为医学道德行为主体，本身在承担履行道德义务时，为了完善自己的道德美德，不以获取道德权利为前提。

3. 医学道德义务涉及的范围更广泛 医学法律义务涉及的仅仅是在医学领域中具有重大效用的行为，是社会认为必须通过法律程序加以规范的，往往是对医学界的最低限度的要求。而医学道德义务的领域是广泛的，凡是存在利益关系的医学领域，都需要医学道德规范。医学道德义务涉及的是医学领域中所有具有效用的行为，其范围比医学法律义务更为广泛。

（三）医学道义论的意义及局限性

1. 意义 医学道义论在医学伦理学中占有重要地位，它明确提出了对医学界的道德要求，对医学界的医学行为具有指导意义。

（1）有利于医务人员明确自己对社会和患者所应承担的职业责任：医学义务是社会及医学职业对医务人员所提出的道德要求，人们以此来评价医务人员，医务人员也以此作为自己应尽的义务。医学道义论有利于医务人员明确自己的职业责任，知道自己应该做什么，不应该做什么。经过长期的医学道德实践，医务人员会产生履行医学道德义务的自觉性。

（2）有利于医患关系的和谐构建：医学道义论能使医务人员摆正自己与患者的伦理关系，认识到治病救人、为患者服务是自己应尽的职责和最基本的道德义务，在履行职责时是无条件的，而不是以获取权利和报酬为前提，这为良好医患关系的建立打下了坚实的基础。

2. 局限性 医学道义论忽视了医疗行为动机与效果的辩证统一关系：医学道义论仅注重医务人员对患者尽职尽责的动机，忽视了行为动机与效果的一致性。在医疗实践出现"重医疗动机，轻医疗效果"的现象时，会侵害患者的健康利益，导致动机与效果两者关系的割裂。

第二节 后 果 论

后果论又称效果论，认为判断人的行动在伦理上对错的标准是该行动的后果，道德行为的目的是要带来好的结果。后果论中最具代表性的理论是功利主义，但由于它存在着将人的思想引向极端个人主义的可能，后来又出现了强调行为的长远利益、整体利益的公益思想。

后果论有三个特征：一是注重思想、行为的绩效、效果或结果，不计较行为的动机，或不大注意思想端正与否、动机纯洁与否，只要有好的效果，就可以了；二是在行为前权衡、比较、计算利弊得失，不合算、吃亏的事不干；三是立足于个人，推衍到他人和社会，以追求个人的功名利禄或幸福为根本,为此不得不顾及他人、社会大众的利益或幸福。

一、功利论

(一) 功利论的含义

1. 含义　功利论,又称功利主义,是主张以行为的功利效果作为道德价值的基础或基本评价标准的伦理学理论。其主要代表是 19 世纪英国杰里米·边沁(Jeremy Bentham,1748—1832) 和约翰·穆勒(John Stuart Mill,1806—1873)。功利主义认为,一个行动在伦理上是否道德,要看它的后果是什么,后果的好坏如何,只要一个行动的后果是好的,那么这个行动就是道德的。判断后果好坏的标准是快乐和幸福,也就是一个行动是带来快乐和幸福,还是带来痛苦和不幸,道德的行为就是能够给最大多数人带来最大幸福或快乐的行为。因此,功利主义的最基本原则是最大多数人的最大幸福。

2. 历史背景　功利论伦理思想是伴随着资本主义的发展而逐渐形成和完善起来的。资本主义市场经济的突出特点是对利益的追逐,功利论的产生正是对资产阶级追逐利益行为的伦理学辩护。18 世纪以后,以霍布斯为首的英国经验利己主义,以休谟、亚当·斯密为代表的"合理利己主义"是功利论的雏形。19 世纪,英国伦理学家边沁、密尔提出了"最大多数人的最大幸福"的道德原则,对功利论做了系统、严格的论证。

(二) 功利论的类型

功利论者因只注重行为的后果而遭到其他伦理学家的强烈批评,曾一度受到冷落。但20 世纪中叶以后,随着资源的短缺,人们对社会效应的关注,以及社会整体思想发展的形成,功利论又重新焕发了生机,并形成了许多新的流派,其中最具影响力的是行为功利主义和规则功利主义。

1. 行为功利主义　行为功利主义者认为,行为的道德价值必须根据最后的实际效果来评价,道德判断应该是以具体情况下的个人行为效果为标准,而不是以是否符合某种道德规则为标准。他们认为人人都应该使自己的行为给他人带来好处,没有什么可以遵循的规则,每个人都必须估量自己的处境,判断自己的行为是否能带来最大的好处。

2. 规则功利主义　规则功利主义者主张,人类行为具有某种共同特征,其道德价值应当以它与某相关共同准则的一致性来判断。道德判断不是以某一特殊行为的功利效果为标准,而是以相关准则的功利效果为标准。他们认为,每一个人都应当始终遵循会给一切有关者带来最大好处的规则。

(三) 功利论的意义及局限性

在道德实践活动中,功利论强调效果在道德评价中的作用,把效果作为最大的善来追求。这一思想客观上为资本主义生产关系的确立和发展做了伦理学辩护,起到了推动生产力发展和提高人们生产生活积极性的作用。

在理论上,功利论避免了道义论只强调动机、忽视效果的道德评价方式所带来的一些现实问题。但是,功利论过分强调效果在道德评价中的作用,割裂了道德行为评价中动机与效果的辩证统一关系,易导致道德评价中的片面性。

在现实生活中,功利论很容易导致重个人利益、局部利益、暂时利益和经济效益,而忽视集体利益、长远利益和社会效益的思想及行为的产生。

二、公益论

(一) 公益论的含义

1. 含义　公益论是关于公共利益的理论,是根据行为是否以社会公共利益为直接目的

笔记栏

而确定道德规范的后果论。公益论认为,确定的道德规范必须直接有利于人类的共同利益。从医学的角度看,公益论是强调以社会公众利益为原则,是社会公益与个人健康利益相统一的医学伦理理论。

2. 主要内容

(1) 社会效益:任何医疗行为都应当兼顾社会、集体、个人的利益。当三者发生冲突时,如果冲突不是以"非此即彼"的形式导致排斥性利益冲突,那么社会、集体无权做出否定个人正当利益的抉择,应尽量满足和实现个人利益。当冲突是以排斥方式产生时,应当从整体利益出发,贯彻社会优先的原则。个人无权损害社会、集体利益。在我国,医疗卫生工作的根本目的有两个:一是满足广大人民群众日益增长的健康和保健的需要;二是提高中华民族的整体健康水平。这两种目标没有根本的矛盾冲突。

(2) 后代公益:保护环境和资源,提倡可持续发展,不仅对当代人的健康负责,而且为后代创造一个良好的生存和生活环境。

(3) 群体公益:医疗卫生服务效果的大小和好坏,是通过医疗服务的经济效益和社会效益体现出来的。经济效益与社会效益是辩证统一的关系。公益论强调在医疗服务中,坚持经济效益与社会效益并重、社会效益优先的原则。

3. 基本原则 在处理个人利益与群体利益、局部利益与整体利益、当前利益与长远利益时,首先兼顾三种利益关系,当三者发生冲突时,个人利益要服从群体利益、局部利益要服从整体利益、当前利益要服从长远利益。

4. 产生的历史背景 公益论是 20 世纪以来,现代社会、现代医学及医患关系发生的深刻变化,在医学伦理理论上表现出来的必然结果,其产生的历史原因可归纳为以下几点:

(1) 当今社会发展的需要:20 世纪以来,工业化在世界的推进和科学技术的迅猛发展,在给人们生活带来极大方便的同时,也使人类面临诸多现实问题,如环境污染、资源短缺、人口猛增、贫富差距扩大等。所有这些问题能否解决都关系到整个人类社会的生存与发展。而这些问题不单纯是某个国家和某个地区的问题,其解决也不可能只依靠个别国家和地区的努力,必须依靠全社会的共同奋斗。公益思想正是在这种背景下形成和发展起来的,符合当今社会发展需要。

(2) 医学社会化趋势的必然结果:20 世纪以来,社会形成了庞大的医疗体系,医学的服务对象也由个体扩展到社会及人群,医学越来越社会化。医德关系也从单纯的医患关系、医际关系扩展到包括医务人员在内的医疗部门与社会的关系。对于这些变化,单纯的道义论已显得无能为力,特别是在调整与社会整体利益、长远利益的关系时,如何选择正确的行为,这是传统医学伦理学理论难以回答的。此时,新的医学伦理思想就产生了。

(3) 解决现代医疗道德冲突的必然结果:生命质量与价值论的产生及其与道义论的互补,为解决现代医疗道德冲突提供了理论武器,但仍然不是万能的。在医学日益社会化、医学社会价值越来越大、涉及群体及社会利益越来越大和越来越深刻的时候,公益及公证问题就凸显了出来。而这类矛盾,单靠生命质量与价值论是解决不好的。在医学活动中,生命质量及价值的贯彻和实施需要解决社会公益与个人利益,以及两者与社会公正的关系问题,需要解决卫生抉择、卫生资源的宏观及微观分配、临床价值与预防价值的平衡、人类当前利益与长远利益的问题。这些问题都需要新的理论来加以解决,公益及公正论的出现就成为了必然。

(4) 医疗费用的迅速攀升和卫生资源的相对匮乏导致的必然结果:医疗费用的迅速攀升和卫生资源的相对匮乏,使有限医疗卫生资源的公平、合理应用,成为社会、政府和医疗管理部门的首要问题。所有这些都把公益问题推到了人们的面前。

（二）公益论的类型

1. 兼容观 兼容观认为，医疗卫生工作的根本目的有两个，一是满足广大人民群众日益增长的健康和保健需要，二是提高中华民族的整体健康水平。这两个目标没有根本的矛盾冲突。兼容观主张社会、集体、个人利益相统一，三者兼容，以人为本。

2. 兼顾观 兼顾观认为，任何医疗行为都应当兼顾社会、集体、个人的利益，当三者发生冲突时，如果冲突不是以"非此即彼"的形式导致排斥性利益冲突，那么社会、集体无权做出否定个人正当利益的选择，应尽量满足和实现个人利益。当冲突是以排斥方式产生时，应当从整体利益出发，贯彻社会优先的原则，个人无权损害社会、集体利益。

3. 社会效益观 社会效益观认为，医疗卫生服务效果的大小和好坏，是通过医疗服务的经济效益和社会效益体现的。经济效益与社会效益是辩证统一的关系。社会效益观强调，在医疗服务中坚持经济利益与社会效益并重、社会效益优先的原则。

（三）公益论的意义及局限性

公益论有利于克服医疗领域中绝对道义论所导致的某些不足，有利于降低纯粹道义论在医疗工作中产生的不利影响。公益论在促使人们关注整体利益方面起到了一定的积极作用，但其在理论论证方面、实践方面还存在很多问题没有解决。首先，公益论的核心仍是利益，对医疗行为道德评价的依据仍是行为的结果；其次，公益的确定是困难的，人们取得的医学进步是否对后代有意义、现代社会坚持的公益是否等同于后代所认同的公益等一系列问题，还很难有确定的答案。

尽管公益论理论本身还存在许多问题，但作为一种思想理论体系，正在对人类的生活及医疗活动起着重要的价值导向作用。事实上，道德理论是简单的，道德生活是复杂的，道德实践尤其困难。在医疗实践中，追求某医疗行为的最善或许是可行的，而谋求人类健康生活的利益最大化和最大化原则是困难的，公益论并不能解决医疗道德生活中的所有问题。

第三节 美 德 论

一、美德论概述

美德论在医学伦理学理论体系中处于基础地位。医学道德历来十分强调美德，传统医学伦理学在很大程度上就是美德医学。一个医务人员如果缺乏对患者的同情、负责、关爱等美德，任何道德规范都将失去意义。

（一）美德论的含义

在伦理学中，美德是一种道德意识的概念，是对个人或社会良好、稳定的道德品质所做的概括说明。美德与德性密切相关，德性（virtue）意为良好的性格和美德，所以美德论也被称为德性论或品德论。

所谓美德论，就是研究一个完善的道德个体应当具备的基本德性，以及如何成为完善道德个体的理论。具体而言，即探讨什么是道德上的完人，以及如何成为道德上的完人的理论。美德论不是把伦理学理解为一套指导行动的规则，而是将其理解为一种角色义务或职责特征。它重视道德主体的内心，强调个人品德在道德决策中的作用。

美德论的内容非常丰富，不同时代、不同国家和民族都形成了众多传统美德，如仁慈、诚实、勇敢、勤劳等。在长期的医疗实践工作中，人们对医生、护士的道德品质提出了特殊要求，由于医生的行为具有更多的奉献成分和牺牲精神，所以美德论成为医学领域中很重要的

笔记栏

伦理学理论。

（二）美德论的发展历史

1. 国内　美德论历史悠久，是人类伦理思想史上较早出现的、高度成熟的伦理学理论形态，在古代社会的道德生活中居于主导地位。在中国，美德论的代表是孔子及其儒家学派。孔子从德性论角度构建了伦理学说，立足于"仁"的观念，把它提升为具有人文主义和德行主义思想内涵的伦理原则，并以"仁"为核心建立了自己的伦理学体系。孔子提出了孝悌、守信、智、勇、中、庸、礼、义、温、良、恭、俭、让等，反映人的品德状态的伦理范畴和德目。他把具备完美德行的人称为"仁人"或"君子"，把与此不符的人称为"小人"，从而为人们塑造了一种理想人格和人生价值观。孟子继承并发展了孔子思想，提出"仁也者，人也"的思想。他强调本源于人心的仁、义、礼、智等德行是人与禽兽区别的关键所在，并使人获得了人之所以为人的价值属性。

2. 国外　在西方，美德论的首倡者是古希腊哲学家苏格拉底。苏格拉底把美德的本性看作关于善的知识，提出"美德即知识"。人的生活行为所表现出来的所有优秀、善良的品质都是美德，比如勤奋、善良、勇敢、友爱等，既是美德的构成内容，也是美德的表达形式。由于美德就是知识，苏格拉底认为，关于善的知识的美德是对人有用、有益的所有东西，比如健康、有力、财富、地位等，这些也是美德的内容。

柏拉图继承了苏格拉底的美德论，他认为人的灵魂由三个要素构成，即理性、情感和意志。美德论的内容与此相对应，即智慧、勇敢和节制。理性的美德即智慧，情感的美德即节制，意志的美德即勇敢，当意志和情感受理性的支配而达到融合无间、各司其职时，就产生了"正义"美德。

美德论的代表人物亚里士多德对苏格拉底和柏拉图的美德论进行了继承和批判，他在《尼各马克伦理学》一书中，将德行区分为道德德行和理智德行，认为美德并不是理性对意志和情感的绝对支配，而是理性、意志和情感的行动"适中"，即唯有理性、意志、情感三者均处于中间状态时，才产生美德，因而美德即是"适中"。德行就是中道，是最高的善和极端的美。西方在经历近代启蒙运动之后，美德论出现了一个长久的衰落期，道义论和目的论逐渐占据了人们道德生活的舞台。随着现代社会道德危机的出现，德性论越来越引起人们的重视。

二、医学美德论

（一）医学美德论的含义

医学美德论是传统医德学的理论，它以医学品德、医学美德和医务人员为中心，研究和探讨医务人员应该是一个什么样的人，有道德的医务人员是什么样的人，医务人员应该具有什么样的品德和品格等问题。美德论涉及人的道德品质的塑造和培养，人所具有的美德、品德主要通过其内在的道德品质体现出来，一个具有美好德行的人，必定是道德品质优良的人。道德品质指个人在道德行为中所表现出来、比较稳定、一贯的特点和倾向，是一定的社会道德原则和规范在个人思想和行为中的体现，它由道德认识、道德情感、道德信念、道德意志和道德行为习惯等构成，对于医务人员而言，要想成为医德高尚、人格完美的医者，必须高度重视自身医学道德品质的培养和塑造。

（二）医学美德论的内容

中西方医学在发展过程中形成了内容丰富、博大精深的医学美德论体系。明代外科大家陈功实在"医家五戒十要"、近代德国医生胡佛兰德在《医德十二箴》中分别论述了医务工作者必须具备的各种美德，主要包含：

1. 仁慈　仁慈即仁爱慈善，同情、关心、爱护和尊重患者。仁慈要求医务人员在医疗实践中应努力做到与人为善,关怀、帮助、体贴和理解患者。医务人员的仁慈心、爱心不仅是医德的保障,还会对患者的治疗效果产生直接的影响。

2. 诚挚　诚挚就是医务人员具有坚持真理、忠诚医学科学、诚心诚意对待患者的品德,是医德的基本要求。医务人员若离开了诚挚,不仅有悖医德的要求,而且还可能给患者造成损害,甚至产生医患之间伦理或法律的纠纷。诚挚要求医务人员在医疗活动中讲真话、办实事,出了差错、事故要敢于承认,并吸取教训,具有实事求是的作风。

3. 公正　公正即公平、公道地对待患者及其权利。公正的美德及原则是和谐社会之所以“和谐”的基石。公正要求医务人员在医疗活动中,平等、一视同仁地对待一切患者,尊重患者的人格,尊重患者的权利,同时在医疗资源的配置、占有、使用、收益等方面坚持原则,不徇私情。

4. 节操　节操就是医务人员扬善抑恶、坚定遵循医学道德规范的品德。医务人员应有正确的利益观,正确处理个人利益与患者利益的关系。做到以患者的利益为重,正确处理医德与金钱、名誉、官位的关系,不以医谋私。

5. 严谨　严谨是医务人员对待医学和医术严肃谨慎、一丝不苟的品德,这是科学精神在医学工作中的具体体现。医术关乎人命,不可不慎重。病情往往很复杂,且瞬息万变,这就要求医务人员应尽可能通盘考虑,以达到最大限度的万无一失。

此外,医学美德还包含很多内容,如庄重、理智、耐心和尊重同行等。这些道德品质是作为一个合格的医务人员所必须具备的。医务人员如果具备这些道德品质,就会与人为善、时时处处为患者着想、全心全意为患者服务。

（三）医学美德论的意义及局限性

1. 医学美德论的意义　医学美德论是医学伦理学的主要组成部分,在一些伦理学中占有重要地位。优良医学道德的实现,即医务人员养成良好的医学道德,是医学伦理学的归宿和目的。同时,它为医务人员的行为提供了标准和发展方向,有助于医务人员完美人格的塑造,是医学伦理学发展的归宿。

2. 医学美德论的局限性　医学美德论过于强调医德人格,忽视了医德规则的作用,无法满足现代医疗特有的高度复杂、高度规范的医德需求。医学美德论的这些局限,需由注重普遍化规范和规则的医学道义论予以弥补。

第四节　生　命　论

生命论又称生命观,是关于生命本质和意义的观点和看法,生命论分为广义生命论和狭义生命论。广义生命论的研究内容涵盖自然界一切生命存在和生命现象,狭义生命论主要针对人类自身生命的本质和意义。伦理学所讲的生命论主要侧重狭义生命论。从人类历史发展来看,生命论反映了社会的文明程度和人类对自身的认识程度,随着社会进步和医疗实践的深入,生命论经历了生命神圣论、生命质量论和生命价值论的发展过程。其中,生命神圣论是传统生命论,也是一种最为永恒的生命论。生命质量论和生命价值论是现代生命论,是对传统生命神圣论的完善和发展。

一、生命神圣论

（一）生命神圣论的内容

1. 概念　生命神圣论是一种认为人的生命具有神圣不可侵犯、至高无上道德价值的伦

笔记栏

理观,是传统医学伦理学的思想基础。在医学领域,它一般包含三个方面内容,即必须无条件地保持生命、不惜任何代价地维护和延长生命、一切人为终止生命的行为都是不道德的。

2. 产生基础　生命神圣论的形成与发展受到许多因素的影响,其产生基础主要包含以下两个方面的内容:

(1) 医学活动本身的内在要求:医学作为一种独立的社会职业,一开始就有了明确的社会目标。从古至今,医学都是以维护人的生命健康、防病治病为己任的,人的生命在天地万事万物中是最宝贵的。《日内瓦协议法》指出:"即使在威胁之下,我要从人体妊娠的时候开始,保持对人类生命的最大尊重,决不利用我的医学知识,做违反人道原则的事。"

(2) 近代医学科学发展及欧洲文艺复兴运动的推动:随着近代自然科学的迅速发展,近代实验医学的产生使生命的奥秘逐渐被揭示,为维护和尊重生命奠定了科学基础。伴随欧洲文艺复兴运动的开始,在与封建主义和宗教统治的斗争中,文艺复兴的斗士们广泛批评了压抑人性、摧残生命等不重视人生命的行为和制度,强力唤醒了人们对自身价值的重视,以及主张自由、平等、尊重人权和人格的观念,这种提倡人性论、人权论的人文主义运动,使以往关于生命神圣的观点进一步系统化、合理化。

(二) 生命神圣论的意义与历史局限性

1. 生命神圣论的意义　生命神圣论的产生和发展与医学自身的社会使命密不可分,它推动了医学和医学伦理学的发展,其历史意义在于:

(1) 生命神圣论对医学目的进行了明确的界定:生命神圣论是传统医学的出发点,它直接规定了传统医学的目的是治疗疾病、延长生命。它强调尊重和维护人的生命、促进患者健康,是医务工作者的重要责任,它时刻提醒人们生命是神圣的。

(2) 有利于人类的生存和发展:在人类社会早期,人们意识到生存艰难,产生了生命极其宝贵的生命神圣思想。生命对于人是第一重要的,生命与世界上其他事物相比具有至高无上性。离开了生命,世界上万事万物就失去了存在的意义。

(3) 为生命伦理学形成和发展奠定了思想基础:生命神圣论的许多思想精华,在现代伦理学中仍占有重要地位,应当发扬光大。比如,它要求人们热爱和珍惜生命,尊重患者人格,平等待人,济世救人,这些仍然是当代生命伦理学的基础理论和观点。

(4) 促进了医学科学、职业的产生和发展:生命神圣论是医学科学和医学职业产生的基础。当生命受到伤害、受到疾病折磨的时候,就需要一种学问予以研究和解决,需要一种职业、一部分人专门为受到伤害、疾病折磨的人提供帮助,这门学问就是医学,这种职业就是医疗卫生,这些专业人员就是医务人员。生命神圣思想激励人们探索生命的奥秘,发现治疗疾病的新方法,建立维护人类健康的医疗卫生制度,这大大促进了医学科学的发展和医疗技术的进步。

2. 生命神圣论的历史局限性　生命神圣论在医学伦理学发展史上起到了积极作用,特别是在医学社会化程度很低的时候,生命神圣论是医者为医、行善的必要道德基础。随着医学现代化,医学的社会价值越来越凸显出来,出现了生命质量论和生命价值论,生命神圣论的历史局限性逐渐显示了出来。

(1) 具有抽象性,缺乏辩证性:生命神圣论强调生命的价值和意义,强调对生命的尊重,这本是正确的,但它具有较大的模糊性和抽象性,它实际上是一种缺乏辩证基础的生命观。生命神圣论没有处理好重视个体生命的价值与作为整体人类利益的关系。现实生活中,人的生命也不是绝对神圣不可侵犯的,对于罪大恶极的罪犯分子,是要剥夺其生命存在的。

(2) 导致大量医学伦理难题:根据生命神圣论,任何生命都是神圣不可侵犯的,都享有绝对的生命权。但是在现代医疗实践中,与生命神圣论背离的现象大量存在,这导致了大量的医学伦理学难题。

二、生命质量论

生命质量论是强调人的生命存在状态及其价值的现代生命观,随着现代医学生物技术的发展,人类有效干预自身生命过程有了技术保障,不少有害因素成为制约人类发展的不利因素,传统的生命神圣论已不能完全适用于当代社会。于是,生命质量论和生命价值论的出现,成为了一种历史必然。

(一)生命质量论的含义

1. 含义　生命质量主要指生命的自然素质(体力和智力),在临床实践中,它通常指患者的健康程度、治愈希望、预期寿命等。所谓生命质量论,就是根据人的生命质量的优劣来确定生命存在有无必要的理论。就个体的躯体性、心理性及认知能力等方面而言,生命质量论主张人类应该具有更高的生命质量。

2. 生命质量的类型　一般而言,个体生命质量主要包括生命主要质量、根本质量和操作质量三部分,任何一部分出现问题都会影响整体生命质量。

(1)主要质量:主要质量是指个体生命的身体和智力状态。

(2)根本质量:根本质量是指个体生命与他人在社会和道德上相互作用而具有的意义和目的。

(3)操作质量:操作质量是利用智商学或诊断学标准来测定的智力和生理状态。根据这一生命质量标准,有的生命质量论者认为智商高于 140 的人是高生命质量的天才,智商在 70 以下的人属于智力缺陷,智商在 30 以下者是智力缺陷严重的人。

3. 生命质量的级别　在医疗实践中,根据生命主体自然要素和精神要素状况的不同,依据生物学状态、社会效应、幸福感的标准,生命质量论把人的生命质量分为四个不同的等级。

(1)1 级生命质量:1 级生命质量具有良好的生物学状态和社会正效应,本人也获得了相当程度的幸福感。这是一种较为完善的高层次的生命质量。社会成员中的大多数具有 1 级生命质量。这些人是社会发展的主要动力,是人的生命最完整的体现方式。

(2)2 级生命质量:2 级生命质量生物学状态不良,如先天畸形或患严重疾病等,但其具有社会正效应和幸福感,其在社会成员中的数量较少。由于强调人的生命质量的三维性,所以 2 级生命质量中的一部分,还可以转化为 1 级生命质量。例如,2 级生命质量是由疾病引起的,疾病痊愈即可升级转为 1 级生命质量。

(3)3 级生命质量:3 级生命质量的生物学状态可以是优良或不良,可产生社会正效应,但尚未获得幸福感。这可能是因为存在一些其他因素妨碍其幸福的获得。例如,心理疾病的影响、不能合理利用时间、不善于处理各种人际关系等。3 级生命质量是暂时的,可以通过解决这些问题而变成 1 级生命质量或 2 级生命质量。这种生命质量的社会成员为数不少。

(4)4 级生命质量:4 级生命质量均产生社会负效应,本身无幸福感,其生物学状态不良。这类人是指需要依靠大量药物和昂贵的人工装置及人力来维持的植物人,或毫无治愈希望的重症患者。

生命质量级别的划分具有积极的医疗指导价值。在医疗工作中,大力提倡和造就 1 级生命质量,同时认真帮助和关心 2 级生命质量,对 3 级生命质量,设法尽快解决影响其获得幸福的不利因素,促使其转变成 1 级生命质量或 2 级生命质量。对于 4 级生命质量患者应区别对待,全社会应尽最大努力创造条件,促使其转变成为更高层次的生命质量,尽快消除其社会负效应,产生社会正效应。

（二）生命质量论产生的背景

生命质量论是 20 世纪 50 年代随着生物医学工程技术的发展而逐渐产生的,它已成为现代医学伦理学的核心观点,并为改善人类生命及生存条件提供理论依据。其产生的历史条件包括医学科技的进步和强烈的社会需求。

1. 医学科技的进步　现代医学生物技术的发展,使人类对生命过程进行有效的道德干预有了技术保障。它能有效地控制人类的生命进程,延长人类的寿命,提高人类的生命质量和生活质量,从而加深了人类对生命本源的认知,改变了人类的生命观念。

2. 强烈的社会需求　传统的生命神圣论显然已无法适应当代社会的发展,人类生命观的变革,新的生命质量观及价值观的出现就成为一种历史必然。

（三）生命质量论的意义及历史局限性

1. 生命质量论的意义

（1）生命质量论的产生是人类思想观念的巨大进步:由传统的生命神圣论转向追求生命质量的新观念,更加适合现代医学科学发展的实际情况,有利于医疗资源的合理配置,有利于减轻患者的痛苦及家人和社会的负担。

（2）生命质量论的产生为临床医疗抉择提供了理论指导:按照生命质量论的观点,医务人员在考虑治疗方案时,应首先努力提高患者的生命质量,并力争最好的生命质量。

（3）生命质量论的产生为当前的人口政策、环境政策、生态政策等提供了重要的理论依据。

2. 生命质量论的历史局限性

（1）生命质量论与生命神圣论一样,只把患者个人当作自然人、抽象人,忽视了人的社会性。生命质量论仅看到了高质量的生命个体对自身存在的意义,却忽略了以低生命质量形式存在的某些患者对家人和社会所发挥的精神激励价值。

（2）生命质量论的不足之处还表现在对生命质量认识的历史局限性,如对"绝症"的认识。首先,绝症是一个历史概念,随着医学的发展,现今的许多所谓"绝症"将很有可能成为可治之症,一些原本生命质量极低且没有治愈希望的绝症患者将有可能被治愈。其次,医学的发展离不开医疗实践,要攻克绝症就必须有绝症患者的参与,如果因为患者的生命质量低就放弃治疗,又能去哪里找到参与医疗实践的患者呢? 又何谈医学的发展与进步呢?

三、生命价值论

（一）生命价值论的含义

价值就是客体能满足主体一定需要的态势,亦即客体对主体的特殊效用。生命价值论是指根据生命对自身和他人、社会的效用,采取不同对待方式的生命伦理观。判断生命价值的高低主要有两个因素:一是生命的内在价值,即生命本身的质量(体力和智力),是生命价值判断的前提和基础;二是生命的外在价值,指某一生命对他人和社会的贡献,是生命价值的目的和归宿。有人认为,人的生命价值来源于人类生命的神圣性;有人认为,人的生命价值在于它是一切幸福的前提;马克思主义者认为,人的生命价值在于它本身创造的新的价值。人本身既是价值主体,又是价值客体。作为价值主体,它可以通过自身的实践活动改造世界,创造物质财富和精神财富;作为价值客体,它本身又是被改造的对象,通过不断改造得到自我完善和提高,具有更大的价值。

（二）生命价值的类型

1. 根据生命价值主体划分　根据生命价值主体的不同,生命价值可分为内在价值和外

知识拓展:
人的生命
价值量

在价值。内在价值是生命具有的对自身具有效用的属性,是生命具有的对自身的效用;外在价值是生命具有的对他人和社会具有效用的属性,是生命具有的对他人和社会的效用。

2. 根据生命价值是否已经体现划分　生命价值可分为现实的生命价值和潜在的生命价值。现实价值是指已经显示出的生命对自身、他人和社会所具有的效用;潜在价值是指生命目前尚未显现,将来才能显现的对自身、他人和社会所具有的效用。

3. 根据生命价值的性质划分　生命价值可分为正生命价值、负生命价值和零生命价值。正生命价值是指生命有利于自身、他人和社会的效用,即对自身、他人和社会有积极效用;负生命价值是指生命有害于自身、他人和社会的效用,即对自身、他人和社会有消极效用;零生命价值是指生命无利无害于自身、他人和社会的效用,即对自身、他人和社会既没有积极效用,也没有消极效用。

(三) 生命价值论的意义及历史局限性

生命价值论完善了人类对于生命的医学伦理理论,在生命神圣论和生命质量论的基础上,提出了生命价值论,形成了人类对自身生命的完善认识——生命神圣论、生命质量论、生命价值论的统一,标志着人类的生命观和伦理观念有了历史性的转变。

1. 生命价值论的意义

(1) 生命价值论使医学生命理论更深刻、更合理:生命价值论的问世,使人类的生命观有了历史性的突破和转变,改变了以往的生命神圣论。它是人类要求改善自身素质,以求更大发展的反映,是人类自我意识的新突破,它比生命神圣论在视野上更加开阔,在情感上更加理智,在思维上更加辩证。

(2) 生命价值论使医学伦理学的研究方向和理论基础更进步、更科学:生命价值论的确立,使医学伦理学的研究方法和理论基础发生了重大变革。传统医学伦理学理论主要建立在生命神圣论及道义论基础上,在理论上容易局限于医者的道德品质、职责。生命价值论的确立有利于克服那种只顾及道德律令,不管行为后果,只对个体而不针对群体及社会的思想。生命价值论将传统医学伦理学单纯强调维护生命的伦理格局拓展到完整的伦理新格局,把个体生命利益与群体及人类的生命利益联系在一起,把动机与后果联系起来,把珍惜生命与尊重生命质量和价值联系起来,从而使医学伦理学体系更加科学化和完善化。

(3) 生命价值论为化解当代医学道德难题奠定了理论基础:生命价值论为化解当代医学道德难题提供了理论武器。在现代医疗中,随着人类辅助生殖技术、基因治疗、器官移植等的开展,出现了尖锐的道德冲突,这是过去生命神圣论和道义论所解决不了的。使用生命价值论,能为医学新技术的推广和应用提供道德辩护和伦理支持。

(4) 生命价值论具有重大的现实意义:第一,生命价值论为我国的人口政策提供了伦理依据;第二,生命价值论为人类的优生优育措施提供了伦理依据;第三,生命价值论为对生命进行研究提供了理论依据;第四,生命价值论为摘取人体器官进行移植提供了伦理依据。

2. 生命价值论的历史局限性　生命的价值可以随着人们对自我认识的不断加深而改变,这要求我们在判断个体生命价值的时候不能绝对化,因为并不是没有价值或价值不大的生命都应该被否定,不能仅从个体所能够履行的职责去评价,还应看到个体在历史上和社会中所发挥的精神激励价值。另外,生命的价值会随着时间和条件而变化,在一些人或某种历史条件下看是有价值的,在另一些人看来或另一种历史条件下,可能就是没有价值的。

总之,生命神圣论、生命质量论和生命价值论表明了人类对生命伦理不断探索和认识的过程,只有三者有机地统一,才能表达对生命完整而全面的认识。生命之所以神圣,在于它有质量、有价值,离开了质量和价值的生命并不神圣,所以人类应当珍重救治,完善自身的生命。

(郝会欣)

笔记栏

推荐阅读

扫一扫
测一测

复习思考题

1. 什么是医学道义论？其意义和局限性是什么？

2. 什么是美德论？医务工作者必须具备的美德有哪些？

3. 什么是生命神圣论？简述其意义和局限性。

第四章

医学伦理学原则、规范与范畴

学习目标

通过本章的学习,正确理解和践行医学伦理的基本原则、规范与范畴,为本教材后续内容的学习奠定良好的理论基础,同时加强医德教育和提高医德修养。

【思维导图】

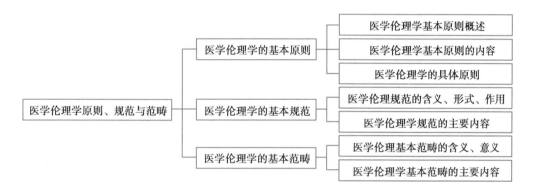

案例导入

北京协和医院某医生曾经为一位子宫肌瘤患者先后做了 3 次手术,送给了一个女人完美的人生。当时患者 24 岁,患子宫肌瘤,找到该医生诊治。考虑患者未婚未育,虽然肌瘤很大,但该医生采取的是肌瘤剔除术。术后二三年,她怀孕了,该医生为其做了剖宫产手术,因为肌瘤剔除后,子宫上有瘢痕,最好是剖宫产。产后 5 年,她的子宫肌瘤复发,比较多、比较大。该医生考虑子宫已经完成了生育的任务,与患者沟通,做了全子宫切除术。一切从患者的利益出发,考虑病情,是科学原则;又考虑人情,是人文原则。将病情、人情结合起来,才是最好的治疗,这就是医生的责任。

思考:医学伦理学的具体原则有哪些? 本案例中医生的做法符合哪条原则?

提示:有利原则是建立在不伤害原则的基础之上、使患者利益最大化的原则。其出发点和归宿点都是患者,要最大限度地关爱患者,尽可能使每一位患者得到最佳的诊疗效果。体现了对每一位患者高度重视、高度负责和高度关爱的人道主义精神。

医学伦理的原则、规范与范畴共同构成了医学伦理准则体系,是对医学领域中道德关系的反映和概括,是医学伦理学的核心内容。正确理解和践行医学伦理的原则、规范与范畴是全面培养医务人员医学伦理素质的根本课题,对于加强医德教育、提高医务人员的医德修养、协调医疗活动中的人际关系及解决医疗实践中的伦理难题具有极其重要的指导作用。

第一节　医学伦理学的基本原则

一、医学伦理学基本原则概述

医学伦理学的基本原则是指体现某一医学发展阶段及特定社会背景之下的医学道德的基本精神,调节各种医学道德关系的最基本出发点和指导准则。它是医学伦理学的具体原则、基本规范和范畴的总纲和精髓,在医学伦理学理论体系中居于主导地位,贯穿医学实践发展的始终,是衡量医务人员个人行为和职业道德水平的最高标准。不同的社会体制和社会发展阶段有不同的医学伦理原则,我国医学伦理的基本原则是医学发展和社会进步推进到一定历史阶段的产物,是中外医德优良传统的继承与发扬,是我国医药卫生事业长期实践经验的概括与总结。1981年,在上海举行的全国第一届医德学术讨论会,首次明确提出了我国的社会主义医德基本原则,其内容是"防病治病、救死扶伤,实行革命的人道主义,全心全意为人民服务"。20世纪80年代中期,经修改将上述提法改为"防病治病、救死扶伤,实行社会主义的人道主义,全心全意为人民的身心健康服务",简称为社会主义医学人道主义。

二、医学伦理学基本原则的内容

医学伦理学基本原则的主要内容是"防病治病、救死扶伤,实行社会主义的人道主义,全心全意为人民的身心健康服务"。

(一)防病治病、救死扶伤

"防病治病、救死扶伤"是所有医务人员的天职,这一医学道德思想是古今中外医家的共识。医学是维护人的生命和增进人类健康的科学,它服务的对象是人的疾病、健康和生命。"防病治病、救死扶伤"体现了医学的职业特点:"防病治病"体现了预防为主,防治结合的医德理念,从宏观层面指明了医学服务必须承担完整的医学道德责任,即无论医务人员身在哪一个工作岗位,无论医疗卫生单位属于何种性质,都要正确地认识和处理对患者、健康人群、生态环境及社会等的多重义务关系,肩负起防病与治病的使命;"救死扶伤"是临床医学服务的首要道德职责,即所有临床医务人员都应把患者的生命与健康放在第一位,为患者谋利益。"救死扶伤"要求医务人员以同情和仁爱之心、高度负责的态度及严谨科学的作风对待每一位患者;要求医务人员加强医德修养,刻苦钻研医学技术,不断提高医疗服务的质量和水平。只有将高尚的医德和精湛的医术结合起来,才能使"防病治病、救死扶伤"成为现实。因此,"防病治病、救死扶伤"是社会主义医疗卫生工作的根本任务,同时也是"全心全意为人民的身心健康服务"的有效手段。

(二)实行社会主义的人道主义

"实行社会主义的人道主义"是处理好医学人际关系所应遵循的基本准则。社会主义医学人道主义汲取了医德传统中人道主义的精华,并注入了社会主义制度条件下的崭新内容,既不同于以往的医学人道主义,也和资本主义的医学人道主义有本质的区别。它体现了在社会主义制度下,对人的生命价值的尊重。它不仅从一般意义上对一切处于痛苦之中的患者给予同情、关心和爱护,而且升华到全心全意为人民服务、解放全人类的高度。因此,在性质上有别于历史上的人道主义。社会主义医学人道主义在以关心人、尊重人的生命价值和尊严为前提的同时,还具有特殊的内涵:①以关心、同情患者的身体健康和为患者消除疾病的痛苦为宗旨;②尊重患者的人格,维护患者的合法利益,为患者保守医密;③在医疗权面前人人平等。医务人员要树立一切为患者的思想,全心全意为患者服务,为患者诊治时一视同仁,认真负责。

(三) 全心全意为人民的身心健康服务

"全心全意为人民服务"是社会主义道德的核心内容。在社会主义社会里,各行各业都是全心全意为人民服务的,但为人民服务的方式和内容各不相同,有其自身的特殊性。医务人员主要是通过"防病治病、救死扶伤"的具体工作来体现"全心全意为人民服务"的。"全心全意为人民的身心健康服务"是医学伦理基本原则中的最高要求。它是社会主义道德在医务人员职业道德中的根本要求,也是社会主义医德的根本宗旨和核心内容,集中概括了社会主义医德的崇高境界与进步性质。

"全心全意为人民的身心健康服务"要求医务人员将其作为追求的理想目标,热爱人民,关心人民,把人民的健康利益放在一切工作的首位,不仅满足患者的生理健康需求,还要照护患者的心理健康。医务人员应正确处理个人利益与患者利益、集体利益与社会利益之间的关系。当这些关系发生矛盾时,要顾全大局,识大体,勇于奉献和牺牲,把维护患者、集体、社会的利益放在首位。在某些特殊情况下,医务人员甚至需要献出自己宝贵的生命来维护和保卫人民的身心健康。

综上所述,"防病治病、救死扶伤,实行社会主义的人道主义,全心全意为人民的身心健康服务"是构成社会主义医德基本原则有机整体的三个部分,是互相联系、不可分割的。其中"防病治病、救死扶伤"是医务人员实现"全心全意为人民的身心健康服务"的途径和手段;"实行社会主义的人道主义"是医务人员实现"全心全意为人民的身心健康服务"的内在精神;"全心全意为人民的身心健康服务"是"防病治病、救死扶伤"和"实行社会主义的人道主义"的落脚点,体现了医学道德对医务人员的最高层次要求和我国医学道德的先进性。在医疗卫生工作中,医务人员只有认真学习,全面深刻领会社会主义医德的基本原则,并在医疗实践中自觉地贯彻执行,才能坚持社会主义医德建设的正确方向,不断提高自身的医德境界。

三、医学伦理学的具体原则

医学伦理的具体原则是其基本原则的展开和体现,由美国学者比彻姆和邱卓思提出的生命伦理四原则,即自主原则、不伤害原则、行善原则和公正原则,一直作为伦理决策的首选,并被许多国家接受或借鉴。生命伦理四原则传入我国后,被赋予了中国文化的内涵与特质,其中的自主原则被改称为尊重原则,行善原则被改称为有利原则。

(一) 尊重原则

尊重原则有狭义和广义之分,狭义的尊重原则是指在医疗活动中医患双方应真诚地尊重对方的人格和尊严;广义的尊重原则强调医务人员要尊重患者的人格权和自主权。患者享有人格权,是尊重原则具有道德合理性并能够成立的前提和基础。所谓人格权,是一个人与生俱来的权利,也是法律赋予每个公民的基本权利。尊重患者的人格权包括物质性人格权和精神性人格权两个方面。在医疗实践中,物质性人格权有自然人的生命权、健康权、身体权及其死后的遗体权等;精神性人格权包括姓名权、肖像权、名誉权、荣誉权、隐私权、尊严权、人身自由权及其具有人格象征意义的财产利益权等。医务人员必须尊重患者的这些权利。尊重患者的自主权是尊重患者人格权的延伸,指尊重患者在理性状态下对诊疗措施独立做出的决定,包括尊重患者及其家属的自主性,从自主选择医务人员到对诊断治疗的知情同意及要求医务人员保守患者的隐私等。同时,医务人员尊重患者的自主权并不意味着可以放弃自己的责任,必须正确处理患者自主与医务人员做主之间的关系,正确使用医疗干涉权,既要杜绝打着尊重患者自主权的旗号推卸医务人员的责任,同时也要防止干涉权的滥用,切实保障尊重原则的有效实施。

尊重原则是现代生物-心理-社会医学模式和医学人道主义基本原则的必然要求和具体体现。同时,实现尊重原则也是建立和谐医患关系及保障患者根本权益的必要条件和可靠基础。

医方对患方的尊重是尊重原则实现的关键,但同时也要有患方对医方的尊重。如果患方缺少对医方应有的尊重,良好的医患关系和医疗秩序就难以建立,并可能给医疗过程及其效果带来严重影响。

（二）不伤害原则

不伤害原则是一条底线原则,它既是医务人员职业道德的最基本要求,也是医学人道主义的突出体现。不伤害原则也称无伤原则,是指在诊治过程中不使患者的身心受到损伤。不伤害原则不是绝对的,医疗伤害在临床实践工作中是客观存在的,带有一定的必然性,即绝大多数医疗行为在客观上都会给患者带来生理上或心理上的损伤。不伤害原则的真正意义不在于消除所有医疗伤害,而在于强调培养对患者高度负责、保护患者健康和生命的医学伦理理念和作风,正确对待医疗伤害,在临床工作中努力使患者免受不应有的医疗伤害。

依据伤害情况与医务人员主观意志的关系,现实中的医疗伤害现象可分为故意伤害和无意伤害、可知伤害和不可知伤害、可控伤害和不可控伤害、责任伤害和非责任伤害等类型。那些医疗上必需的、属于适应证范围的医疗行为是符合不伤害原则的。

不伤害原则是针对那些怀有主观恶意或不负责任、应该预见而未预见、能够控制却放任伤害发生的行为而提出的,强调的是医务人员的主观过失,应当努力加以避免,且最大限度地降低对患者的伤害。要求医务人员树立以患者为中心的观念,以高度的责任意识把维护患者健康利益放在首位,刻苦学习,钻研技术,审慎工作,胆大心细,恪尽职守。坚决杜绝有意伤害和责任伤害,加强防范无意但可知伤害及意外伤害的发生。

当不伤害原则与其他原则发生冲突时,在利害并存情况下权衡大小,尽力减小伤害程度,以确保患者的安全。

（三）有利原则

有利原则是尊重原则和不伤害原则在临床工作中的具体应用,它是指医务人员在医疗实践活动中把对患者健康有利放在首位,并切实为患者谋利益的伦理原则,也称行善原则。有利原则有两个层次:一是低层次的有利,指医务人员自觉维护患者的利益,不对患者施加伤害,即不伤害患者原则,这是有利原则的起码要求和体现;二是高层次的有利,指医务人员在医疗实践活动中积极为患者谋利益,追求最优化决策原则,即疗效最佳、损伤最小、痛苦最轻和耗费最少。疗效最佳是指诊疗效果在当时医学发展水平上、或在当地医院的技术条件下,是最好的和最显著的。损伤最小是指在疗效相当的情况下,应以安全度最高、副作用最小、风险最低和伤害最少作为选择诊疗方案的标准。痛苦最轻是指在确保治疗效果的前提下,精心选择给患者带来痛苦最小的治疗手段。耗费最少则要求医务人员在保证诊疗效果的前提下,选择耗费卫生资源最少的诊疗方案,尽最大可能减轻社会、集体、患者及家属的经济负担。

有利原则既包含医务人员的主观动机,也包含客观结果;既应考虑患者的身体和心理健康利益,也应注重患者的经济利益。有利原则是建立在不伤害原则基础之上、使患者利益最大化的原则。其出发点和归宿点都是患者,要最大限度地关爱患者,维护患者的医疗保健权益,尽可能使每一位患者得到最佳的诊疗效果。有利原则把追求疗效和避免伤害、减少痛苦和避免过度医疗有机地结合为一个整体,指导和调控着治疗全过程,体现了对每一位患者高度重视、高度负责和高度关爱的人道主义精神。

此外,有利是一个动态发展的概念。不同的医学发展水平、不同的社会历史背景和不同文化、价值取向的人,对医疗有利的判断往往大相径庭。目前的一些医疗纠纷往往因忽视这一点而引起。这是医务人员在评判诊疗有利时必须考虑的一个重要因素。

(四)公正原则

公正原则是指在医学服务中医务人员公平地对待每一位患者,以及社会上每个人都具有公平分配和平等享受卫生资源的权利。公正原则体现在两个方面,即医患交往公正和资源分配公正。医患交往公正要求在医患交往中医务人员平等待患,一视同仁。医务人员对每一位患者的人格、权利和正当健康需求给予同样的普遍的尊重和关心。对家境贫困的患者、老年患者等弱势群体,应给予更多的、真诚的医学关怀。资源分配公正要求以公平优先和兼顾效率为基本原则,以此原则进行优化配置,合理利用医疗卫生资源。医疗卫生资源是指满足人们健康需要的、现实可用的人力、物力与财力的总和。其分配包括宏观分配和微观分配。我国是发展中的人口大国,在医疗卫生资源的宏观分配中应努力做到统筹兼顾、优化配置,以充分保证人人享有基本医疗保健,并在此基础上满足人们多层次的医疗保健需求;微观卫生资源分配,尤其是贵重、稀缺医疗资源的分配,要求医务人员按医学标准、社会价值标准、余年寿命、家庭角色和科研价值等标准综合权衡,在比较中进行优化筛选,以确定稀缺医疗卫生资源优先享用者的资格,尽力实现患者的基本医疗和护理的平等。其中,医学标准是优先保证的首要标准。

第二节 医学伦理学的基本规范

一、医学伦理学规范概述

(一)医学伦理规范的含义

医学伦理规范是依据一定的医学伦理学理论和原则制定的,用以调整医疗卫生工作中各种人际关系、评价医务工作者行为是非与善恶的准则。医学伦理规范作为医德意识和医德行为的具体标准,是社会对医务人员的基本道德要求,是医务人员在医学活动中道德行为和道德关系普遍规律的反映,是医学伦理原则的具体体现和补充。医学伦理规范不仅包括医疗、护理、药剂和检验等临床方面的规范,而且包括科研和预防等领域的规范。

(二)医学伦理规范的形式

医学伦理规范将医学伦理学的理论和原则以"哪些应该做、哪些不应该做"的表述,如"戒律""宣言""誓言""誓词""法典""守则"等,转化为医务人员在医疗活动中所应遵循的具体标准,由国家和医疗行政管理部门加以颁行。它的主要内容在于强调医务人员的义务,通常采用条文和誓言誓词两种形式。其中条文的形式简明扼要,易于理解、记忆和接受,便于指导医务人员的医疗活动;誓言誓词的形式庄严、神圣,可以激发医务人员对医疗事业的神圣感和使命感,忠实地履行自己的职责。

(三)医学伦理规范的作用

医学伦理规范是医学伦理准则体系的重要组成部分,在整个医学伦理学理论体系中具

有重要的作用,主要体现在以下四个方面:

1. 医学伦理规范是医学伦理学准则体系中的构成主体 医学伦理准则体系由医学伦理原则、医学伦理规范和医学伦理范畴共同组成。其中医学伦理规范对医务人员在医疗活动中如何选择自己的行为做出了明确而具体的回答和指导,是医学伦理原则的主要体现者和医学伦理学范畴的直接指导者,规定了医学伦理范畴的实质内容和价值取向。所以它是医学伦理准则体系中的构成主体。

2. 医学伦理规范是进行医德评价的直接尺度 医学伦理规范是评价医德行为和医德生活的基本准则。进行医德评价无论是外在褒贬,还是内在自省,都必须以医学伦理规范作为直接尺度。医务人员在医疗活动中道德行为的是与非、善与恶都要用医学伦理规范来衡量。

3. 医学伦理规范是医院实施科学管理的重要机制 医院实施科学的管理不仅需要建立健全各项规章制度,不断提高医疗技术,加强医疗设备建设,还需制定相应的医学伦理规范,加强对医务人员的医德教育,这是完善医院管理的必备条件和重要保障。

4. 医学伦理规范是医德修养的主要内容 提高医务人员的医德修养,是医学道德的调节功能能否实现的关键。在医疗活动中,医务人员只有用医学伦理规范来指导和检验自身的言行,才能实现医学伦理规范的自我内化和从不知到知、从知到行、从他律到自律的转化,进而提高医德修养和完善医德人格。

二、医学伦理学规范的主要内容

为了加强医务人员的道德素质,提高医疗服务质量,1988 年 12 月 15 日,中华人民共和国卫生部颁布了《医务人员医德规范及实施办法》,它是我国最重要的医学道德规范文件之一,其各项条款一度是我国医学道德规范的主要内容。该办法已于 2010 年废止。为进一步规范医疗机构从业人员行为,我国卫生部、国家食品药品监督管理局和国家中医药管理局组织制定了《医疗机构从业人员行为规范》,并于 2012 年 6 月 26 日正式颁布。该规范文件提出了所有医疗机构从业人员都必须严格遵守的八条基本医德规范。与 1988 年《医务人员医德规范及实施办法》相比,新的医德规范突出了以人为本、敬畏生命、医患和谐,更加强调医疗保健服务的公益性和公平性、医德要求的理想性与底线性的统一,以及医德实践作用的针对性和高效性等。以下主要讲述如何正确理解基本行为规范。

(一) 以人为本,践行宗旨。坚持救死扶伤、防病治病的宗旨,发扬大医精诚理念和人道主义精神,以患者为中心,全心全意为人民健康服务

"天覆地载,万物悉备,莫贵于人。"以人为本是中国传统文化的核心,是党的卫生事业根本宗旨的体现。祖国传统医学"大医精诚"的文化精髓和道德内涵,西方医学"尊重生命"的人文思想和道德理念,革命战争年代锤炼而成的白求恩精神,新时期医学发展的创新理念和医务人员展现的特有精神内涵和良好风尚,都是以人为本理念的生动诠释。以人为本既是目的,也是医德践行的途径,只有以人为本、以患者为中心,才能为人民服务、满足人民的健康需求,成为人民健康的忠诚守护者。同时,以人为本也要求社会各方面要尊重医护人员的辛勤付出,给予医护人员更多的理解、尊重、支持和关怀。

救死扶伤、防病治病是医务人员的最高宗旨,是医务人员对患者生命和人类健康竭尽全力、认真负责、精心诊治和正确对待医学事业的基本准则。这一规范要求医务人员明确自己所从事的医务职业在社会主义事业中的重要地位,把维护患者的生命、增进人民健康看作最崇高的职责。

救死扶伤、防病治病是医疗卫生事业和人民健康利益的根本要求。医疗工作的好坏,直接关系到人民的身心健康和生命安危,这就要求医务人员热爱本职工作,具有强烈的职业责

任心和敬业勤业精神,做到医心赤诚。白求恩大夫说得好:"一个医生,一个护士,一个护理员的责任是什么? 只有一个责任,那责任就是使你的患者快乐,帮助他们恢复健康,恢复力量。"医务人员在工作中要把患者利益放在首位,急患者之所急,想患者之所想,时刻为减轻患者病痛、挽救患者生命而努力工作。

(二)遵纪守法,依法执业。自觉遵守国家法律法规,遵守医疗卫生行业规章和纪律,严格执行所在医疗机构各项制度规定

遵纪守法、依法执业是医务人员不可突破的医德底线。这既是对医疗工作秩序的规范,也是对医疗职业严肃性的维护;既是对医务人员工作的要求,更是对其权益的保护。

遵纪守法、依法执业要求广大医务人员要认真学习和领会医疗卫生相关法律、法规、制度,不断提升法纪意识,培养法制意识,牢固树立社会主义法治观念,大力弘扬社会主义法治精神。

近年来,卫生行业法规颁布了不少,对规范卫生行业行为起到了有法可依的作用,如《医疗事故处理条例》《中华人民共和国执业医师法》《加强医疗卫生行风建设"九不准"》等,是医务人员必须遵循的法律法规。

用法律规范医务人员的医疗行为,每一位医务人员应知道什么是违法、什么是合法,确保在法律规定的范围内开展医疗活动。不做资质不足的事情,不做违反规定的事情,要有道德良知,要遵纪守法,要对患者的健康负责,这是一个医务人员行医立本的根基。

针对当前社会上对医疗行业的专业性认识不足,对医学科学技术期望值感情色彩化,从而导致医患纠纷增多的现象,医务人员只有增强法律意识,学法、知法、守法、依法行医,才能做到对工作负责、对患者生命健康负责,才能维护医疗机构和从业人员的正当权益和良好声誉。

(三)尊重患者,关爱生命。遵守医学伦理要求,尊重患者的知情同意权和隐私权,为患者保守医疗秘密和健康隐私,维护患者合法权益;尊重患者被救治的权利,不因种族、宗教、地域、贫富、地位、残疾、疾病等歧视患者

尊重患者、关爱生命是医德最重要的思想基础和最突出的人文特征。这一规范要求医务人员敬畏生命、尊重生命、关爱生命,充分保障患者的合法权益;应对所有的人予以同样的关爱和尊重。"普同一等,同仁博爱",不论患者地位高低、权力大小、容貌美丑、关系亲疏、经济状况好坏,都须一视同仁、平等对待。医务人员对任何患者的正当愿望和合理要求,包括住院、会诊、转诊、转院等,都应予以尊重,在力所能及和条件许可的情况下,都应尽力给予满足。医务人员对待患者应体贴、和气、谦逊,不得侮辱患者的人格、忽视患者的权利。

尊重患者、关爱生命是医务人员处理医患关系时必须遵守的准则之一。然而在医患关系中还存在一些不平等待人、不一视同仁的现象。有些医务人员用"恩赐观点"来对待患者,有些医务人员无视患者的人格和权利,利用职权谋取私利,这些行为都是违背这一规范的,应当受到社会舆论和良心的谴责。

健康所系,性命相托。尊重患者、关爱生命是古今中外医家始终坚守的光荣而崇高的职业道德标准,它不会因时代不同而发生改变,且随着社会的进步与医学的发展,必将愈加发扬光大。

(四)优质服务,医患和谐。言语文明,举止端庄,认真践行医疗服务承诺,加强与患者的交流和沟通,积极带头控烟,自觉维护行业形象

"医以活人为心,视人之病,犹己之病。"医务人员既需要精湛的专业技术,更需要良好的服务意识和技巧。

医学就是文明,医学时刻离不开举止端庄、言语文明的支撑。我国古代医家认为,只有

稳重、宽和、温雅的医家,才能赢得患者的信赖与合作,给患者战胜疾病的力量。在医疗过程中,医务人员的神态、表情、动作,都会直接影响患者的情绪及求医行为。举止端庄要求医务人员态度和蔼可亲,举止稳重大方,遇到紧急情况沉着冷静、临危不乱。在装束上也要与职业相适应,衣着应整洁、规范、朴素、大方。语言是人们交流思想和情感的工具,是体现文化修养的要素。语言对患者的心理有重要的影响作用,既可以治病也可以致病。希波克拉底指出:世界上有两种东西能够治病,一是对症的药物,二是良好的语言。医务人员应当模范地运用礼貌语言来表达其良好的愿望、热情的态度和诚挚的关心,并突出医学特点。同时还要讲究语言的艺术性,既要简洁明了,又要灵活委婉,应因人而异,使用灵活适度的语言,以稳定患者的情绪,增强患者的信心,通过心态的改善,促进疾病的痊愈。

医疗从业人员应把以患者为中心的理念贯穿于医疗工作的每一环节、每一细节,以优质的医疗服务促进医患关系和谐,树立个人、单位和行业的良好形象。

(五)廉洁自律,恪守医德。弘扬高尚医德,严格自律,不索取和非法收受患者财物,不利用职业之便谋取不正当利益;不收受医疗器械、药品、试剂等生产、经营企业或人员以各种名义、形式给予的回扣、提成,不参加其安排、组织或支付费用的营业性娱乐活动;不骗取、套取基本医疗保障资金或为他人骗取、套取提供便利;不违规参与医疗广告宣传和药品医疗器械促销,不倒卖号源

"德不近佛者不可为医。"德业双修、德术并重始终是中外历代医家在长期医学实践中遵循的准则,也是医家为社会所尊崇的重要原因。

廉洁自律、恪守医德既是医务人员全心全意为人民身心健康服务的重要体现,又是社会主义医德的主要规范。为患者诊治疾病是医务人员的义务和天职,医务人员应廉洁自律,把患者利益放在首位,一切从医疗的需要出发,坚决抵御不正之风,树立良好的形象。社会主义医务人员是为人民的身心健康服务的,医务人员手中的医药分配权、处方权、住院权是人民给的,理应为人民服务;医务人员的医疗技术,只能是为人民服务的手段,而不能是谋取私利的筹码。当前我国医疗卫生系统的医德医风主流是好的,绝大多数医务人员能够廉洁行医,尽职尽责地为患者服务。但在医疗实践中,确有个别医务人员利用手中的处方权和诊治权等谋取私利,这不仅有损患者利益,而且有损医务人员的形象,是医学界的耻辱,对于这些有悖医德的行为,应给予必要的处罚。

"一身正气、两袖清风、三餐温饱,四大皆空"是"中国外科之父"裘法祖教授的座右铭,他一生的医学生涯从未拿过一分钱回扣,且一辈子与世无争,值得所有医务人员学习。身为医务人员,只有廉洁自律、恪守医德,始终以德行医,以诚处事,时时处处严格要求自己,心术正、行为正、作风正,堂堂正正做人,清清白白行医,不以权谋私,不以职谋私,全心全意为患者服务,才能实现自身价值,赢得社会各方的尊重。

(六)严谨求实,精益求精。热爱学习,钻研业务,努力提高专业素养,诚实守信,抵制学术不端行为

"医乃至精至微之事。"严谨求实、精益求精是指医务人员具有强烈的求知欲望,不断学习,努力掌握最先进的专业知识和技能,以精湛的医术为人民身心健康服务。严谨求实、精益求精是医务人员在学风方面必须遵循的伦理准则。现代医学的发展日新月异,医学知识和技术以惊人的速度推陈出新,医学的社会责任更加全面,医务人员如果没有广博的知识、精湛的技术,是无法提高医疗质量、取得良好疗效的。

严谨求实、精益求精是一个问题的两个方面。医务人员要结合本职工作,不断汲取新理论和新技术,把握医学发展动态,在整个医疗过程中,要以严格的科学态度和高度负责的精神,做到细致周密,一丝不苟,精心操作。要纠正那些胸无大志、得过且过、因循守旧、不学无

术的风气,杜绝粗心大意、敷衍塞责和学术不端行为。

(七)爱岗敬业,团结协作。忠诚职业,尽职尽责,正确处理同行同事间的关系,互相尊重,互相配合,和谐共事

医疗行业的每一个岗位都与人的生命健康息息相关,使命神圣而崇高。爱岗敬业、忠诚职业是每一位医务人员应具备的品质,更是应遵守的基本职业操守。

团结协作是正确处理同行同事间关系的行为准则。它要求医务人员互相尊重,互相信任,互相学习,密切配合,共同致力于医学的发展。医学是最能体现人类互助精神的领域,团结协作不仅是医学科学迅猛发展的需要,而且充分体现了社会主义集体主义的要求。随着医学的现代化和社会化,各种诊治手段不断问世和在临床上广泛应用,现代医学,特别是临床诊治工作已成为多学科融合与应用的整体,这使医疗工作超出了个体劳动的范围,几乎每项医疗成果都是集体智慧和劳动的结晶。它要求医生之间、医护之间、各科室之间、医院管理者和一般医护人员之间、各兄弟医院之间都要互相尊重,同心协力,取长补短,相互配合,共同提高和发挥优势,这样才有利于医学事业的发展,从而为患者提供更优质的服务,实现以人为本的服务理念。

(八)乐于奉献,热心公益。积极参加上级安排的指令性医疗任务和社会公益性的扶贫、义诊、助残、支农、援外等活动,主动开展公众健康教育

"人命之重,有贵千金,一方济之,德逾于此。"乐于奉献对医务人员而言,就是把本职工作当成事业的理想来热爱和完成,努力做好每件事、认真善待每个人,将医术和医德紧密完善地结合起来。乐于奉献是当代医务人员高尚道德情操的具体展现,是白衣天使这一特殊职业的优秀特质之一,也是对传统的"医乃仁术"这一光辉理念的继承和发扬光大。

乐于奉献、热心公益是医务人员在处理与社会的关系时的医德准则。随着医学技术的日益发展,许多医学问题已经成为关系人类自身命运的社会问题,医务人员行为的社会效果更加突出,因而其社会责任也更为明显。人们期望医学不仅仅能治疗疾病,更能成为社会文明和人类幸福的重要支柱。这就要求医务人员在做好常规医疗工作的同时,还应积极参加社会公益活动,积极参加政府安排的抗灾救灾、应对突发公共卫生事件等医疗任务和扶贫、义诊、助残、支农、援外等社会公益性医疗活动,主动开展公众健康教育及社区保健服务,促进及改善公众的健康状况,承担起更多的社会责任,以医者的仁爱之心助推社会文明的健康发展。

第三节　医学伦理学的基本范畴

一、医学伦理学基本范畴概述

(一)医学伦理基本范畴的含义

医学伦理的基本范畴,又称医学道德范畴。它是对医学道德实践普遍本质的概括和反映,是医学道德现象及其特征和关系等普遍本质的基本概念。在理论上,医学道德范畴是医学伦理准则体系中一个不可缺少的组成部分,可以分为广义和狭义两种。广义的医学道德范畴,是指医学伦理学这个学科所使用的所有基本概念。狭义的医学道德范畴,是指构成整个医学伦理准则体系的第三个层次的基本概念,主要包括医德权利与义务、医德良心与荣誉、医德情感与理智、医德胆识与审慎等。本节所讲的特指狭义的医学道德范畴。

(二)医学伦理基本范畴的意义

1. 医学伦理范畴在整个医学伦理准则体系中起承上启下、沟通前后的作用　医学伦理

范畴是以医学伦理原则、规范为基础,在原则、规范指导下形成的,没有一定的医学伦理原则和规范,就无法确定医学伦理范畴的内容。反之,医学伦理范畴又是对医学伦理原则、规范的补充和具体化。没有确定的医学伦理范畴,医学伦理的原则和规范就无法明确表达和发挥其真正的作用。

2. 医学伦理范畴对指导医务人员的医德实践和医德修养具有重要作用　医学伦理的原则和规范体现的是社会对医务人员的外在道德要求,体现了道德的他律性,而医学伦理范畴体现的则是医务人员内在的自我要求,体现了道德的自律性。因此,医学伦理范畴是把医学伦理原则、规范要求从外在的他律约束转化为内在的自觉行为的直接环节,有助于激发医务人员强烈的道德责任感及自我评价和自我约束的能力,不断提高医德修养。

二、医学伦理学基本范畴的主要内容

(一) 医德权利与义务

1. 医德权利　指医患双方在医学道德生活中所拥有的正当权利和利益,包括两方面内容:一是医务人员在医疗过程中所享有的权利,以及如何运用此权利;二是患者在医疗过程中所享有的权利,以及医务人员应该如何看待这种权利。

(1) 患者的权利:是指患者在患病期间所拥有的且能够行使的权利和应享受的利益。

患者的权利主要包括:①平等的医疗权。公民人人享有平等的生命健康权,《中华人民共和国民法通则》中规定:公民享有生命健康权。任何患者都享有必要的、合理的诊断、治疗和护理的权利。医务人员无权以任何理由拒绝患者求医的要求。当人们发生疾病、生命受到威胁时,就有要求得到治疗、获取继续生存的权利。医务人员要尊重患者的人格和尊严,对待患者,不分民族、性别、职业、地位、经济状况,都应一视同仁,要在当时、当地条件允许的范围内,尽力积极救治,保证患者权利的实现。②知情权。在医疗过程中,患者有获得关于自己疾病情况的权利,如病因、严重程度、治疗手段、转归及预后等。③同意权。在临床诊断、治疗及人体试验等过程中,患者既有同意的权利,也有拒绝的权利。如特殊的检查、手术、用药等措施,必须向患者解释清楚,在患者知情的基础上得到患者同意和认可方能实行。④保护隐私权。在医疗过程中,为了治疗的需要,患者把本来不愿暴露的个人秘密,甚至平时对父母、妻子、儿女都保密的隐私告诉医务人员,患者有权要求医务人员为之保密。医务人员应按照患者的要求严格予以保密。⑤免除一定的社会责任权。患者在患病过程中,由于致病因素损伤了患者机体的组织器官,影响患者的正常生理功能,使患者在某种程度上失去了承担社会责任和义务的能力。疾病的治疗和体力的恢复也需要得到适当的休息。因此,患者有权要求免除或部分免除他在健康时所承担的社会责任和义务。医务人员应根据患者病情的严重程度,出具一定的诊断证明、病假条或住院证明,免除患者无力承担的那部分社会责任和义务,使患者早日康复,重新承担社会角色应承担的责任和义务。⑥监督权。患者对医疗卫生部门和医务人员的工作有监督权。当患者发现自己的健康和生命受到损害而得不到合理救治时,或发现医疗卫生部门和医务人员的错误措施和错误方法妨碍了患者医疗权利的实现时,有权通过各种方式向有关部门、有关个人提出批评,并要求解决。有关部门应认真调查事实真相,做出合理的处理决定,维护患者的利益。⑦赔偿请求权。因医护人员违反规章制度、诊疗护理操作常规等构成失职行为或技术过失,直接造成患者死亡、残废或组织器官损伤导致功能障碍等严重不良后果,认定为医疗事故的,患者及其家属有权提出一定的经济补偿的要求,并追究有关人员或部门的道义责任。

(2) 医务人员的权利:主要指医务人员为维护患者的健康,保证患者医疗权利的实现,独立行使医疗行为的权利。这是道义上给予医务人员这一社会角色的特殊权利,是受国家法律和法规保护的权利。

医务人员的权利主要包括:①诊疗权。医务人员有保证患者医疗权的实现和维护患者身心健康的权利。治病救人既是医务人员的天职,也是医务人员的权利。诊疗权主要包含处置权、诊断权、调查权和处方权等。②特殊干涉权。是指医生在特定的情况下,出于治疗的需要,限制患者的自由,以达到对患者应尽责任的目的。适用范围主要有:自杀未遂者、精神病患者及不明事理的婴幼儿等拒绝治疗时,医生可以强迫其接受治疗;一些高难度、高风险的试验,即使患者知情同意,医生也可运用干涉权,不予进行;当患者了解诊治情况及预后有可能影响治疗过程或效果,形成不良影响时,医生可以行使干涉权暂时对患者隐瞒。③医疗自主权。在医疗活动中,医生有权根据患者的病情,独立自主地做出科学的诊疗决策,不受任何人的干涉、指使和控制。患者、患者家属、部门领导和整个社会都应尊重医务人员根据科学做出的诊疗决策。④保密的权利。为了维护患者和社会的利益,医务人员有权对某些病情和医情保密。诊疗保密包括两个方面:一是对患者为了治疗而提供的个人隐私和诊疗中已了解的有关患者疾病性质、诊治、预后等方面的信息不得泄露;二是在特定情况下,出于治疗的需求,对不利于稳定患者情绪或有可能产生不良后果的事,要对患者进行保密。⑤医务人员的工作、学习权。医务人员的工作、学习和生活有受保护的权利,有获得正当经济报酬的权利,有获得进修、考察和深造的权利。

2. 医德义务 是指在医疗过程中,医务人员对患者、他人、社会所负的道德责任,以及患者所负的道德责任,它是道德义务在医疗实践中的具体体现。

(1) 医务人员的义务

1)维护健康,减轻痛苦:这是医务人员最基本的道德义务。无论是谁,只要选择了医生这一职业,就要把减轻患者痛苦、维护患者健康作为自己的天职。医务人员的一切行为都要有利于患者的利益和健康的恢复,用所学知识和技术,尽最大努力减轻或解除患者躯体或精神上的痛苦。

2)帮助患者知情的义务:医务人员有义务向患者说明病情、诊治、预后等有关医疗情况。在解释说明时,既要让患者了解有关情况,又要避免对患者造成心理上的伤害。

3)为患者保密的义务:隐私权是公民的一项法律和道德权利,必须受到保护。医务人员在工作中不得将患者的特殊病情及身体隐私传播给与其治疗无关的人员。

4)医务人员的社会责任和义务:医务人员不仅要为患者个体尽义务,还要对他人、社会尽义务。当两者发生矛盾时,要以社会利益为重,并努力使患者的个人要求服从社会利益。

5)宣传、普及医学科学知识及承担医疗咨询的义务:医务人员在治病救人的同时,还要承担对社会群体进行预防和保健的责任。随着社会的发展及自然环境的不断恶化,人们对卫生保健知识的需求越来越大。大多数人没有接受过系统全面的医学教育,身为医务人员,有责任成为医学基础知识的义务教育者,并为群众提供力所能及的医学咨询和卫生保健服务。

6)发展医学科学技术的义务:医学科学的研究和发展,关系到整个人类的命运,是一项非常艰苦的事业,需要医学工作者具有献身和求实的精神。古今中外,无数医务人员为此献出了毕生精力甚至自己的生命。医务人员应积极投身于医学科学事业,为维护人类健康、发展医学科学贡献自己的力量。

(2) 患者的义务

1)保持和恢复健康的义务:病痛会减弱一个人对社会所承担的责任和义务,同时也会给个人、家庭和社会带来沉重的负担。选择合理的生活方式,养成良好的生活习惯,保持健康,减少疾病的发生,是每个社会成员不可推卸的责任。作为患者,应积极治疗,使机体尽快恢复健康。

2）积极配合治疗的义务：患者应当尊重医务人员，珍惜他们的劳动，积极、主动地配合，认真参与治疗。消极对待自己的疾病，不配合甚至拒绝治疗，是对自己、对他人和社会不负责任的表现，特别是当患有传染病、性传播疾病、遗传病时，如不积极接受、配合诊治就会给社会带来严重的不良影响。

3）支持医学科学发展的义务：为了提高医学科学水平，医务人员常需对一些罕见病、疑难病进行专门研究，以寻找预防、治疗的有效途径；为探寻疑难杂症的死因，需要在患者死后进行尸体解剖；此外，新药新技术的使用和推广、医学生的临床实习等，都需要得到患者的理解和支持。发展医学科学是造福于子孙后代的公益事业，患者在知情同意的前提下有义务参与这项事业。

4）遵守医院各项规章制度的义务：医院的规章制度包括探视制度、卫生制度、陪护制度、按时交纳医药费用的规定等。医院属于公共场所，与许多人利益相关，自觉遵守医院规章制度，维护他人利益，保证医院正常的医疗秩序，是每个患者的义务。

医务人员的权利与义务和患者的权利与义务有着紧密的联系。一方面，医务人员的权利必须以为患者尽义务为前提；另一方面，医务人员的义务是为了保障患者的权利得以实现。因此，医务人员的权利与患者的权利虽然指向不同，却属于同一基本内容，两者在目标上是一致的，但有时两者的权利与义务也会出现矛盾与分离。

（二）医德良心与荣誉

1. 医德良心　良心是一种自我道德意识，是人们在履行对他人和对社会的义务过程中所形成的对自身行为是否符合社会道德准则的自我认识和评价。医德良心是医务人员在履行医德义务过程中，对所负道德责任的主观认识和对道德行为的自我评价能力。医德良心是道德观念、情感、意志和信念在个人意识中的有机统一，其实质就是自律。良心是医务人员内心的道德活动机制，是医务人员发自内心的道德良知，即在任何情况下，都忠诚于医疗事业，忠实于患者，绝不做违反医德义务、有损患者利益的事。

医德良心在医疗过程中起着选择、监督和评价的作用。当医务人员准备从事某项活动时，良心支配自己的动机选择。它会根据医德义务的要求，对行为动机进行检查，对符合道德要求的动机给予肯定，对不符合的加以否定。一个医德高尚的医务人员，不论有无社会监督，都会自觉履行医德义务，做出正确的动机选择。在医疗活动中，良心发挥着监督调整作用。当医务人员产生不符合医德要求的情感、欲念时，行为主体会通过"良心发现"及时地给予批评、制止，并加以纠正，从而避免不良行为的发生。医务人员具备比较完善的良心机制，才能正确地评价自己。当自己的行为给患者带来健康和幸福时，就会有一种满足和欣慰感；当自己的行为给患者造成痛苦和不幸时，就感到内疚和惭愧。医务人员正是在良心的作用下自觉反省、校正自己的行为，从而不断提高自己的道德境界。

2. 医德荣誉　荣誉是人们在履行了社会义务后所得到的道德上的褒奖和赞扬。医德荣誉指社会舆论对医务人员道德行为及其社会价值的肯定和褒奖。医德荣誉包括两个方面：一是人们和社会对医务人员高尚的行为予以肯定；二是医务人员个人对自己的肯定性评价及对社会肯定性评价的自我认同。这两个方面密切相关、相互影响。

医德荣誉中存在三对矛盾：

（1）荣誉感与虚荣心的矛盾：荣誉感是以集体主义为基础的，由知耻心、自尊心、进取意识和竞争意识等整合而形成，表现为对自我追求的价值肯定和对自我行为的正确认识，具有浓厚的科学理性；虚荣心则是以个人主义为基础，纯粹为了荣誉而求荣誉，常以弄虚作假、阿谀奉承等恶劣手段满足个人追求，具有强烈的情绪色彩。医务人员应追求荣誉感，克服虚荣心。

（2）职业荣誉与个人荣誉的矛盾：这是行为主体中群体与个人的矛盾。一般来说，职业荣誉与个人荣誉总是相辅相成的，但两者并非完全统一。

（3）社会毁誉与自我褒贬的矛盾：社会评价是构成荣誉的客观基础。自我评价有时表现为对社会褒奖的认同，有时只是纯粹的自我品评。真实的荣誉应是这两种评价的统一。社会评价与自我评价在现实中会出现种种不协调。当两种评价不一致时，看哪一种符合实际和人民健康利益，符合者接受，不符合者拒绝，要防止单纯以医者或患者的是非来判断是非的片面做法。

医务人员应树立正确的荣誉观。从集体主义出发来重视荣誉，克服虚荣心。通过正当手段来获得荣誉，而不能离开医学事业单纯去追求荣誉，否则荣誉就会变得虚假而毫无价值。

（三）医德情感与理智

1. 情感　情感是人们对周围的人和事物及自身活动态度的内心体验和自然流露。医德情感是指医务人员在医疗活动中，对自己和他人行为之间关系的内心体验和自然流露。在医德实践中，医务人员的医德情感主要表现为同情感、责任感和事业感。同情感作为最基本的道德情感，表现为对患者痛苦和不幸的理解，并在感情上产生共鸣，是促使医务人员为患者服务的原始动力。责任感是同情感的升华，使医务人员的行为具有稳定性，能够真正履行对患者的道德责任。事业感又是责任感的升华，是最高层次的医德情感。强烈的事业感能够激励医务人员为医学事业的发展奋发图强，把医学事业看得高于一切，并成为执着的终身追求。

医德情感是建立在对患者健康高度负责和医学科学基础之上的，它促使医务人员关怀体贴患者，可以使患者产生良好的心理效应，改善患者的不良心境和消极情绪，有利于患者早日康复。医德情感还激励医务人员为医学科学和事业的发展刻苦学习，勤奋工作，不断提高自身的业务水平。同时，促使其不计较个人得失，并能为患者的利益承担风险，真正实现全心全意为人民健康服务的道德原则。

2. 理智　理智是医务人员必备的医德理性修养，包括医德认知素质和智慧素质，以及医德自制能力和决疑能力。理智对情感起着把握、调控、驾驭、优化的作用。其中认知素质和自制能力起着感知辨识情感优劣，控制、平衡自我情绪的作用；决疑能力和智慧素质的作用是通过优化情感并整合医学服务中的多元素质，为患者提供更好的服务。

理智要求把医德情感建立在医学科学的基础上，以道德理性全面整合自我情感世界；要求正确认识和对待患者的情感，既能做到急患者之所急，痛患者之所痛，不以个人利益和需要的满足为前提，又不盲目冲动，而是在医学科学允许的范围内去满足患者及其家属的要求。

理智和情感都是医务人员必备的道德修养，两者之间是辩证统一的关系，既相互影响，又相互渗透，并非完全对立。一个合格的医务人员应该集两者于一身，做到"同情不用情"，从而为患者提供最佳的医学服务。

（四）医德胆识与审慎

1. 胆识　是指人们在事物处理过程中敢于承担风险和善于化解风险的勇气和能力。医德胆识是指医务人员在自己能够有所作为的时候，能为患者预见风险，并敢于承担和化解风险。胆识的深层本质是关心患者和尊重科学。不能准确预见患者是否面临风险，就盲目进行紧急救治，则是不负责任的蛮干。

胆识是胆量和见识。在临床实践中，尤其是面对某些特殊患者时，胆识具有突出的价值。胆量应以见识为基础，见识则因胆量而突显价值。胆识可以帮助医务人员把握住有效抢救危、重、急、险患者的时机;可以帮助医务人员在患者损伤不可避免时,做出争取最大善果和最小恶果的合理选择;可以帮助医务人员尽快对疑难病症及时做出正确诊断和处理。

为防止医务人员由于缺乏胆识与责任心,以各种借口推托危、重、急、险等患者,造成严重后果的发生,医疗机构在管理上要实行首诊负责制。首诊负责制要求首诊医院和医生必须做到:急诊急救患者优先,即刻对其进行检查和诊断,实施抢救,使其得到最妥善的处理;除本院确无该专科或病情允许时可以转院外,必须就地诊治和抢救,不得以任何理由将患者拒之门外;凡遇急救患者,依病情需要可先行抢救,再补办有关手续和交款事宜,不得延误治疗;借故推诿或者不想方设法创造急救条件者,要追究当事人及相关领导的责任。

2. 审慎 是指人们在行为之前的周密思考与行为过程中的谨慎认真。医德审慎是指医务人员在为患者服务的过程中,高度负责,谨言慎行。医德审慎既是医务人员内心信念和良心的具体表现,又是医务人员对患者和社会的义务感、责任感和同情心的综合表现。它是医务人员各种医德品质中最重要的,体现在医疗作风上就是严谨、周密、准确、无误。古往今来,许多名医都为审慎及其价值做出了诠释。如"用药如用兵""用药如用刑""戒、慎、恐、慎"等,并将之作为自己行医的座右铭。

审慎作为医学道德范畴,有助于培养医务人员慎重扎实的工作作风,严谨务实的医疗工作态度。它能保证医务人员及时做出正确的诊断,选择最优化的治疗方案,从而保障患者的身心健康和生命安全,有利于建立良好的医患关系。因此,审慎可以避免由于疏忽、马虎而酿成的医疗差错、失误和重大事故,使医疗服务质量得到保证和提高。

《旧唐书》记载孙思邈曾说过"胆欲大而心欲小"。其中"胆欲大"相当于胆识,"心欲小"相当于审慎。这句话表述了一个行医的真理:胆识与审慎是辩证统一的关系,两者相辅相成,在医疗活动中缺一不可。胆识是不怕面临最有风险的选择,审慎是怕失掉最佳选择,两者表面上似乎相反,在深层上却相成,胆识决定是否敢于救死扶伤,审慎决定救死扶伤能否实现。胆识与审慎都是医务人员所必备的医学伦理素质,只有把两者统一起来,医学服务才能发挥最佳效应。胆识和审慎统一的基础就是医务人员的高度责任感和科学精神。

(尹红新)

复习思考题

1. 我国医学伦理的基本原则包括哪些内容?
2. 简述医学伦理的四条具体原则。
3. 医学伦理的基本规范有哪些主要内容?
4. 医学伦理的基本范畴有哪些?
5. 如何分配卫生资源才是公正的?

第五章

医疗人际关系伦理

学习目标

通过学习医疗人际关系的构成和伦理要求的基本知识,了解如何形成良好的医疗人际关系,并能够在今后的工作岗位中灵活运用所学的知识处理好医患关系和医际关系。

思政元素

处理好医患关系是一名好医生必备的素养

了解医疗人际关系构成,特别是医患关系的模式,是做一名好医生必须具备的基本知识,处理好医患关系也是为人民服务在医生职业生涯中的具体体现。社会主义制度国家的医生只有在全心全意为人民服务的社会主义道德的指导和要求下,才能更好地协调医际关系,才能更好地为患者服务,形成良好的医患关系。特别是在 2020 年新型冠状病毒肺炎疫情的防控治疗中,广大医务工作者不畏感染风险,不怕辛苦,毅然逆行,书写了可歌可泣的一页,尤其是 90 后年轻人的表现,为青年学子树立了学习的榜样,也受到了广大人民群众的欢迎和肯定,极大改善了医务工作者在人们心中的职业形象。

【思维导图】

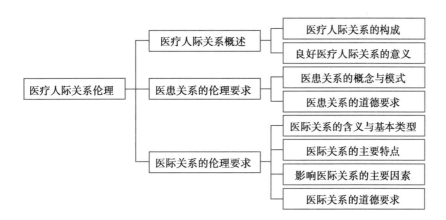

案例导入

武汉抗疫期间,在江汉区社会福利院,来自安徽的 26 名医护人员和 2 名后勤保障人员为 64 名高龄老人提供了暖心的抗疫援助。老年人是新型冠状病毒肺炎的易感人群,养老院是疫情防控的薄弱环节和重点部位。

医护人员初来乍到,又身着防护服,老人们看到难免紧张。初入院区,大家就拿起签字笔,在外层的隔离衣背后大大地写上"爷爷奶奶,我爱你们",迅速缓解了这种陌生感。

有一次,一位老人远远喊住了医生,请求帮忙穿针引线。当时这位医生戴着防护眼罩和两层手套,手指僵直,眼罩还不住地起雾,本来 2 分钟能完成的事足足用了 20 分钟才穿进去。但穿好时,老人开心得像个孩子,不停地说谢谢。那一刻,这名医生意识到老人不仅仅需要医疗帮助,最需要的还是关爱,自己的服务一定要做得细之又细。

为老人的健康保驾护航的同时,医务人员们也收获了属于自己的温情时刻。

有一位医务人员为所有老人测完体温,再做完楼道消毒,累得靠在椅子上睡着了。没过多久,一位老人拿了一杯酸奶过来,当时他戴着口罩不能进食,但心里涌上一股感动,感觉老人像是自己的亲人一样。

在医务人员的精心照护下,江汉区社会福利院织起了一张又严又细的疫情防控网,爱的暖流汩汩涌动。撤离前核酸检测结果全部阴性,老人们的健康得到了有效保障。

思考:什么是良好的医患关系? 建立和维持良好的医患关系除了精湛的医术以外,还需要做些什么? 上述案例给我们什么启发?

提示:医务人员和患者的关系一定是从陌生人开始,想办法迅速消除陌生感是医生建立良好医患关系的第一步。患者对医学专业的了解是有限的,即使有医生耐心解释,也未必都能理解,而患者的生活困难请求得到帮助,是建立起患者对医生的信任和良好医患关系的基础。案例中,都是微小的细节,最终帮助医务人员和老人建立了亲人般的关系,实现了保障老人健康的目的。

医疗人际关系主要由医患关系和医际关系两个方面构成,医疗人际关系伦理是医学伦理学研究的重要内容。了解医疗人际关系的基本内容,掌握调节医疗人际关系道德的方法,对于医学生成长为一名合格医生,优化整体的医疗人际关系,构建和谐社会具有重要意义。

第一节 医疗人际关系概述

一、医疗人际关系的构成

医疗人际关系是指医疗过程中产生的一种特殊社会关系。它是医疗活动的基本条件。在生物、心理、社会因素相统一的现代医学模式下,和谐的医疗人际关系本身就对治疗疾病有着积极的作用。

医疗人际关系主要有四种类型:

（一）医患关系（包括护患关系），是医疗人际关系的核心

医患关系分为医患关系的技术方面和非技术方面两个既有区别又有联系的部分。医患关系的技术方面，主要指在医疗措施的决定和执行过程中，医生和患者产生的相互关系。例如，与患者讨论治疗方案，诊疗实施前征求患者意见并取得同意，就是医患关系的技术方面，即与治疗手段实施本身有关。医患关系的技术方面最基本的问题表现在医疗实施过程中医者与患者的彼此地位。从医学发展的过程看，医患关系有两种典型的类型：家长式的和民主式的。传统的医患关系中医生具有绝对权威，医生始终占据主动地位，运用自己的专业技能主导整个医疗过程。现代医患关系中患者的自主意识增强，有诸多的医疗信息来源，患者不是完全被动地接受治疗，也参与一定的医疗意见和决策。

医患关系的非技术方面是建立在医患关系的技术方面基础上的，也是非常重要的方面。大多数患者对医生、医院是否满意，更在于医务人员是否耐心，是否认真，是否抱着深切的同情心，是否尽了最大努力去做好诊治工作，而不在于医生给予的诊断和治疗处置的优劣、医务人员的操作正确与否。因为对绝大多数患者来说，对医疗技术本身的评价是超出其能力的。在现代社会中，心理和社会因素对疾病的发生、发展的影响越来越大，医生在这些方面给患者以帮助显得更为重要。

（二）医际关系，指医生之间的共事合作关系

从现代的医疗实践来看，医生在本质上是一种要与其他医生密切合作，才能实现其自身功能的职业，不同科室医生的相互配合、会诊是疾病诊治的重要组成部分。医院中建立起来的治疗团队是这种情况的具体体现。同时，医生之间的关系还有另一个重要方面，即互相交流学术经验，提高诊疗和学术水平。

（三）医护关系，指医生和护士在医疗过程中的相互关系

医生的诊疗过程和护士的护理过程是有联系、有区别、有分工的共事过程。这种共事合作关系体现在对患者的治疗和护理上。良好的医护关系是患者治疗中的重要保障。

（四）护际关系，指护士与护士之间的共事合作关系

在对患者的护理过程中，不同身份的护士起到的作用是有侧重的，护际关系通常分为三类：上下级护际关系、同级护际关系、教学护际关系。护际关系也是患者治疗中的重要保障。

二、良好医疗人际关系的意义

人际关系是指人们在各种交往活动中体现出来的人与人之间比较稳定的方式。

良好的医疗人际关系在医疗活动中能产生积极有效的作用，从而得到良好的治疗结果；而相互对立、不信任的医疗人际关系会影响甚至导致医疗活动不和谐。

医患关系的融洽能使患者不仅在医疗技术上相信医务人员，而且在情感上认同医务人员，从而产生积极影响，使患者能够在医疗过程中配合医疗措施，为取得良好的治疗结果打下基础。

医际关系的融洽更能使医院的每一个成员都有归属感，大家上下一心，努力工作，每个团队成员心情愉快，创造良好的工作环境。最终实现医院良好的经济效益和社会效益，为建立中国特色社会主义的和谐文明做出应有的贡献。

第二节　医患关系的伦理要求

医患关系在医疗人际关系中是最重要的关系，历史发展过程中的医疗是这样，以患者为

中心的现代生物医学更是如此。

一、医患关系的概念与模式

(一) 医患关系的概念

医患关系是医疗人际关系的重要组成部分,因为医学的最终目的和指向都是更好地为患者服务。从理论上说,医患关系有狭义与广义之分。狭义的医患关系特指医生与患者的关系,医学社会学、医学心理学或医学行为科学一般是在这层意义上使用这一术语。广义的医患关系中,"医"不仅指医生,还包括护士、医技人员以至管理人员;"患"不仅指患者,还包括与患者有关联的亲属、监护人、单位组织等群体,尤其当患者失去或没有行为的判断能力时(如昏迷的患者、儿童),与患者有关的人群往往代表患者,充当其监护人。由此可见,广义的医患关系是指以医生为主体的人群与以患者为中心的人群的关系。

医患关系是医学社会学、医学伦理学中最重要的课题之一,也是医学心理学研究的内容。医学社会学的主要课题是医疗过程中的人际关系,而医患关系是医疗人际关系中的关键问题。医学社会学着重点在于全面描述医患关系的建立,医患间的相互作用、彼此地位等。医学心理学则着重研究医患交往过程中的心理特征和心理活动。医患关系也是医学伦理学研究的重要方面,但侧重于研究医患间的道德准则。

(二) 医患关系的模式

医患关系最常用医患关系模式来描述。对医患关系的技术方面做概括描述的有许多种,最普遍认同的是萨斯 - 荷伦德模式。此模式是 1956 年美国医生萨斯(Szass)和荷伦德(Hollender)在《内科学成就》一书中发表的《医患关系的基本模式》一文中首次提出的,现已被全世界医学界广泛接受。此模式根据医生和患者的地位、在医疗措施中决定的主动性强弱将医患关系分为三种类型:主动被动型、指导合作型和共同参与型。

1. 主动被动型 这是一种具有悠久历史的医患关系类型,是指完全主动的医生和完全被动接受的患者形成的关系。这种模式在现代医学实践中普遍存在,例如外科、麻醉、抗菌的治疗,特别适用于急诊治疗,如患者严重创伤、大出血或休克昏迷等。这一模式类似于生活中父母与婴儿的关系。

2. 指导合作型 这是一种构成现代医疗实践中医患关系基础的类型。医患间存在着相互作用。患者因某些疾病而感到痛苦,如急性感染,于是主动地寻求医生的帮助,医生告诉患者做什么,并期望患者对指令性的治疗服从、合作。医生不希望患者提问题或表示异议,或不履行应该接受的医嘱。在这种关系中,虽然患者有了一定的地位和主动性,但总体上医患的权利是不平等的。这一模式类似于生活中父母与少年或青年的关系。

3. 共同参与型 这种医患关系中医生和患者有近似相等的权利和地位,医生帮助患者自疗。几乎所有的心理治疗均属于这种模式。大多数慢性病的治疗也适用这种模式,因为慢性病治疗措施主要是由患者完成的。这种模式就参与者双方而言,比上述两种模式需要更为复杂的心理要求。此模式类似生活中成人与成人之间的关系。

除了萨斯 - 荷伦德模式对医患关系的技术方面做了概括之外,还有一些模式对技术与非技术方面也做了概括。例如,布朗斯坦教授提出了医患关系的传统模式和人道模式。传统模式中医生是权威,做出决定,患者则听命服从,执行决定;人道模式体现尊重患者的意志,让患者主动地参与医疗过程,在做出医疗处置决定中有发言权,并承担责任,医生在很大程度上起教育者、引导者和顾问的作用。人道的医患关系模式比传统的医患关系模式更有效,具体表现在医患关系更融洽,以及有更高的疗效。因此,这种模式也有其优越性。

我国医患关系的选择,强调要根据不同的患者选择对应模式。要尊重患者,尊重患者的权利,鼓励患者参与治疗。同时,医生又不能放弃责任,要给予患者及时和有效的指导,坚持治疗原则。充分发挥医生和患者两方面的积极性,以达到诊治过程的最优化、高效化。在现实医疗实践中,要建立良好的医患关系,就必须依据患者的具体情况,来决定选用何种模式进行处理。不同的患者、不同的病情选用不同的医患模式,绝不能千篇一律地追求某一种模式。除了针对患者的具体病情,要区别对待对医学知识有不同了解的患者。如对于医学知识相对缺乏的患者,不宜选择共同参与型。相反,对于医学知识掌握较多的患者,最好不要选用主动被动型,尤其是患者本身就是从事医疗卫生工作的人员,更不能简单选用主动被动型。依据服务对象不同选用不同的模型,是建立良好医患关系的一个关键,也是成为一名合格医生必备的条件之一。

二、医患关系的道德要求

医患关系的道德要求主要讨论什么是合理的医患关系和如何建立符合道德的医患关系。一般认为符合道德的、合理的医患关系,双方应该形成真诚负责、平等合作、客观公正的关系。

(一) 真诚负责

真诚负责是建立协调和睦医患关系的基础。医生只有抱着真诚为患者服务、负责为患者看病的态度,才会赢得患者的信任。而医患之间要真诚相对,就必须妥善解决医疗实践中的讲真话、医疗保密及知情同意等伦理要求问题。

1. 知情同意 恪守知情同意的医德原则是医患之间真诚相待的首要道德要求,是尊重患者对自身治疗自主权的具体体现。但是在具体应用知情同意原则时,会遇到一些具体问题。首先是提供信息的限度问题,其次是患者丧失同意能力时谁代理的问题。关于提供多少信息才算合理(既不给患者带来心理上的负担,又达到知情同意的目的),医学伦理学界较为一致的看法是:

(1) 因人而异的原则:根据患者的性格、病情、文化、年龄等具体情况而决定提供信息的限度。

(2) 保护性原则:既要讲清病情及治疗措施的利弊,又不要使患者受到巨大的精神刺激,造成心理恐惧。

(3) 易理解的原则:力求语言精练,通俗易懂。

关于代理人同意的问题是指患者处于昏迷状态或情绪紧张不能表示意见,或认知缺陷,或年龄不满18周岁由谁代理同意的问题。在我国,选择代理人同意的一般应是患者的监护人,依次为患者配偶、父母、成年子女、其他近亲属等。

2. 医疗保密 医疗保密是医患之间真诚相处的可靠保障。医疗保密的具体内容有:

(1) 为患者保密:即保守患者不愿意让其他人知道的隐私和秘密。

(2) 对患者保密:即对一些患预后不良的疾病的患者采取隐瞒其病情的做法。

(3) 保守医务人员秘密:对医务人员在医疗过程中未造成对患者损害的失误及医疗差错等情况守密,不对患者公布。值得指出的是,后两种保密并不是对患者不真诚,相反是对患者的高度负责,目的是保护患者,以免造成患者杯弓蛇影的心理负担。

3. 讲真话 讲真话是人与人之间形成真诚关系的基础。患者对医务人员要讲真话,医务人员对患者也要讲真话。但是对有些患者,如患晚期癌症等严重疾病的患者,能否讲真话,应该视患者的具体情况,按照动机和效果统一的原则,具体分析,具体对待。按有利于患者的病情和具体情况进行有区别的对待。应该依据患者自己的意愿、所患疾病的种类和程度、患者的文化水平和社会地位及患者的心理特征来决定该不该讲真话,讲什么内容,什么时候讲,在什么场合讲,这是讲真话时应该注意的一些基本准则。

（二）平等合作

医患之间建立平等合作的关系是处理医患关系应该遵循的一条基本道德原则。在现实生活中,医患关系平等是相对的,不平等是绝对的。这是因为受到社会经济状况、医学科学发展水平及医疗卫生资源多寡的制约和影响而决定的。所以,要建立真正平等合作的医患关系是很不容易的。但作为具有主动地位的医生,应积极努力与患者进行平等合作。

1. 平等对待每一位患者　患者的社会地位、文化素养、经济状况和生理特征存在着很大差别,病情也有各异,但他们的要求是一样的,即把自己的病治好。所以对医生来说,应该平等地对待所有患者,患者的经济条件、社会地位、职业等尽管不同,但他们的治疗权利是相同的,医生对他们的治疗义务是相同的,对待患者要遵循"普同一等""一视同仁"的道德要求。

2. 尽量克服医疗中医患的不平等地位　医疗工作是专业性很强、技术性要求很高的工作,必须由经过专业训练的专门技术人员来担任,这决定了医生有独立的诊断权、处方权、治疗权,并且非医务人员不能对医生的独立权利进行干预和介入。这就从客观上造成了医患之间在医疗面前存在着不平等性。医务人员是医疗技术的拥有者,这容易助长医务人员独断的倾向,从某种程度上妨碍医患关系的平等合作。要克服这种不平等带来的危害,就必须加强医务人员的道德修养,恪守为患者服务的道德原则,不断加强为患者服务的意识,树立患者第一的服务思想。

3. 克服医疗需求的不平衡　由于医患关系是一种对医疗卫生保健服务的供求关系,因而,医务人员与患者之间客观上存在着供需不平衡,大多数情况下医疗资源处于供不应求的状态。这种供求不平衡容易造成医务人员产生忽视患者的权利和尊严,淡忘自己的义务和职责,从而影响医患关系的正常化,带来一系列的道德缺失。要解决不平等带来的一系列道德问题,医务人员就应该遵循人道主义的道德原则,以人道的精神平等对待患者。

（三）客观公正

在医患之间建立客观公正关系是达到治疗疾病、保障健康的重要环节。公正的医患关系是指医患之间在医疗过程中建立的公正平等的关系,而不是普通的商业服务与被服务的关系,医生不允许运用医疗手段和手中掌握的医药分配权营私舞弊。公正的医患关系的道德要求是,医生不能收受患者的"红包"。有的患者为了治好病,让医生对自己加以关照,治疗前送"红包";有的患者出自感谢之情,以礼相送;也有人为了达到个人目的,去行贿医生。医生要掌握原则,拒绝接受患者的礼品,这是医学道德的基本要求,也是法律的要求。

医患双方的根本利益是一致的,患者就医是为了诊治疾病,恢复健康,医生诊查患者是为了治病救人,都是为了一个共同的目的,没有根本利害冲突。双方结成良好的关系是共同的愿望。但是,由于种种原因,医患之间经常存在着矛盾。医患关系中还存在着许多紧张因素。因此,加强医患双方的道德修养,特别是医生的道德水准,消除医患关系紧张因素和防范医患之间冲突,是建立文明、和谐、融洽的新型医患关系的重要保证。

引起医患冲突和关系紧张的因素主要来自三个方面——医务人员方面、医院管理方面和患者方面。

1. 医务人员方面　医患冲突和关系紧张的因素中最普遍的问题是医务工作者的服务态度。在整个医疗过程中,不少问题是由于医务人员不能严格遵守医德原则,对工作不负责,没有尽最大努力帮助患者解决疾病的痛苦而引起的。如出现误诊、医疗差错和医疗事故,给患者造成了机体损伤和痛苦,造成经济上的负担和精神上的压力与创伤,甚至死亡。由此,激起患者及家属的不满,遭到群众舆论的谴责。

由于医学科学的发展,分科越来越细,有些疾病分科界限不清,医方人员互相推诿,患者得不到及时治疗而有意见。从医务工作者的心理因素方面分析,产生医患冲突和关系紧张的因素还有医务人员的施恩心理、权威心理、研究探索心理等。

有施恩心理的医务工作者,认为自己掌握了患者的命运,患者应绝对服从,不尊重患者的权利。研究探索心理多把患者当成研究、探索的对象,当作提高技术、积累经验的"标本",只想搜集需要的材料,强迫患者做某些不必要的检查,表现在爱病不爱人,较少考虑患者的痛苦和经济负担。

2. 医院管理方面 医院管理方面的某些缺陷是造成医患冲突和关系紧张的又一因素,如强调经济效益、乱收费、见利忘义等,造成患者的不满。医院管理方面的另一因素是医院环境和条件不理想,如病房条件较差、伙食不好、服务态度差、不能接受患者意见等,都是造成医患冲突和关系紧张的原因。

3. 患者方面 医患冲突和关系紧张往往围绕着是否满足各自的要求展开。第一,患者的要求是合理的,但由于条件的限制,得不到解决,尽管医方多次说明解释,但患者仍然不能谅解。例如,床位紧张不能立即住院,因设备、人力有限,住院后不能马上做某项检查或手术。患者往往从自己的利益出发责怪医院。第二,患者的要求既不合理也无法满足,如小病大养、占病床不出院、无病开假疾病诊断证明等,要求得不到满足则无理取闹,甚至借机报复,辱骂殴打医生。

除此之外,患者医学知识欠缺也是造成医患关系紧张的一个原因。如怀疑医生处置的正确性等,常凭着自己的感觉、道听途说的个案或从网络搜索来的知识怀疑医生的处置。

第三节 医际关系的伦理要求

一、医际关系的含义与基本类型

医际关系是医疗实践活动中的重要人际关系,由于现代医院医务人员在医学活动中的主导地位与作用显得日益重要,良好的医际关系会直接影响医疗质量和效果。

（一）医际关系的含义

医际关系是指在医疗卫生保健活动中,医务人员之间为共同完成治愈患者目标建立起来的相互关系。医务人员主要指直接从事医疗卫生保健工作的医生、护士和医技人员等。也就是说,医际关系主要指医生与医生、医生与护士、护士与护士、医护人员与医技人员、医技人员与医技人员,以及上述人员与医院行政管理和后勤服务人员之间的关系。

（二）医际关系的基本类型

在人类的医疗实践活动中,医际关系作为一个历史范畴而客观存在,其存在的类型决定于社会生产力的发展水平。现代医院分科分工较细,医疗辅助科室日益增多,管理人员介入,医际关系呈现出日益复杂、相互交错、联系广泛频繁和立体多维的趋势,类型各不相同。归纳起来目前现代医院主要存在下列几种基本的医际关系类型:

1. 互补-合作型 互补-合作型是指医务人员之间思想上互补,技术上互补,知识、能力上互补,以及工作上合作。在医务人员群体中,个体间知识能力、价值观念、临床工作经验存在差异,需要互相学习与合作,从而使互补合作关系得以形成。互补-合作型医际关系多产生和存在于不同年龄层次医务人员之间,他们的思想、知识、技能等各有所长,各有所短。老年医务人员深思稳定,考虑全面,经验丰富,但容易产生经验主义、排斥新生事物的思想倾向；中年医务人员思维严密，勇于开拓，知识面广，技能熟练，但缺乏老年医务人员的经验和青年医务人员的活跃思维；青年医务人员思维敏捷，富于想象力和创造力，知识结构合理，但缺乏临床经验，临床技能不完善。这样老中青年医务人员之间取长补短，优势互补，有利于相互合作。这种类型的医际关系还常出现在跨科室的医务人员之间。这是受个人的实践经验、知识技能、工作环境的限制，当遇到病情复杂的疑难病例和危重病例抢救时，由于超出自身能力范围，从而要借助其他学科医务人员的支持，进行会诊和抢救。建立良好的互补 - 合作型医际关系对现代医院的建设和医疗质量的提高有极其重要的作用。

2. 指导 - 服从型　指导 - 服从型医际关系是指上级医务人员指导下级医务人员，下级医务人员服从上级医务人员的指导。上级医务人员的临床经验和技能一般优于下级医务人员，他们之间有一种能力和水平上的差距。下级医务人员对才华出众、知名度高、德高望重的上级产生敬仰之情，思想感情上敬重，工作上自觉服从，甚至产生晕轮效应，在名师周围聚集一批业务尖子，接受上级的指导，从而形成指导 - 服从型医际关系。

3. 对手 - 竞争型　竞争是一种普遍的社会现象。良性竞争会促进社会的发展和医疗技术的发展。对手 - 竞争型医际关系是指医务人员之间开展竞争，互为对手，这种类型医际关系的形成条件是在同级医务人员之间医疗技术、科学研究能力和水平的竞争。双方往往有危机感、紧迫感，都想在竞争中取胜，超过对手，通过竞争，互相促进。如果这种医际关系处理得当，就会催人奋进，共同提高。

4. 拆台 - 破裂型　拆台 - 破裂型医际关系是指医务人员之间互补 - 合作型、指导 - 服从型、对手 - 竞争型关系破裂，形成了互不服气、互相"拆台"的关系。产生的原因是互不尊重、互相攻击、造谣中伤、当面顶撞；也可能由于竞争，彼此之间有利益上的矛盾，或在竞争中医际关系处理不当，或者由于思想意识、思想方法上的不当造成医务人员之间不能合作。拆台 - 破裂型医际关系虽不多见，偶尔存在，但这种类型的医际关系严重影响医疗质量，应避免发生和存在。一旦发生和存在，要通过积极的思想教育工作和加强管理予以清除。

5. 不思进取 - 与世无争型　不思进取 - 与世无争型医际关系是指医务人员当中个别人缺乏进取精神，不愿参与竞争，同事之间交往和交流少，关系淡漠。不思进取 - 与世无争型医际关系主要表现为满足现状，缺乏竞争意识，不求上进，缺乏进取向上的精神和工作热情。

不思进取 - 与世无争型医际关系产生的原因可能是在竞争中受到挫折，丧失信心、心灰意冷、自暴自弃和甘拜下风，产生了消极态度；也有因年龄大即将退休，安于现状不愿付出更多努力者；也可能由于缺乏高度的事业心和责任感，"混日子"思想作怪。对不思进取 - 与世无争型医际关系要加强引导，用激励机制调动积极性，向对手 - 竞争型和互补 - 合作型医际关系引导，变消极因素为积极因素。

二、医际关系的主要特点

随着生命科学和现代医学的飞速发展，生物技术、人工智能技术、遗传工程进入医学领域，医学科学的研究既高度分化又高度综合，既向宏观发展又向微观深入，分化与综合同在，宏观与微观并存。医学科学研究打破国界，医学模式由生物医学模式向生物 - 心理 - 社会医学模式转变，医学分科越来越细、医务人员分工越来越专一。医务人员之间关系立体多维，纷繁复杂。归纳起来主要有以下特点：

（一）医务人员的全方位联系

由于医学科学技术的发展，分科分工精细，医生所从事的工作相对单一和专一，为了治疗患者，为了开展医学科学研究，需要开展广泛的协作。因此，医务人员之间的联系增加，交流广泛，交往的需要增大，除与本院医务人员之间交往增加之外，与国内其他医院的医务人员之间,甚至国外医院的医务人员,也有广泛的联系和交往。

(二) 多学科合作支持

随着医学科学技术的进步,医疗活动相对复杂,过去传统的医疗形式被现代的医疗方式所取代,单一科室单独治疗的医疗方式在现代医院已不多见,随之而来的是针对一种病而由不同学科、不同专业医生、护士的广泛协作和相互支持。没有双向合作和广泛的协作,是难以完成医疗保健工作的。

(三) 相互之间的竞争合作

社会主义市场经济下,医院建立起竞争机制,并实行竞聘制,医务人员之间的关系成了竞争关系,为了竞聘同一岗位,彼此视为竞争对手。这种竞争性医际关系有利于相互促进。这种关系处理得好,就会建立你追我赶、催人奋进、共同进步的良好关系。但也有可能形成过度竞争的情况,所以要尽力避免这种情况,明白合作才是最终的目的和需求。

三、影响医际关系的主要因素

医务人员的工作目标和服务宗旨是一致的,建立和谐的医际关系是医务人员的共同愿望。

在医疗卫生保健活动中,医际关系的性质应该是稳定的。但随着社会因素、医学科学技术因素及医务人员自身因素的变化,医际关系也在不断地发生变化。

(一) 社会因素对医际关系的影响

医际关系是人际关系的一部分,因此,医际关系始终受到政治、经济、社会意识形态和社会整体道德水平的影响与制约。在古代,社会经济水平低,医疗技术水平不发达,医生多为独立行医,因此,古代医际关系是个别交往、联系松散的关系。到了近代,由于社会经济的发展,建立了现代大型综合医院,医务人员相对集中,而医学分科却越来越细,从而要求医务人员之间联系增多、关系紧密,所以近代医际关系主要是合作的关系。

在如今的社会主义市场经济条件下,充满了竞争,医务人员之间既有协作又有竞争,因此,现代的医际关系是一种团结协作与平等竞争并存的关系。

(二) 医学科学发展对医际关系的影响

传统医学以医生个体行医为主,一位医生对每位患者全面负责,医生之间相互交流和合作的机会很少,因此,传统医学的医际关系是松散的。近代医学是实验医学,出现了现代医院,而且医院规模不断扩大,医务人员集中行医,医务人员虽有分科分工,但联系很紧密,近代医际关系是联系紧密和团结合作的关系。现代医学快速发展,生命科学、遗传工程、计算机技术、生物技术及人工智能广泛应用于医学,使医学分科越来越细,医生的医学知识越来越专一。因此,现代的医际关系是既具有各自独立性又有相互协作性的关系。

(三) 医务人员自身因素对医际关系的影响

医务人员的思想素质、道德水平和精神境界对医际关系有着重要的影响。医务人员尊重同行的人格、尊重同行的意见和感情及尊重他人的成就有利于改善医际关系;为了治病救人的共同目标,求同存异,放弃个人不同意见、不同观点,有利于医际关系的和谐发展。相反,医务人员思想道德素质差、精神境界低、自私自利,就难以建立良好和谐的医际关系。

医务人员的业务素质和医疗技术水平对医际关系同样存在着重要影响。如果一名医生医术精湛,技术高明,就会有吸引力、凝聚力、影响力,就会吸引一部分医务人员聚集在他的周围向他学习,医际关系就容易稳定与和谐。

四、医际关系的道德要求

改善和正确处理医际关系已经受到了人们的普遍重视。医际关系的道德要求就是医务人员在医疗、预防、卫生保健工作中,协调人与人之间、个人与社会之间的道德关系,严格遵守医学道德的基本原则和医学道德规范。由于医务人员所从事的专业不同,有各自不同的道德要求,既有共性,又有个性。下面着重阐述医务人员应共同遵守的道德要求。

(一) 平等相处,互相尊重

尊重同行、平等相处,增强彼此之间的理解,是妥善处理医际关系的重要思想基础和道德原则。

医务人员虽然有高级、中级、初级职称之分,同一科室医生有上级和下级之别,有领导与被领导的关系,但工作性质、政治地位、民主权利及人格上没有高低贵贱之分,彼此是平等的。

在平等的基础上,医务人员之间要互相尊重。只有尊重人、理解人,才能与同行平等相处,互相信任,互相支持。为了促进感情融洽和相互交流,营造良好、和谐的人文环境和氛围,应彼此信赖,坦诚相交,充分合作。对不同年龄的人都要尊重。医务人员大多接受过高等教育,精神需要层次比较高,特别是被尊重的需要占有重要位置,都希望别人从各方面承认自己,尊重自己。要尊重他人的感情,只有尊重他人的感情才能与他人进行感情上的沟通和语言上的交流,在心灵深处产生共鸣。尊重他人的意见,发扬学术民主,不同学派对问题产生不同学术见解是经常发生的,鼓励医生发表不同的学术见解,以严肃认真的态度开展学术讨论。在诊治疾病时,医务人员之间会存在不同的看法和见解,在对患者有利的情况下,应尊重他人意见。如果反唇相讥,针锋相对,必然引起对方反感,甚至会使医务人员之间产生矛盾。尊重他人人格,医务人员有不同的个性特征,不同的性格、气质、能力和爱好,不同的信仰及风俗习惯,都应该尊重。尊重他人的成就,成就的需要是医务人员最高层次的精神需要,对于别人取得的科研成果和工作成绩,应更多地加以赞许。

医务人员之间是平等的,但这种平等是相对的,不平等是绝对的,应力求于不平等中求平等。

彼此之间要互相理解。要"诚于嘉许,宽余称道",真诚地赞许别人,宽以待人。要有宽广的胸怀,做到刺耳的话冷静听,奉承的话警惕听,反对的话分析听,批评的话虚心听。

(二) 确立目标,求同存异

在处理医际关系时,应确立共同目标、求同存异。医生的历史使命是治病救人,维护患者的健康利益和生命利益,这是医生奋斗的共同目标,共同的目标促使医生们追求共同的事业、共同的理想,产生共同的思想和共同的语言,是促进医际关系持久稳定向前发展的主要保证,是促使医生之间相互合作、相互支持的基础。

根据趋同离异规律,人与人之间总是思想、观点、情趣和爱好相同或相似者容易关系融洽,而思想、观点、情趣和爱好不同甚至相反者往往疏远,这种别同异、分亲疏的现象是普遍存在的。由于医生们的个人经历不同,思想性格不同,很容易造成差异,按自己的尺度去要求别人是根本办不到的。只能求大同存小异,"求同"就是基本方面要求一致,"存异"就是在非原则问题上不追究,采取宽容态度。只有这样,才能妥善处理医际关系。

(三) 相互信任,协作监督

医务人员彼此信任是相互协作的基础和前提。医务人员之间要达到相互信任,首先要立足于本职,从自我做起,即在自己的岗位上发挥积极性、主动性和创造性,以自己工作的可靠性和优异成绩去赢得同行的信任。同时,自己也要对其他医生的品格、能力等有一个正确的认识。若与同事产生了意见分歧,应努力谅解,不要恶意中伤、诽谤或传播有损于同事执行业务的言论,否则,将会产生或加剧不信任程度。

在相互信任的基础上,医务人员之间才能产生协作的愿望和富有成效的协作。协作是提高医疗质量、提升科研水平的客观需要。在协作中,要明确协作是相互的、互利的,不能以个人为中心,要采取积极主动的态度,才能达到实质的、持久的协作,而不是表面形式上的协作。在现代医学技术高度发达的今天,没有多专业、多科室医务人员之间的广泛协作,就难以提高医疗质量和取得科研成果。

在相互协作的同时,为了患者的利益,为了防止出现失误和差错,还应加强彼此监督。当发现其他医生出现医疗事故、医疗差错时,要及时给予忠告和提醒,不能袖手旁观,更不能看别人的笑话,放任事故差错的发生。对医疗事故、医疗差错或有失医生尊严的行为等要勇于批评。同时,医务人员对别人的忠告、批评和揭发也应抱着虚心的态度认真对待,不能置若罔闻。

任何一种医疗差错和医疗事故都可能给患者带来痛苦和灾难。为此,医务人员之间应该相互监督,以便及时发现,早期预防和处理,减少医疗事故或差错的发生发展。一旦发现医疗事故和医疗差错,绝不能明哲保身、不闻不问,而应不护短、不隐瞒、不包庇,要及时纠正,使之不酿成大错。绝不能幸灾乐祸、乘人之危、打击别人提高自己,或借题发挥、落井下石。对医疗事故、医疗缺陷和医疗差错,医务人员之间应善意批评、真诚帮助,既要相互督促,又要正视错误,这是医务人员应共同遵守的道德准则。

(四) 互相学习,共同提高

互相学习是医务人员的美德。在医务人员中,每个人的年龄、资历、专业经验和发挥作用等不尽相同,相互学习可以取长补短,促进各自提升,有利于综合性研究和疑难危重病的攻关。

还可以互相激励,以达到共同提高的目的。对同行的优点、特长要虚心学习,取他人之长补己之短,对自己的医术专长不保守、不垄断,无私地传授于人,彼此间毫无保留,真诚磋商,努力通过自己获得的学识帮助同行进步和提高,这是每一个成功者不容推卸的责任和义务。自私、保守,将一技之长看成追逐名利、与同事竞争的资本,是每一个正直的医务人员所不容的。同行之间相互学习、取长补短,既是友善关系的表现,也是品质高尚的标志。自古以来,品德高尚的医家总是积极倡导同道之间相互学习,相互支持,成为一种流传于后世的美德。

● (胡　曲)

复习思考题

1. 构建良好医疗人际关系有什么意义?
2. 简述医患关系中的萨斯 - 荷伦德模式。
3. 谈谈医际关系的道德要求。

知识拓展:
人工智能
会取代医
生吗?

推荐阅读

扫一扫
测一测

第六章

预防与公共卫生伦理

学习目标

了解预防医学与公共卫生伦理的特点,熟悉食品卫生与食品安全、转基因食品的伦理问题,掌握预防医学、突发公共卫生事件的伦理原则,奠定医疗卫生工作良好的伦理学知识基础。

【思维导图】

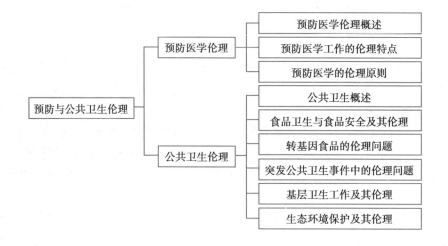

案例导入

扁鹊见蔡桓公,立有间,扁鹊曰:"君有疾在腠理,不治将恐深。"桓侯曰:"寡人无疾。"扁鹊出,桓侯曰:"医之好治不病以为功。"居十日,扁鹊复见曰:"君之病在肌肤,不治将益深。"桓侯不应。扁鹊出,桓侯又不悦。居十日,扁鹊复见曰:"君之病在肠胃,不治将益深。"桓侯又不应。扁鹊出,桓侯又不悦。居十日,扁鹊望桓侯而还走,桓侯故使人问之,扁鹊曰:"疾在腠理,汤熨之所及也;在肌肤,针石之所及也;在肠胃,火齐之所及也;在骨髓,司命之所属,无奈何也。今在骨髓,臣是以无请矣。"居五日,桓公体痛,使人索扁鹊,已逃秦矣,桓侯遂死。

思考:结合此案例谈谈中医治未病思想的意义。

提示:"治未病"的寓意主要有三:一是未病先防;二是既病之后要早期治疗,防止疾病的转变发展;三是病后要积极采取措施促使康复与防止复发。

第一节　预防医学伦理

一、预防医学伦理概述

随着社会的发展和医学模式的转变,人们的健康观念发生了相应的改变,由消极地治疗疾病保持健康到积极地预防疾病促进健康。健康的范围由个体健康扩大到群体的健康,健康的要求由生理健康发展到心理健康,健康的内涵由生物健康领域发展到社会健康领域。

（一）预防医学的含义

预防医学（preventive medicine）是以人群为主要研究对象,采用现代科学技术和方法,以环境 - 人群 - 健康为模式,以预防为主的观念为主导思想,运用生物医学、环境医学和社会医学等理论和方法,探讨疾病在人群中发生、发展和转归的特点,以及自然因素和社会因素对人群疾病和健康的影响规律,从而制定群体防治策略和公共卫生措施,在实践中不断完善,以达到预防疾病、促进健康和提高生活质量为目的的学科。

（二）中医预防医学思想

中国在公元前就有了预防医学的思想,如《易经》中提出"君子以思患而豫防之"。两千年以前的《黄帝内经》表明,中医以证候为研究对象,以阴阳五行学说为方法论,形成了人类医学史上最早的也是最成熟的医学。其中《素问·六微旨大论》认为:"成败倚伏,生乎动,动而不已,则变作矣。"《素问·四气调神大论》认为:"是故圣人不治已病,治未病;不治已乱,治未乱,此之谓也。夫病已成而后药之,乱已成而后治之,譬犹渴而穿井,斗而铸锥,不亦晚乎?"表明治病的同时更要防病,要把即将暴发的疾病扼杀在萌芽状态之中,这些都体现了预防医学的基本思想。"不治已病治未病"也是中医界最为推崇的防病养生策略。"治未病"就是从事物运动变化的特点出发,关注未病先防和已病防变。中医认为人本身处在不断运动变化的过程中,周围的环境也处于不断运动变化之中,疾病并不是对健康的突然袭击,而是对机体潜移默化的影响,是一个不断发展变化的过程。

"治未病"理念在 2005 年前后开始受到关注,到目前为止,治未病高峰论坛、讲坛及中医药的普及得到广大中国民众的认可,治未病成为国内中医药界未来发展的一项重要战略。2007 年,全国中医药工作会议要求开展中医治未病工作,以探索建立我国独特的中医健康保障体系。现在,全国共有 110 个"治未病"试点单位,遍布 25 个省、直辖市、自治区。随着国家医疗重心的前移,"治未病"健康工程的实施,"未病先防、既病防变、已病防传"的理念越来越为广大民众认可,包括医疗行业从业者在内的广大中国人民越来越意识到疾病发生前综合预防和干预的重要性。

概括地说,中医"治未病"主要包括五个方面:第一,"未病先防",在疾病未形成之前,对可能导致疾病的各种原因采取针对性措施,预防其发生;第二,"见微知著",对某些疾病出现的前兆,早发现、早诊断、早治疗,及时把疾病消灭在萌芽状态;第三,"有病早治",患病后应及早治疗,不要延误病情,不要把小病拖成大病,轻病拖为重病;第四,"已病防变",把握疾病的传变规律,及时阻止疾病的蔓延、恶化和传变;第五,"病后防复",在疾病尚未发作的稳定期或间歇期即提前采取巩固性治疗或预防性措施,防止疾病复发。

二、预防医学工作的伦理特点

与临床医学、基础医学和康复医学相比,预防医学工作具有自己的伦理特点,可以概括

笔记栏

为以下几点：

（一）服务性质的公益性和福利性

这是预防医学的本质特点。一般来说，社会卫生事业是政府实行一定福利政策的社会公益事业，特别是发达国家，基本上都对预防医学体系的建立做出这样的规定。预防医学工作的开展正是实现这种公益事业、造福社会公众的有效途径。无论是 1977 年第 30 届世界卫生大会通过的"2000 年人人享有卫生保健"的决议，还是进入 21 世纪后世界卫生组织又一次提出"人人享有卫生保健"的全球卫生总目标，都是世界性的面向人类社会提出的整体健康方向和目标。这是针对社会中每个家庭、每个成员的健康利益的设计和规划，其实施过程都贯穿了以预防为主的公益福利思想，并最终实现健康的社会效益最大化——人人享有健康保健，社会进入基本健康状态。

（二）服务对象的群体性和社会性

预防工作的对象既包括个体又包括群体，既着眼于健康人群又着眼于亚健康人群、患者群，但因疾病的群体预防效果评价优于个体预防，故其工作的主要内容和对象更多是群体。预防工作的有效开展，需要社会人群的积极支持和参与。预防工作人员必须以社会利益为重，本着对社会公众高度负责的态度，预防疾病、增进健康。预防医学的服务对象一般是不特定的社会人群，不像医院临床医师与患者那样直接而明确。预防疾病相关工作的开展，如水源污染的控制、人畜粪便的管理、居住条件的改善、劳动者职业病的预防等，都是以整个社会人群为服务对象，因此，预防医学服务对象具有群体性和社会性特点。

（三）服务工作的广泛性和前瞻性

预防医学工作不仅范围广泛，而且服务面宽，一般涉及食品卫生、劳动卫生、环境卫生、少儿卫生、流行病学、毒理学、社会医学、老年医学、保健医学、职业病学等众多学科，承担着卫生监督、防疫、宣传教育、疾病普查及开展自身学科研究等多项任务。其服务着眼点起始于疾病发生之前，防患于未然，并贯穿于疾病发生发展的全过程。以某种形式防止和延缓疾病所采取的措施，其功效应全面覆盖于疾病之前、疾病之中和疾病之末，即三级预防的每个阶段。此外，预防医学的广泛性和前瞻性还体现在以预防为主的卫生方针列入多部卫生法律法规，符合预防医学无病防病、有病治病、防治结合的要求。

（四）服务实践的复杂性和艰巨性

随着医学模式从生物医学模式转变为生物 - 心理 - 社会医学模式，预防工作要从整体出发，研究自然、社会和心理因素对人类身心健康的影响，探讨人类与各种环境的相互依存关系，因此，预防医学工作要面临复杂多变的自然环境、纷繁异同的社会条件、千差万别的工作对象，服务实践凸显复杂性和艰巨性。预防医学不仅要研究与人体疾病关系密切的自然环境因素，还要研究社会环境中政治、经济、文化等因素对公众健康的影响；不仅需要具体分析心理因素对个体健康的影响，还要关心人际交往、心态变化、家庭邻里关系等是否会影响疾病的发生发展。因此，预防工作的任务重，要求严格，难度大。

（五）服务效果的迟效性和长期性

预防医学工作不像临床工作那样常常有立竿见影、转危为安的效果，其服务效果一般是长远的，不是在短时间内能显示出来的。如计划免疫、推广碘盐防治地方性甲状腺肿、预防性卫生监督等，其效果的价值评估都具有迟效性和长期性的特点，都是经过一个渐进过程，甚至需要几个世纪很多代人努力后才逐渐显现出来，但是见效后其意义和产生的社会价值往往是不可估量的。

笔记栏

三、预防医学的伦理原则

(一) 预防为主原则

古语说,凡事预则立,不预则废。实践表明,预防是最经济、最有效的健康策略。预防为主原则是由预防工作的性质决定的,也是由中国经济发展水平所决定的。预防医学工作都必须立足于预防。强调预防,并不是轻视医疗,预防和医疗都是保护我国人民大众健康的方法和手段。无病防病,有病治病,防治结合,是预防为主原则总的要求。处置公共卫生领域风险必须做到早发现、早着手,抓早抓小抓实抓细,全力将风险化解于萌芽状态。要着力健全多渠道监测网络,确保对重大公共卫生风险监测预警信息快速响应、快速处置。

(二) 全社会参与原则

预防医学关系到人民群众的生命安危和千家万户的悲欢苦乐,影响民族的健康素质和子孙后代的幸福,涉及国家的健康水平和经济建设。因此,以社会人群健康为主要研究对象的预防医学工作是一项面向社会的工作,在工作中既要求医疗机构和医务人员时刻明确自己的伦理责任,树立对全社会负责的伦理观念和高度的社会责任感,又离不开政府、社会的共同参与努力。

对社会负责是预防医学伦理的核心,人人享有卫生保健是国家、集体、个人都应承担的社会责任。中华人民共和国成立后,许多危害人类健康的烈性传染病已基本得到控制或消灭,人群死亡率逐年下降,人口平均寿命延长。这些成果的取得,一方面需要政府从物质上予以支持,另一方面需要国家制定政策、法规及措施予以保障,更需要人民群众广泛的支持、理解和配合。预防医学工作要达到预防疾病、促进健康和提高生活质量的预防医学目的,不能单靠预防医学工作人员的孤军奋战,必须依靠政府、社会、团体和公众的广泛参与才能实现。对那些危害全球人类健康的各类因素的预防和控制,单凭任何一个国家的力量是不可能取得良好效果的,这就要求国际社会的通力合作和人类的共同努力才能达到。因此,预防医学要坚持全社会参与的原则。

(三) 社会公益原则

我国医疗卫生事业的性质是政府实行一定福利政策的社会公益事业。坚持为人民服务的宗旨,正确处理社会效益和经济效益的关系,防止片面追求经济效益而忽视社会效益的倾向,把社会效益放在首位,是卫生事业发展应遵循的基本道德原则之一。

预防医学工作是一项有利于人民身心健康的社会公益事业,它造福于全体人民,以全体人民的健康为己任,这是预防医学道德的最主要特点。预防工作的群体性决定了预防医学工作人员要对全社会的人群身心健康负责,所承担的责任不仅仅是患者个体,而是与某些人群或整个人类社会的利益息息相关。因此,在处理社会各种利益关系时,预防医学工作人员要坚持社会公益原则:即要坚持个人利益服从社会利益,把社会利益放在首位;坚持局部利益服从全局利益、眼前利益服从长远利益,把全局、长远利益放在首位。如预防医学工作人员在防治传染病、保护环境、根治"三废"、消灭地方病、防治职业病等工作中,必然涉及各行各业的各种利益与社会利益,这就要正确处理各种利益关系,妥善处理医疗卫生保健与企业经济利益之间的矛盾,始终坚持把社会利益放在首位。

(四) 社会公正原则

所谓公正原则,就是以利益均衡作为价值判断标准来配置卫生资源,协调卫生预防保健活动,以便每个社会成员普遍能得到卫生保健。公正原则的基本要求是合理配置可使用的卫生资源。公正不是一个单一的、有限的目标,而是一个逐步改善的过程。

医疗卫生事业的公益特征表明了医疗卫生工作要以提高人民健康水平为中心,优先发展和保证基本卫生服务,体现社会公平公正,逐步满足人民群众多样化的需求;发展卫生事业要从国情出发,合理配置卫生资源,注重提高质量和效率;要重点加强农村卫生、预防保健和中医药工作,逐步缩小地区间差距。

　　预防医学工作是为了全社会所有人群的利益,要求预防工作人员必须一切为了人群的切身利益,平等公平地对待每一个人。要从我国国情出发,预防医学卫生政策的制定、资源的筹措和配置、服务的质量和效率及信息的公开等,都要坚持公正原则,这样才能体现人群的受益、对社会的负责。同时,预防医学的许多工作要通过实施卫生法规去实现,如《食品卫生法》《传染病防治法》和《突发公共卫生事件应急条例》等。因此,预防医学工作人员在卫生执法过程中,应该排除来自各方面的干扰,从人民群众和整个社会利益出发,秉承公正原则,执法必严、违法必究,不徇私情,保证卫生法规的贯彻执行和人民群众的健康利益。

第二节　公共卫生伦理

　　公共卫生对于维护人类的生命健康、防治疾病、促进社会和经济发展起着十分重要的作用。公共卫生的主要职能本身就蕴涵着丰富的伦理诉求。关注公共卫生领域的伦理问题,有助于帮助人们认识到人类不但要对自身负责、对后代负责,更要为整个生物圈负责,促进人与自然和谐发展。

一、公共卫生概述

(一) 公共卫生的定义

　　公共卫生(public health)是关系到一个国家或一个地区人民大众健康的公共事业,是社会公共服务的重要组成部分,是在政府的领导下,组织社会各方面力量共同努力,保护和增进人民群众健康的事业。公共卫生具体包括对重大疾病尤其是传染病(如结核病、艾滋病、SARS、新型冠状病毒肺炎等)的预防、监控和治疗;对食品、药品、公共环境卫生的监督管制,以及相关的卫生宣传、健康教育、免疫接种等。例如对SARS、新型冠状病毒肺炎的控制、预防和治疗,就属于典型的公共卫生职能范畴。

　　公共卫生与普通意义上的医疗服务是有一定区别的。为了能够公平、高效、合理地配置公共卫生资源,必须明确什么是公共卫生。美国城乡卫生行政人员委员会对公共卫生定义为:通过评价、政策发展和保障措施来预防疾病、延长人寿命和促进人的身心健康的一门科学和艺术。我国一般定义为:由政府、社会或社区(主体)采取的旨在通过改善社会条件来促进人群健康,预防和控制疾病在人群中流行的干预措施。

(二) 公共卫生问题分类

　　1. **按人群划分**　儿童疾病与死亡;孕产妇疾病与死亡;老年人生活质量。

　　2. **按健康问题划分**　传染病:SARS、新型冠状病毒肺炎、禽流感、流感、牛海绵状脑病、艾滋病、登革热等;意外伤害:溺水、车祸等;不良健康行为:吸烟、酗酒、吸毒、不安全的性行为等;精神及心理卫生:失眠、焦虑症、抑郁症等。

(三) 公共卫生工作的特点

　　1. **预防第一**　"预防第一"是中国政府一贯坚持的公共卫生工作指导原则。预防的特点是在事件发生之前采取行动降低其发生的可能性,或减少事件发生带来的危害。如果目标明确,预防容易被理解和重视。如艾滋病目前还不能根治,要控制艾滋病,只有减少新感染艾滋病的发生。预防的重要性和价值是能够被人们接受的。

2. 社会公正 社会公正是公共卫生工作的基础和出发点,决定社会的每个成员如何分享其应得的社会利益,承担其应担负的社会负担。每个社会成员分享的社会利益可以包括幸福感(幸福指数)、收入、社会地位等。每个社会成员应该承担的社会负担可以包括对个人行为的限制和向政府纳税等。公正决定了在社会利益和社会负担分配时的公平性。社会公正理论认为,许多重要的社会因素影响社会利益和社会负担的分配,例如社会等级、遗传、种族等。要消除这些因素的影响需要集体行动。但集体行动通常又被认为会增加社会负担。根据社会公正的理论,公共卫生工作应该为社会上所有的人提供潜在的生物医学和行为科学的利益,保护和促进所有人的健康。当疾病的负担在人群中分布不均匀时更应如此。

3. 政治内涵 公共卫生的社会公正理念决定了公共卫生与政治千丝万缕的关系。公共卫生事关国家安全和发展,事关社会政治大局稳定。公共卫生并非仅靠科学就行,还取决于政府对价值和伦理要求的选择。政治价值观决定了公共卫生如何应用科学既保障人民的健康,又保护人民的基本权利。政府可以通过两种策略来影响公共卫生工作。第一种策略是通过制定与社会和环境有关的政策来影响公共卫生,如抗"非典"期间,农民"非典"患者免费治疗;国家药品监督管理局为"非典"治疗药物的审批开通快速通道。第二种策略是直接为公众提供公共卫生服务,如进行艾滋病的流行病学调查,开设艾滋病热线电话服务,以及提供艾滋病研究经费等。

4. 科学性 科学性使公共卫生工作有别于其他社会活动。如艾滋病,公共卫生正是依靠流行病学阐明了艾滋病的基本特性,发现了艾滋病的传播规律。依靠基础医学学科,特别是病毒学和免疫学,确定了传染病原体,明确了发病机制和病理变化,开发出筛选血液病毒感染的方法,找到了抑制病毒的药物。依靠生物统计学,公共卫生设计临床试验来检验新药和疫苗的效果。

5. 多学科交叉 连接公共卫生各学科的既不是相同的教育训练背景,也不是类似的工作经验。需要应用不同的学科知识、技术和方法来达到最佳目标,才是连接公共卫生不同学科的原因。公共卫生专业人员包括来自医学、管理学、护理学、流行病学、社会学、心理学、人类学、营养学、统计学、卫生工程学、法学、政治学、新闻传播学、老年病学和其他许多专业的人员。为的是一个共同的目标:解决公共卫生问题。公共卫生的这个人力资源特点决定了公共卫生工作的战略战术十分倚重于合作和伙伴关系。

6. 动态发展 20世纪50年代,我国公共卫生的主要问题是传染病。1980年以后,慢性病的防治提上公共卫生的重要议事日程。21世纪初出现的"非典"危机,禽流感流行,新型冠状病毒肺炎的暴发,又一次改变了公共卫生的重点。

(四) 公共卫生工作的伦理原则

1. 美国公共卫生协会提出的12条"公共卫生伦理实践的原则"

(1) 公共卫生应当从原则上强调疾病的根本原因和健康要求,以预防对于健康的不良后果。

(2) 公共卫生应以一种尊重社会中个人权利的方式来促进社会社区人群的健康。

(3) 公共卫生政策、方案和优先性的提出和评价,应当通过一系列的步骤措施来确保社会社区成员都有参与的机会。

(4) 公共卫生应当提倡和努力赋予每一个社会成员基本的健康资源和必要的健康条件。

(5) 公共卫生应当为有效地实施政策寻求相关信息,以保护和促进健康。

(6) 公共卫生机构应当为社会社区提供其所拥有的信息。

(7) 公共卫生机构应当基于其拥有的信息,在公众赋予的资源和授权的范围内及时采取行动。

（8）公共卫生方案和政策应当把各种取向整合起来,预先考虑到和尊重社会中价值观、信仰和文化的多元性。

（9）公共卫生的方案和政策应当以最能促进自然和社会环境的改善的方式来实施。

（10）公共卫生机构应当保护个人或者社区的信息,除非能证明不公开会给公众或者社会带来重大伤害,否则就不应该公开。

（11）公共卫生机构应当保证自己的从业人员是胜任本职工作的。

（12）公共卫生机构和其从业人员应当联合起来,为建立公众的信任和体制的有效运转而努力。

上述12条原则可供开展公共卫生工作参考,具有一定的实践价值,但我国的社会制度、经济发展水平、人口因素、传统文化等都不同于美国,在实际公共卫生工作中显然不能机械地照搬照抄。

2. 我国公共卫生工作的伦理原则

（1）健康权利原则:健康权利是人的一项基本权利。我国《宪法》第二十一条规定:"国家发展医疗卫生事业,发展现代医药和我国传统医药,鼓励和支持农村集体经济组织、国家企业事业组织和街道组织举办各种医疗卫生设施,开展群众性的卫生活动,保护人民健康。"《宪法》第四十五条规定:"中华人民共和国公民在年老、疾病或者丧失劳动能力的情况下,有从国家和社会获得物质帮助的权利。国家发展为公民享受这些权利所需要的社会保险、社会救济和医疗卫生事业。"2019年通过的《基本医疗卫生与健康促进法》规定:"国家和社会尊重、保护公民的健康权。国家实施健康中国战略,普及健康生活,优化健康服务,完善健康保障,建设健康环境,发展健康产业,提升公民全生命周期健康水平。国家建立健康教育制度,保障公民获得健康教育的权利,提高公民的健康素养。"

当前,快速发展的工业化、城镇化、人口老龄化,让我国居民的生产生活方式和疾病谱不断变化,不健康生活方式较为普遍,由此引起的疾病问题日益突出,必须关口前移,采取有效干预措施,全方位、全周期地保障公民健康权利。因此,保护公民的健康权利,是我国公共卫生工作的首要伦理原则。

（2）政府主导原则:公共卫生工作关系到广大人民的身心健康,必须加强党对公共卫生工作的领导,坚持政府主导的原则。我国《基本医疗卫生与健康促进法》第十六条规定:"国家采取措施,保障公民享有安全有效的基本公共卫生服务,控制影响健康的危险因素,提高疾病的预防控制水平。"强化政府主导责任,要明确部门职责,建立健全信息共享、相互衔接、协同配合的领导、监管和协调机制。强化政府主导原则,就是要切实维护和保障公共卫生工作的公益性。坚持政府主导、资源下沉、群众受益,强化医防融合,提升基层医疗卫生机构基本医疗和公共卫生服务能力,逐步形成服务、责任、利益、管理的共同体,为群众提供优质、高效、方便、经济的整合型公共卫生服务。

（3）健康责任原则:健康是社会的责任,是集体(单位)的责任,也是个人的责任,政府、集体与个人应各负其责。保障公民健康是政府的基本职责。政府必须颁布法律、法规,建立基本公共卫生保障制度的运行框架,规范相关利益群体的行为,并制定相关配套政策。政府有责任向全体公民,特别是贫困人群,提供基本的公共卫生服务,尤其是预防和保健服务。这里的集体指包括医疗卫生保健机构、企事业单位、社会团体等,集体在保障和增进人民的健康中负有义不容辞的责任。例如,突发灾疫中各部门、社会团体和企事业单位通力协作与配合。健康是每个人的权利,也是每个人的义务。公民是自己健康的第一责任人,有义务树立和践行对自己健康负责的健康管理理念,主动学习健康知识,提高健康素养,加强健康管理。有义务倡导家庭成员相互关爱,形成符合自身和家庭特点的健康生活方式。

（4）公益性原则：公益就是对人民大多数有益、有利。公共卫生工作应当坚持以人民为中心，以公民健康为目的，为人民健康服务，突出公益性原则。"以基层为重点"，未来人、财、物都将向基层倾斜，以尽快弥补当前公共卫生领域的"短板"。"强基层"是公共卫生工作一个非常重要的着力点。国家在规划制定和医疗资源配置方面要以基层为重点，加强基层特别是艰苦偏远地区的医疗卫生服务和公共卫生服务。

二、食品卫生与食品安全及其伦理

（一）食品卫生的定义

食品卫生是为防止食品污染和有害因素危害人体健康而采取的综合措施。世界卫生组织对食品卫生的定义是：在食品的培育、生产、制造直至被人摄食为止的各个阶段中，为保证其安全性、有益性和完好性而采取的全部措施。

食品卫生是公共卫生的组成部分，也是食品科学的内容之一。因食品的营养素不足或过量，以及因消化吸收而引起人体的健康障碍等，属于食品营养问题，一般来说，不属于食品卫生研究的范畴。

（二）食品卫生的重要性

食品安全关系到广大人民群众的身体健康和生命安全，关系到经济的健康发展和社会稳定，关系到政府和国家的形象。食品安全已成为衡量人民生活质量、社会管理能力和水平、国家法制建设的重要方面。

食品卫生的重要性体现在两大方面：

1. 防止疾病的传播　在自然界中，有许多疾病的病原体既能感染家畜、家禽，又能感染人类。而人类的感染往往是吃了被这些病原体污染的动物性食品或食用了正患病的家畜、家禽，如炭疽、口蹄疫、结核分枝杆菌、旋毛虫、布鲁氏菌等。

2. 防止食物中毒和有害有毒物质通过动物性食品对人体造成危害　各种肠道致病菌常常是造成食物中毒的主要来源，如大肠杆菌、沙门菌等。它们广泛地存在于自然界中，防不胜防，危害极大。卫检人员应密切注意对食品的生产、加工、储存、运输、销售等环节的卫生检验与监督。

（三）保障食品安全的伦理应对策略

1. 加强伦理要求教育　伦理要求是人类社会的行为规范，是维系食品安全的根本准则，要让人们吃得放心、用得安心，使公民从食品安全的困惑中解脱出来，不但要有健全的法律体系，严格的监管体制，更需要完美的道德教育体系。公共卫生伦理目标是实现一个健康的社区或社会，为了这个社会目标，必须培养人们的伦理要求精神、道德情感、道德信念，使生产者、经营者、执法监管人员和消费者充分认识自身在维护食品安全中肩负的社会责任和应履行的道德规范，树立良好形象和声誉。只有所有社会人将公共卫生伦理要求作为自己的行为规范，才能有效遏止有毒、有害及不合格食品的泛滥，从而保障食品安全，维护社会健康。

2. 完善法制建设　健全的法律体系是食品安全的保障。以规范的法律形式来确保食品安全。从田头到餐桌对食品进行全程管理，采取标本兼治、预防为主的原则，减少各环节的食源性危害。建立健全食品质量市场准入法律制度、食品销售环节的追溯和承诺制度、食品质量安全承诺和召回制度、食品安全公共实验室和食品安全预警制度、食品安全信息发布制度等，安全信息发布可保障诚信企业的可信度及合法权益，可树立诚信企业的形象，可起到奖优惩劣的作用，用法律及监督来保障食品安全。

3. 加强食品安全监管机构建设　加大食品安全监管执法的经费投入和加强队伍的规范化建设，提高执法人员的业务技能与职业道德修养，全程执法监管要责任明确，公平、公正、透明度高,依法办案,文明执法。不徇私情,不收受贿赂。建立依法问责、过错责任追究制,提高依法行政能力和执法水平,履行食品安全的职能,确保人民群众的健康。

4. 加强食品源头污染源的治理　建立和完善生产加工环节食品安全监测机制,逐步建立适合本国实际情况的食品生产安全风险监管体系和风险评估体系。政府根据专家评估的风险信息,制定措施、标准,并教育农民科学种植、养殖,规范化使用农药、兽药、饲料及饲料添加剂等,加强农民、养殖户的道德品质教育,遵守科学,提高职业道德及守法意识,加强食品原料生产基地建设,发展良好的农业生产规范,推行标准化生产,实施规范化管理,最终保证食品生产所用的原料完全符合国家标准要求,杜绝劣质原料的产出,从源头上消除食品安全隐患。

5. 建立科学的质量检验保障体系　检测工作是从食品生产、原料加工、贮藏、运输、销售等环节进行监督的重要技术手段。随着经济和贸易的发展,世界各国对食品安全卫生的要求越来越高,检测项目越来越多,加之食品安全卫生指标限量值的逐步降低,要求检测技术指标和标准越来越高,对检验人员应进行专业技术与操作技能培训,使他们紧跟形势发展,适应不断发展变化的新形势需求,使检验检测向着高技能、高难度、高精度迈进,使添加在食品中的有毒、有害物质快速、准确检出,对食品安全具有重要的保障作用。

6. 建立完善的信用体系和失信惩戒体系　道德约束是信用体系的内在要求。道德约束和法律建设是一对互补关系,道德与法律比较,前者比后者广泛得多,道德主要通过社会舆论呼唤人的良知、抨击丑恶现象,以群体的力量指导和迫使人们规范自己的行为,要真正做到自律,体现诚信原则。违反道德规范,将受到良知的谴责,社会的唾弃。通过制定食品安全信用体系,确认各项制度的法律效应,明示食品安全信用信息的权威性和指导作用,通过政府监管、行业自律和社会舆论监督,进一步提高食品从业人员的道德素质,加强食品生产经营企业信用建设,加大失信惩戒力度。建立健全食品生产、经营企业质量档案和食品安全监管信用档案,强化食品生产经营者的责任意识,迫使企业对自己的行为负责、对社会负责。

7. 营造公平、公正的氛围　政府在对企业责任追究和权益保障上,应一视同仁,应遵循公平、公正、规范的原则,客观中立,在政策扶持、权利义务分配上不搞平均主义。建立企业申诉机制,确保企业的信誉与合法权益。企业是保证食品安全的第一责任人,对守法经营、为社会提供优质产品的企业,加强媒体宣传、保护与政策扶持,帮助优秀企业做强做大,加大科技扶持力度,提高食品企业科学技术水平。要充分发挥舆论的引导和监督作用,对那些恶意造假坑害百姓的失信企业进行惩戒与舆论监督,加大行政处罚、刑事处罚力度。对一些违法生产、经营伪劣食品的企业和食品卫生条件极差的小作坊、小摊点予以曝光或取缔。

8. 提高全民的食品安全意识,普及食品安全知识　充分发挥媒体的作用,利用广播、电视、网络宣传绿色食品、安全食品及优秀企业、放心企业。正确引导公民安全消费、理性消费、科学消费。建立比较完善的食品安全教育工作机制,初步形成各级领导、各种社团及消费者共同参与的多方位宣传教育网络体系,使食品安全常识和法律知识得到普及。为民众普及食品安全知识、营养知识,使其掌握简单的食品质量识别方法和适宜的食品烹调方法。促使消费者参与食品安全管理,畅通消费者投诉维权渠道,保护消费者的基本权益,最终使假冒伪劣产品失去消费市场,从根本上杜绝假冒伪劣产品的流通渠道,使科学技术、经济、贸易健康发展,以构建和谐社会。

三、转基因食品的伦理问题

(一) 转基因食品的定义

转基因食品(genetically modified food,GMF)是利用现代分子生物技术,将某些生物的基因转移到其他物种中去,改造生物的遗传物质,使其在形状、营养品质、消费品质等方面向人们所需要的目标转变。以转基因生物为直接食品或为原料加工生产的食品就是"转基因食品"。

（二）转基因食品可能存在的隐患

虽然转基因食品研究历史只有短短几十年,但其提高产量、增强抗病抗虫能力等优点较为明显,但其潜在的风险,如过敏性、毒性及对环境的影响也令世人关注。

1. 毒性问题　有研究者认为,对于基因的人工提炼和添加,可能在达到某些人们想达到的效果的同时,增加和积聚了食物中原有的微量毒素。

2. 过敏反应问题　对于一种食物过敏的人有时还会对一些以前他们不过敏的食物产生过敏。如将玉米的某一段基因加入核桃、小麦和贝类动物的基因中,蛋白质也随基因表达出来,那么,以前对玉米过敏的人就可能对这些核桃、小麦和贝类食品过敏。

3. 营养问题　有的研究者认为外来基因会以一种人们目前还不甚了解的方式破坏食物中的营养成分。

4. 对抗生素的抵抗作用问题　把一个外来基因加入植物或细菌中去,这个基因会与原有基因连接在一起。人们在摄入这种改良食物后,食物会在人体内将抗药性基因传给致病的细菌,使人体产生抗药性。

5. 对环境的威胁问题　在许多基因改良品种中包含从杆菌中提取出来的细菌基因,这种基因会产生一种对昆虫和害虫有毒的蛋白质。在一项实验室研究中,一种蝴蝶的幼虫在吃了含杆菌基因的马利筋属植物的花粉之后,产生了死亡或不正常发育的现象,这引起了生态学家的另一种担心,那些不在改良范围之内的其他物种有可能成为改良物种的受害者。

6. 其他问题　生物学家担心为了培养一些优良特性,如更强的抗病虫害能力和抗旱能力等,而对农作物进行改良,其特性很可能会通过花粉等媒介传播给野生物种。

（三）转基因食品的生态伦理原则

科学是用于推进人类发展的。当转基因食品能够解决人类发展问题的时候,它推动了人类社会的进步,但是如果在中途产生基因污染等问题,则会阻碍人类的发展,因此,这项技术应用的同时也要和人类生存环境一致,应该遵循生态伦理原则。

1. 人的发展要与自然相和谐　强调人与自然的共同发展。要求人类在不断发展的同时也要考虑自然的因素,不能将人的发展建立在污染自然界的基础上,这样才能创造一个有利于人类发展的生态环境。只有在这种条件下,转基因食品才能够真正地为人类服务,达到人与自然的和谐,推动人类进步,达到可持续发展。

2. 维护生态系统的可持续发展　由于资源的缺乏,可持续发展已经成为现在研究的热点问题。转基因技术下的食品不同于自然生长的食品,它打破了物种之间的界限,可以让完全不同的生物结合在一起,因此这项技术同时也加快了物种进化的方向和速度,这使在自然生态系统中要经过漫长岁月才能出现的食物,在现在科技下就能实现。因此,要求人们合理地运用这项技术。

3. 维护物种的多样性,创造平衡的生态圈　自然界有生物链,这也就是生态伦理学所说的达到对立的动态平衡。地球上的每个生物都有其存在的理由,都是存在于一个和谐的生态圈中,大地万物相生相克,人类不能因为自身的发展而打破这个生态系统,转基因食品的出现,改变了物种的特性,可能会打破这个平衡的生态系统,导致在许多年后物种的灭绝,这也是许多人反对转基因食品的一个重要原因。

随着我国科技的不断发展,基因技术达到了一定的水平,如对棉花、大豆等农作物的研究,从人类的生存和发展角度来寻找转基因食品的有利面,用科学和发展的眼光来看待这项

笔记栏

高科技,关心转基因食品对人类的促进作用。不同的国家在对待转基因食品问题上的态度不同,但是所探讨的共同点多是人类发展问题。

总之,科学的发展要与人类的发展相一致,就像对待其他陌生的事物一样,人们对转基因食品也有一定的怀疑。一方面,转基因食品的出现确实能解决当今世界上很棘手的粮食问题;另一方面,由于对这项技术不了解,让很多人产生深深的忧虑。如果能从人类自身角度和生态角度的观点出发,更好地将科技与人文相结合,就能发挥科技的优越性。

四、突发公共卫生事件中的伦理问题

(一) 突发公共卫生事件的定义

2003 年 5 月,国务院颁布《突发公共卫生事件应急条例》,将突发公共卫生事件定义为:"突然发生、造成或可能造成社会公众健康严重损害的重大传染疫情、群体性不明原因疾病、重大食物和职业中毒以及其他影响公众健康的事件。"

(二) 突发公共卫生事件的特征

1. 突发性　突发公共卫生事件都是突然发生、突如其来的,出于大多数人的防备之外。一般来讲,突发公共卫生事件的发生是不易预测的,但突发公共卫生事件的发生和转归具有一定的规律性。

2. 公共性　突发公共卫生事件所危及的对象不是特定的个人,而是不特定的社会群体。事件发生时,在事件影响范围内的人都有可能受到伤害。

3. 严重性　突发公共卫生事件可能对公众健康和生命安全、社会经济发展、生态环境等造成不同程度的危害,这种危害既可以是对社会造成的即时性严重损害,也可以是从发展趋势看对社会造成严重影响的事件。

4. 处理的综合性和系统性　许多突发公共卫生事件往往不仅是一个公共卫生问题,还是一个社会问题,处理时需要各有关部门共同努力,甚至需要全社会参与。突发公共卫生事件的处理涉及多系统、多部门,政策性很强,因此,必须在政府的领导下,才能最终恰当应对,将其危害降到最低程度。

(三) 突发公共事件的分类

《国家突发公共事件总体应急预案》(2005 年 1 月 26 日,国务院第 79 次常务会议讨论通过)将突发公共事件主要分成 4 类:

1. 自然灾害　主要包括水旱灾害、气象灾害、地震灾害、地质灾害、海洋灾害、生物灾害和森林草原火灾等。

2. 事故灾难　主要包括工矿商贸等企业的各类安全事故、交通运输事故、公共设施和设备事故、环境污染和生态破坏事件等。

3. 公共卫生事件　主要包括传染病疫情、群体性不明原因疾病、食品安全和职业危害、动物疫情及其他严重影响公众健康和生命安全的事件。

4. 社会安全事件　主要包括恐怖袭击事件、经济安全事件、涉外突发事件。

按照各类突发公共事件的性质、严重程度、可控性和影响范围等因素,总体预案将突发公共事件分为四级,即 I 级(特别重大)、II 级(重大)、III 级(较大)和 IV 级(一般)。

(四) 突发公共卫生事件的处理原则

1. 预防为主,常备不懈　预防为主是我国卫生工作的基本方针。在突发公共卫生事件的预防中,主要是提高突发公共卫生事件发生的全社会防范意识,落实各项防范措施,有针对性地制定应急处理预案,对各种可能引发突发公共卫生事件的情况进行及时分析、预警、报告,做到早发现、早报告、早处理,有效应对和处理各种突发事件。

2. 统一领导,分级负责 在突发公共卫生事件应急处理的各项工作中,必须坚持由各级人民政府统一领导,成立应急指挥部,对处理工作实行统一指挥。各有关部门在应急指挥部的领导下,根据部署和分工,开展各项应急处理工作。

3. 反应及时,措施果断 反应及时,措施果断,是有效控制突发公共卫生事件事态的前提。在突发公共卫生事件发生后,人民政府及有关部门应当及时做出反应,决定是否启动应急预案,及时搜集、报告疫情,组织调查,积极开展救治工作,提出处理建议,有效控制事态发展。

4. 依靠科学,加强合作 处理突发公共卫生事件要尊重科学、依靠科学,开展防治突发公共卫生事件相关科学研究。各有关部门、学校、科研单位等要通力合作,实现资源共享。

（五）突发公共卫生事件中的道德要求

面对突发公共卫生事件,从伦理学的角度讲,建设和谐的预防、医疗、救治环境,对稳定人心、安定社会具有重大的现实意义和长远意义。客观上,突发公共卫生事件的突发性限制了思考的空间和时间,但疾病的高传染性将人的本能、素质、社会道德观、伦理观暴露无遗。公民个人、卫生行政管理部门乃至全社会,都应高度重视突发公共卫生事件中的医学伦理和社会伦理问题。最主要的是要有高度的社会责任感和工作责任心,做好突发公共卫生事件的监测、预警、报告与处理等方面的工作。

1. 突发公共卫生事件监测 突发公共卫生事件监测是指持续地、系统地收集、汇总、分析和解释资料,并将结果反馈给需要的人,进而指导公共卫生实践活动。监测应贯穿突发公共卫生事件应急管理和处置的全过程,预警是监测的目的之一,只有科学、有效地对"苗头"突发公共卫生事件进行监测,为突发公共卫生事件的预测、预报及制定应急对策与控制措施提供信息保障及科学依据,才能做出及时、有效的应对,把突发公共卫生事件控制在萌芽状态,或不致造成更大的危机,最大限度地降低危害程度。

2. 突发公共卫生事件预警 建立突发公共卫生事件的预警机制,就是以监测为基础,以数据库为条件,采取综合评估手段,建立信息交换和发布机制,及时发现事件的苗头,发布预警,快速做出反应,达到控制事件蔓延的目的。各级人民政府和卫生行政部门根据医疗、疾病预防控制、卫生监督机构提供的监测信息,按照突发公共卫生事件的发生、发展规律和特点,分析其对公众身心健康的危害程度、可能的发展趋势,及时做出相应级别的预警,依次用红色、橙色、黄色和蓝色表示特别重大、重大、较大和一般四个级别的预警。

3. 突发公共卫生事件的报告 突发公共卫生事件信息报告,是保障突发公共卫生事件监测系统有效运行的主要手段,也是各级政府和卫生行政部门及时掌握突发公共卫生事件信息、提高处置速度和效能的保证。

（1）掌握报告时限和程序:突发公共卫生事件监测机构、医疗卫生机构及有关单位发现突发公共卫生事件,应在 2 小时内向所在地区县（区）级人民政府的卫生行政部门报告。卫生行政部门在接到突发公共卫生事件报告后,应在 2 小时内向同级人民政府报告,同时向上级人民政府卫生行政部门报告,并应立即组织进行现场调查,确认事件的性质,及时采取措施,随时报告事件的进展态势。各级人民政府应在接到事件报告后的 2 小时内向上一级人民政府报告。对可能造成重大社会影响的突发公共卫生事件,省级以下地方人民政府卫生行政部门可直接上报国务院卫生行政部门。省级人民政府在接到报告的 1 小时内,应向国务院卫生行政部门报告。国务院卫生行政部门接到报告后应当立即向国务院报告。发生突发公共卫生事件的省、市（地）、县级卫生行政部门应视事件性质、波及范围等情况,及时与邻近省、地、市、县之间互通信息。

（2）报告内容:突发公共卫生事件报告分为首次报告、进程报告和结案报告。应根据事件的严重程度、事态发展、控制情况,及时报告事件的进程,内容包括事件基本信息和事件分类信息两部分。不同类别的突发公共卫生事件应分别填写基本信息报表和相应类别的事件分类信息报表。

(3)突发公共卫生事件的网络直报:各级、各类医疗卫生机构可通过"突发公共卫生事件信息报告管理系统"网上直接报告突发公共卫生事件,以提高报告的及时性。县及县以上各级疾病预防控制机构接到事件报告后,应逐级及时审核信息,确保信息的准确性,并汇总、统计、分析,按照有关规定向同级人民政府卫生行政部门报告。

(4)信息监控、分析与反馈:各级信息归口部门对突发事件的分析结果应以定期简报或专题报告等形式,向上级信息归口部门及同级卫生行政部门报告。较大级别以上的突发公共卫生事件应随时进行专题分析,并上报同级卫生行政部门及上一级信息归口部门,同时反馈到下一级卫生行政部门和信息归口部门,必要时,应通报周边地区的相关部门和机构。各级卫生行政部门应加强与各级突发公共卫生事件监测机构的信息反馈与交流,充分利用信息资源为突发公共卫生事件的处置服务。发生突发公共卫生事件的相邻地区卫生行政部门应定期交换相关事件信息,较大级别以上的突发公共卫生事件应随时互相进行通报。

五、基层卫生工作及其伦理

国家医改的总体要求是"保基本、强基层、建机制",充分体现了基层卫生工作的重要性。只有合理配置医疗资源,重点向基层倾斜,才能"保基本",才能保障群众的基本医疗健康需求。但随着我国社会经济的发展,仅仅"保基本"不能满足人民群众日益增长的医疗保健需求,还需要"强基层",在人才引进、基础设施建设等方面向基层重点倾斜。通过加大财政投入,改革人事分配制度,提高基础卫生人员工资、福利水平,在职称晋升等方面优先照顾,才能解决基层人才匮乏问题。要解决以上问题,要靠"建机制",要建立长效的财政投入政策、人事政策和绩效考评政策等。"保基本、强基层、建机制"是一项系统工程,需要政府在医改过程中不断创新探索,才能达到医改目的。

(一)基层卫生工作的目标

长期以来,基层卫生工作在保障民众健康方面发挥着至关重要的作用。随着人类卫生事业的迅速发展和医学模式的转变,我国基层卫生工作的目标和任务也发生了深刻的变化。以民众健康保健需求为导向,从影响民众健康和工作能力的行为、环境、生物等多种因素入手,为民众提供多层次、全方位、系统性、综合化的医疗卫生保健服务,已成为新时期基层医疗卫生工作的主导方向,也对基层卫生工作人员的道德水平和专业技术水平提出了更高的要求。

(二)基层卫生工作的特点

1. 坚持科学发展观　科学发展观的第一要义是发展,基本要求是全面协调可持续,根本方法是统筹兼顾。当前,医药卫生体制改革逐步向体制机制的纵深层面发展。基层卫生工作要以科学发展观为指导,加大城乡统筹力度,突出基层卫生工作重点,创新基层卫生工作的管理机制和服务模式,进一步提升基层卫生工作服务和管理水平。基层卫生工作是一个宏观概念,涉及卫生工作的方方面面。基层卫生部门是落实农村卫生工作任务的主要载体,它的功能定位即基本医疗、防保工作、健康教育、卫生监督等内容,每项工作又相互依赖、相互衔接、相互联系、彼此互动。同时,卫生工作又与当地社会环境、人文环境、地理环境、经济环境等方面有不可分割的关系,各项工作必须统筹兼顾,相互促进,既要重点突出,又要平衡推进,立足当前,着眼长远,制定科学、合理、有预见性的工作思路,按照基层卫生工作的规律和特点,使之持续、健康、稳步发展。

2. 以人为本 基层卫生工作是做人的工作,必须贯彻以人为本的管理服务理念,把促进人的全面发展作为出发点和落脚点。尊重基层卫生职工的人格、尊重职工的利益、尊重职工的个性差异,科学、客观地评价职工,公平公正地对待每个职工,建立促进基层卫生人才全面发展的有效机制,更好地发挥基层卫生工作人员的积极性、主动性和创造性。

3. 需要复合型人才 随着医学由生物医学模式向生物-心理-社会医学模式转变,要求基层卫生工作人才对本专业相关学科知识熟悉、了解,并培养职工成为一专多能的复合型人才。特别注意全科医学人才的培养,以适应基层工作的需要。

4. 强调均等性服务 做好均等性服务是发展的基础,良好的服务是发展的前提。不能把目光只停留在患者身上,更不能只停留在经济条件好的患者身上,患者与健康人是密不可分的、相互关联的两个群体,疾病的治疗和预防是并重的基层卫生工作要点。

（三）基层卫生工作中的道德要求

1. 树立医疗职业理想 社会主义医德所提倡的职业理想,主张医疗行业的从业者放眼社会利益,努力做好本职工作,全心全意为人民的身心健康服务。这种职业理想是社会主义医疗职业精神的灵魂。一般来说,关于基层医疗从业者对职业的要求,可以概括为职业三要素:维持生活、完善自我和服务社会。这"三要素"在社会主义初级阶段的职业选择中是必需的。社会主义社会的医务人员在选择职业时应该把服务社会放在首位。因为,只有广大医疗从业者都从社会的整体利益出发,分别从事社会所需要的各种各样的医疗岗位,医疗事业才能顺利地前进和发展。只有在这个基础上,广大社会成员,包括医疗从业者自身,才能过上幸福的生活,才能逐步获得全面发展。

2. 端正医疗职业态度 端正医疗职业态度是从业者做好本职工作的前提。人的职业态度具有经济学和伦理学的意义,它不仅揭示医疗从业者在职业生活中的客观状况、参加社会生产的方式,同时也揭示他们的主观态度。其中,与医疗职业有关的价值观念对职业态度有着特殊的影响。一个医疗从业者积极性的高低和完成职业的好坏,在很大程度上取决于他的医疗职业价值观念。医学伦理学的研究表明,先进生产者的职业态度指标最高。改善医疗职业态度对于培育社会主义医疗职业精神有着十分重要的意义。

3. 强化医疗职业责任 医疗职业责任包括医疗职业团体责任和医疗从业者个体责任两个方面。例如,医疗部门应该是在国家统一政策下,拥有卫生经营所必需的责、权、利的经济实体。在国家与医疗部门的责、权、利关系中,责是主导方面。现代医疗制度不仅正确划分了国家与医疗部门的责、权、利,将三者有机地结合起来,而且也正确规定了医疗部门与医疗从业者的责、权、利,并使三者有机地结合起来,为正确处理国家、医疗部门同从业者的关系,培育医疗职业精神,找到了一种行之有效的形式。这里的关键在于,要促进医疗从业者把客观的职业责任变成自觉履行的医疗道德义务,这是社会主义医疗职业道德的一个非常重要的内容。

4. 掌握医疗职业技能 在社会主义现代化建设中,医疗职业对职业技能的要求越来越高。不但需要高级医学科学技术专家,而且迫切需要千百万受过良好职业技术教育的中、初级技术人员、管理人员、技工和其他具有一定医学科学文化知识和技能熟练的从业者。没有这样一支医疗技术大军,先进的医疗科学技术和先进的医疗设备就不能成为现实的社会生产力。我国医疗领域建设的实践证明,各级医疗科技人员之间应有恰当的比例,卫生事业建设才能顺利地进行。良好的医疗职业技能具有深刻的职业精神价值。

5. 加强医疗职业纪律 医疗卫生职业纪律是医疗从业者在利益、信念、目标基本一致的基础上所形成的高度自觉的新型纪律。医疗从业者理解了这个道理,就能够把医疗职业纪律由外在的强制力转化为内在的约束力,形成新的医疗精神观念。从根本意义上分析,医疗职业纪律可以保障医疗从业者的自由和人权,保障医疗从业者发挥主动性和创造性。因此,医疗职业纪律虽然有强制性的一面,更有为医疗从业者的内心信念所支持、自觉遵守的另一面,而且是主要的一面,从而具有丰富的精神内涵。自觉的意志表示和服从职业的要求,这两种因素的统一构成了社会主义医疗工作职业纪律的基础。这种医疗工作职业纪律是社会主义医疗法规性和道德性的统一,成为医务职业精神的重要方面。

6. 讲求医疗职业良心 是医疗从业者对医疗职业责任的自觉意识。医疗职业良心在职业生活中有着巨大的作用,贯穿于医疗职业行为过程的各个阶段,成为医疗从业者重要的精神支柱。医疗职业良心能依据履行责任的要求,对医疗行为的动机进行自我检查,对医疗行为活动进行监督。在医疗职业行为之后,能够对医疗行为的结果和影响做出评价。对履行了医疗职业责任的良好后果和影响,得到内心的满足和欣慰;对没有履行医疗职业义务的不良后果和影响,进行内心的谴责,表现出内疚和悔恨,以至毅然弥补自己的不足和改正错误。

7. 保持医疗职业信誉 医疗职业信誉是医疗职业责任和医疗职业良心的价值尺度,包括对医疗职业行为的社会价值所做出的公认的客观评价及正确的主观认识。从主观方面看,医疗职业信誉是医疗职业良心中的知耻心、自尊心、自爱心的表现。医疗职业良心中的这个方面,能使医务工作者自觉地按照客观要求的尺度去履行义务,宁愿做出自我牺牲去保持尊严、信誉和人格完美,也不愿违背医疗职业良心,做出可耻、毁誉和损害医疗职业精神的事情。在这个意义上,医疗职业信誉鲜明地体现着“全心全意为人民健康服务”的医学职业理想和主人翁的职业态度。从客观方面说,医疗职业信誉是社会对职业集团和从业者的肯定性评价,是职业行为的价值体现或价值尺度。同时,医疗职业信誉又要求从业者提高医疗职业技能,遵守职业纪律。社会主义医疗职业精神强调医疗职业信誉,更重视把社会的客观评价转化为医疗从业者的自我评价,促使医疗从业者自觉发扬社会主义医德精神。

8. 培养良好的医疗职业作风 即培养基层医务工作者在其医疗职业实践中所表现的良好态度。从总体上看,医疗职业作风是医疗职业精神在医疗从业者职业生活中的习惯性表现。社会主义医疗职业作风具有积极的潜移默化的教育作用。它好比一个大熔炉,能把新的成员锻炼成坚强的医疗从业者,使老的成员保持优良医疗职业品质。医疗职业集体有了优良的职业作风,就可以互相教育、互为榜样,形成良好的医疗职业风尚;就可以使好思想、好品质、好行为发扬起来,使坏思想、坏品质、坏行为受到抵制。

六、生态环境保护及其伦理

人类正面临着生态环境危机。世界气候异常,环境灾难频繁。从2019年肆虐数月之久的亚马逊森林大火,到我国长江、松花江和嫩江流域的特大洪灾及北方和西部的沙尘暴,欧洲大陆的狂风暴雨,席卷中美洲的“米奇”飓风,日本的海啸,等等,给人类带来了巨大的灾难。

生态环境危机是人类在追求生存和发展的过程中,由人类活动引起的环境污染与破坏,乃至整个环境的生态退化趋势和资源、能源面临枯竭的趋势。生态环境危机是人类不合理的活动在全球规模或局部区域导致生态过程(即生态系统结构与功能)损害,生命维持系统瓦解,最终危及人类利益,威胁人类生存和发展的现象。生态环境危机的实质是人类生存的危机。反思生态环境危机的根源会发现,导致危机的总根源就存在于人类和人类的活动中,是由人类观念、人类本性、工业化文明、现代科学技术及自由市场经济体制等因素相互关联而共同作用的结果。

(一) 生态环境危机的特征

1. 生态环境危机的全球化 早期生态环境危机的影响范围、危害对象及后果主要集中于污染源附近或特定的生态环境里,呈现局部性和区域性特征。而当前环境危机则超越国界,表现为全球化的特征。最为世人关注的温室效应、臭氧层破坏、酸雨等,其影响范围不仅集中于人类居住的地球陆地表面和低层大气空间,还涉及高空、海洋。一个国家的大气污染,特别是二氧化硫排放量过大,可能导致相邻国家或地区受到酸雨的危害。全球气候变暖,海平面不断升高,几乎对所有国家和地区,尤其是沿海国家和地区,造成毁灭性灾害。

2. 生态环境危机的综合化　20 世纪 50 年代以来,人们最关心的环境危机还是"三废"污染及其对健康的危害。但是,当前环境危机已经远远超出了这一范畴,涉及人类生存环境的各个方面,包括森林锐减、草原退化、沙漠扩展、土壤侵蚀、城市拥挤等诸多领域,呈现综合化的特征。

3. 生态环境危机的代际化　将现存的生态环境危机与 20 世纪上半叶的生态环境危机相比,会发现两个恶化趋势:①从区域性小范围扩展到全球范围,生态环境污染从少数工业城市扩展到整个世界,从发达国家扩展到发展中国家。②生态环境破坏从第一代生态环境问题扩展到第二代生态环境问题,从宏观损害扩展到微观损害。第一代生态环境问题主要指区域性小范围的生态环境污染;第二代生态环境问题主要指全球生态环境问题。所谓宏观损害是指肉眼可见的,如混浊的河流、浓密的黑烟、遍地工业废物等;而微观损害是指肉眼不可见的,主要指化学污染物排放到大气后,通过呼吸或食物链进入人体危害健康。进而生态环境危机可分为第一代生态环境危机和第二代生态环境危机。

4. 生态环境危机的高技术化　众所周知,原子弹及导弹试验、核反应堆事故等对环境都会产生严重影响。1986 年 4 月 26 日,前苏联切尔诺贝利核电站发生爆炸,造成核污染,31 人当场死亡、273 人受到放射性伤害,13 万居民紧急疏散,事故产生的放射性尘埃随风飘散,使欧洲许多国家受害,估计受害人数不少于 30 万。2011 年 3 月 11 日,日本福岛核电站发生的核泄漏事故,更是一场生态灾难,短期内对日本政治、经济、社会产生严重影响,长期性影响不可估量。核能发电是现代技术服务人类的集中体现,当然,技术越高级,发生预想外风险的概率就越高。

5. 生态环境危机的持久化　人类已进入现代文明时期,进入后工业化、信息化时代,但历史上不同阶段产生的环境问题,在当今地球上依然存在。同时,现代社会又滋生出一系列新的环境问题,形成人类社会出现以来各种环境问题在地球上的积累、组合、集中暴发的复杂局面。所有这些环境问题都需要很长时间才可能解决,有的甚至永远无法解决。

6. 生态环境危机的极限化　科学家认为,当前人类生存的环境已达到地球支持生命能力的极限。环境污染加剧,各种有害化学物质对大气、水、土壤、植物的污染,造成不健康影响;二氧化碳等物质的肆意排放,造成温室效应及臭氧层破坏等全球性环境危机;可再生资源受到破坏,不可再生资源已过度使用。目前农业用地退化面积已达到 35%。事实上,当前的环境危机从不同层次,通过不同途径,并互相促进着形成一股推进和恶化的合力,把环境承载容量推向边沿,使当前环境危机呈现出极限化特征。

（二）建构生态伦理的必要性

随着人类对人和自然关系认识的深化,人们不断用宣言、政策、国策及法律等手段来调整人和自然的关系,企图求得人和自然的和谐发展。但是,仅用上述手段是不够的,还必须建构一种生态伦理学,帮助人们全面地、科学地认识和处理人和自然的关系,使人类在征服自然的活动中走向理性阶段,受到理性和道德的约束,在改造自然的活动中自觉地处理好人和自然的关系,走可持续发展道路。因此,建构生态伦理是人类对人和自然关系认识深化的必然结果,是走可持续发展道理的客观要求,是一切国家持续发展的必然选择。可以说,是生态危机呼唤生态环境伦理。

道德是社会意识形态之一,是调整人与人之间及个人与社会之间关系的行为规范的总和。今天,当人类面临环境和生态危机的时候,在人们重新审视人与自然关系的时候,认识到人在改造自然的同时,还必须承担对自然进行保护的道德义务和道德责任。因此,必须扩展道德功能的领域,把传统道德调整人与人之间关系扩展到调整人与人及人与自然关系,重视人类道德保护环境、保护自然的功能。生态环境伦理要求的建构,标志着人类道德的进步和完善,是新时代人类处理环境和生态问题的新视角、新思想,是人类道德的新境界。

生态环境伦理以尊重和保持生态环境为宗旨,以未来人类继续发展为着眼点。生态环境伦理强调人的自觉和自律,强调人与自然环境的相互依存、相互促进、共存共融。这种生态文明同以往的农业文明和工业文明具有共同点,那就是在改造自然中发展社会生产力,不断提高人类的物质文化生活水平,但它们之间又有明显的不同,即生态伦理突出强调在改造自然中要保持自然的生态平衡,要尊重和保护环境,不能急功近利,不能以牺牲环境为代价取得经济的暂时发展。

但是,生态伦理也不是主张人在自然面前无能为力、消极无为,而是让人们在认识和掌握自然规律的基础上,在爱护环境和保持生态平衡的前提下,能动地改造自然,使自然更好地为人类服务。主张人类在自然面前无能为力是消极的、片面的,主张人类在自然面前可以为所欲为也是不对的。在人类对自然的态度上,既不能搞"无能论",也不能搞"人类中心主义"。

(三) 生态伦理要求

1. 唤起"道德和生态良知" 要加强生态伦理教育,唤起人们对自然的"道德良知"和"生态良知",使人们全面认识人和自然的关系。人既有改造自然的权利和自由,同样有保护自然的义务和责任。人有责任有义务尊重自然和其他物种存在的权利,因为人与其他物种都是宇宙生物链中不可缺少的有机组成部分,享用自然并非人类的特权,而是一切物种共有的权利,要使人和自然共同迈向未来。

2. 尊重自然 人类要在维护生态平衡的基础上合理地开发自然,把人类的生产方式和生活方式规范在生态系统所能承受的范围内,倡导在热爱自然、尊重自然、保护自然和维护生态平衡的基础上,积极能动地改造和利用自然。

3. 树立平等观 建构生态伦理要特别强调人类平等观和人与自然的平等观,主张人与人及人与自然的生存平等、利益平等、发展平等,即一部分人的发展不能以牺牲另一部分人的利益为代价,既要求代内平等,也要求代际平等。

代内平等的道德原则强调当代人在利用自然资源、满足自身利益上机会均等,在谋求生存与发展上权利均等。宇宙只有一个地球,其空间、资源、能源和环境都是有限的,任何国家和地区的发展都不能以损害其他国家和地区发展为代价,特别要注意维护后发展国和地区的利益。然而放眼全球,代内不平等现象相当严重。美国只有全世界 5% 的人口,却消耗掉全球 25% 的商业资源,排放出占全球 25% 的温室气体。发达国家只有世界 1/4 的人口,消耗掉的能源却占世界总量的 3/4,其中木材 85%、钢材 72%,其人均消耗量是发展中国家的 9~12 倍。与此同时,美国在工业化的过程中也严重地污染了环境,可谓最先享用了地球,也最先破坏了自然的生态平衡。特别是海湾战争和对南联盟的狂轰滥炸中,释放了大量有毒气体,严重污染了环境和造成生态失衡。因此,发达国家对"全球生态赤字"理应负有更大责任。发展中国家也要结束杀鸡取卵、竭泽而渔的开发行为,避免走"先污染后治理"的老路。

所谓代际平等的道德原则,就是当代人与后代人享用自然、利用自然、开发自然的权利均等。要利在当代、功在千秋,要尊重和保护子孙后代享用自然的平等权利。现在代际不平

笔记栏

等现象也十分严重,人口膨胀、资源短缺、环境污染、生态失衡,已严重威胁后代人的生存发展权。联合国环境署、开发署、世界银行和美国世界资源研究所联合发表的《1996—1997年度世界资源》报告指出,全球都市化正在改变人类的物质和社会生活环境,加剧全球的资源危机和环境恶化。据美国矿产局统计,按1990年的生产速度,世界黄金储备只够用24年,钢为65年,铝为35年,石油探明储量只可供开采44年,天然气为63年。大量事实说明,工业文明的发展造成对自然资源的过量开采,已严重威胁子孙后代的生存发展。

4. 建构绿色文明　要解决这种代内、代际不平等现象,必须建构绿色文明,用理性约束人类的行为,树立可持续发展观念,求得社会发展、经济效益和生态效益的统一。在生态文明的新时期,人类应站在可持续发展的高度,正确行使人对自然的权利和义务,使人类由牺牲环境和后代人利益为代价换来的"黄色文明""黑色文明"转变为人和自然和谐发展为特征的"绿色文明"。

●（郑文清）

复习思考题

1. 预防医学工作的伦理特点有哪些?
2. 预防医学的伦理原则有哪些?
3. 保障食品安全的伦理应对策略是什么?
4. 转基因食品的伦理问题有哪些?
5. 处理突发公共卫生事件的道德要求是什么?
6. 基层卫生工作中的道德要求是什么?
7. 生态伦理要求是什么?

推荐阅读

扫一扫
测一测

◆◆◆ 第七章 ◆◆◆

药 事 伦 理

📖 学习目标

通过对医药实践领域相关伦理问题的介绍和分析,了解药事伦理的研究意义、主要内容、基本特点及其构成要素,明确药品和医药职业道德的特殊本质及其特征,掌握药事伦理的基本原则和一般规范,提高在医药实践活动中的辨别、运用和评价能力。

【思维导图】

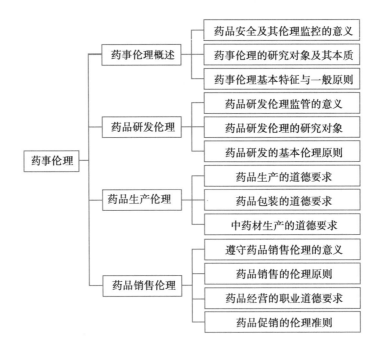

🩺 案例导入

20 世纪 60 年代初期,一种曾广泛用于缓解妊娠反应的药物"反应停"导致世界各地超过 1.5 万海豹畸形儿出生,被公认为是人类历史上最大的药害事件。

1953 年,瑞士诺华制药的前身 CIBA 药厂在尝试开发抗生素时合成了沙利度胺。4 年后,西德格兰泰药厂成功将其作为抑制妊娠反应的药物投入欧洲市场,据科学家称该药能在妇女妊娠期间控制紧张情绪、防止恶心并具有安眠作用。1960 年开始,欧洲地区新生儿畸形比例异常升高。1 年后,澳大利亚产科医生威廉·麦克布里德发现他所接生的产妇中许多都产下了海豹儿,遂提出"反应停"是致婴儿畸形的元凶,引起轩然大波。后经病理学实验证明,沙利度胺对灵长类动物有很强的致畸性。"反应停"对人与动物的一般毒性极低,但对胎儿的致畸率可高达 50%~80%。受"反应停"影响,出生的婴儿没有肢体,手脚直接连接在躯干上,看起来就像"海豹",所以被称为"海豹儿"。

经查发现,这个在市场上流通了 6 年的药品没有经过严格的临床试验。1961 年,这种药物不再销售,格兰泰药厂始终拒绝承担责任,而且刻意隐瞒了收到的有关该药品毒性的一百多例报告,致使日本等国家直到 1963 年才完全停止使用该药,又导致近千例畸形婴儿出生。直到 2012 年 8 月 13 日,在德国施托尔贝格,格兰泰公司首席执行官为曾经的错误公开道歉。

思考:为什么药事活动应当符合相应的道德要求? 医药从业人员应遵循哪些职业道德?

提示:法律的强制性约束往往只能对错误思想和行为进行惩罚和纠正,只有医药从业人员能够自觉经过"内在的道德法庭"的"审判",发自内心地感到"良心"的谴责,对自己在医药活动中的行为进行自我批判和评价,才能使自己的思想道德境界不断提高,药品质量和安全才能得到更高程度上的保障。

根据《中华人民共和国药品管理法》第一章第二条对"药品"的界定,药品"是指用于预防、治疗、诊断人的疾病,有目的地调节人的生理机能并规定有适应证或者功能主治、用法和用量的物质,包括中药、化学药和生物制品等"。

药物在人类社会历史发展中扮演了不可替代的重要角色。在人类认识和改造世界的历史进程中留下了大量有关发现、发明和使用药物的记载。例如:在中国历史上,有神农尝百草"医方兴焉",伏羲画八卦制九针"以拯夭枉","医圣"张仲景著《伤寒杂病论》抵御疫病,"药王"孙思邈为医学和药物学做出重要贡献等;在西方历史上,有提出"体液学说"的"西方医学之父"希波克拉底,在药物研究上贡献卓著的西方"医圣"盖伦,发现和改进青霉素的弗莱明、弗劳雷、钱恩等;这些都是很好的例证。可以说,在人类社会药物研发和使用的历史活动中,始终都融会着伦理精神与道德思想。

进入现代社会,以诚信为基础的市场经济制度对企业提出了普遍的伦理要求,尤其是在应对全球经济一体化带来的巨大挑战中,经济伦理成为参与市场竞争的各类主体不得不面对的重要问题。尤其是对于医药行业及企业来说,不仅要遵循市场经济本身提出的伦理诉求和社会主义核心价值观的基本要求,按照社会主义公民道德建设的要求,推动践行以爱岗敬业、诚实守信、办事公道、热情服务、奉献社会为主要内容的职业道德,同时,由于医药产品具有一般商品所不具备的特殊性,形成了独具特色的伦理精神与道德规范。

第一节 药事伦理概述

药事,从字面意义上来说,就是与药品相关的事务,包括对药品研发与生产、流通与销售及临床用药的全过程实施有效的组织、管理与监督,对于违反法律法规的行为进行追责。

药事问题事关人民生命健康,在日常社会生活和国民经济发展中起着无可替代的重要作用,是维护国家和社会稳定和谐的基础问题,受到社会各界的密切关注。药事问题不仅需要国家权力机关及授权组织以法律法规等制度形式进行管理和监督,也需要通过伦理要求的手段进行规约。

一、药品安全及其伦理监控的意义

药品不同于一般商品的特殊性,决定了其安全问题的重要性,也决定了必须对其进行伦理监控,以保障药品在生产、流通和使用等各个领域中的安全性。

（一）药品的特殊性

药品作为一种特殊的商品,具有独特的属性,主要包括高品质的可控性、正负效应兼具的两重性、更为严格的时限性及高度的专业性与专属性。

1. 高品质的可控性　高品质的药品才能发挥理想的药效、达到预期的疗效,这是医务人员开展医疗活动以实现医学治病救人目的的前提和保障。与其他一般商品的质量可以进行等级划分(如优等品、一级品、合格品或等外品等)相比,药品的质量只有合格与不合格之分,而没有级别之分。根据《中华人民共和国药品管理法》第二十八条之明确规定:"药品应当符合国家药品标准。经国务院药品监督管理部门核准的药品质量标准高于国家药品标准的,按照经核准的药品质量标准执行;没有国家药品标准的,应当符合经核准的药品质量标准。国务院药品监督管理部门颁布的《中华人民共和国药典》和药品标准为国家药品标准。"从质量管理方面来看,药品是全世界公认的管制最严格的商品之一,必须可查可控可追溯。

2. 效应的两重性　药品既有预防和治疗疾病的作用,同时也会对人体产生不可避免的不良作用或损害,即药物的副作用。药品效应的两重性正如一枚硬币的两面,在使用药品的正效应以治疗疾病的同时,不可避免地要面对其毒副作用可能对人体造成伤害的负效应问题,这就是俗语所谓的"是药三分毒"。很多药源性疾病往往是由于药品的毒副作用造成的。

3. 严格的时限性　药品的时效性内涵包括两个方面:一方面指药品生产经营部门或使用单位要有适当数量的药品储备,等候有需要的患者前来取用,也就是说只能"药等病"而不能"病等药",否则人民生命健康得不到及时有效的保证;另一方面指药品的有效期非常严格,一旦超出有效期限,必须严格执行报废销毁,不能再行使用,否则不仅无法产生预期的疗效,甚至可能变成"毒药"。

4. 高度的专业性与专属性　关于药品的研发、营销、使用、监管等活动都是非常专业的行为,通常要在具备足够专业知识和技能的专业人员或医务人员的明确指导及专业设备的辅助下谨慎进行。同时,特定的药品往往具有明确的适应证,在治疗疾病方面具有强烈的针对性,即得什么病用什么药,不像一般商品那样可以很容易找到替代品。这使得药品的生产、经营和使用等活动的开展都需要得到国家有关部门的授权认可,严格遵守相关法律法规制定的标准,并接受药品监督管理部门的管理和监督。这也决定了消费者在选择和购买药品时,具有比较明显的被动性,可选择的能力也比较低。

药物的特殊性决定了药品安全问题直接关系到人民群众的生命健康,于国家、社会及公民个体而言可谓"性命攸关",被看作关系到国计民生的重要问题,受到党中央、各级政府和全社会的普遍高度重视。为此,我国专门设置了国务院及地方各级药品监督管理部门和药品专业技术机构,负责和实施药品监管工作,制定并不断修订完善《中华人民共和国药品管理法》,建立严格的药品检验制度和药品追溯制度,对药品安全问题进行全方位的监督管理。

（二）药品安全与伦理监控的必要性

由于药品的特殊性,使药品安全只能是一个相对概念,完全零风险、绝对安全的药品在现实中是不存在的。因此,药品安全问题一直都是社会各界共同关心的重点问题。

药品安全问题可分为广义和狭义两个方面。广义的药品安全指通过对药品研发、生产、流通、使用全环节进行监管所表现出来的、消除了外在威胁和内在隐患的综合状态,以及为达到这种状态所必要的供应保障和信息反馈,其内涵可以界定为质量符合标准、不良反应在可接受的范围内、临床无用药差错和可及性四个部分。其中,药品的可及性指人们能够安全地获得药品及其合理使用的相关信息,价格在可以承受的范围之内,具有适当、高质量及文化可接受性。狭义的药品安全指药品本身的安全性问题,即按照规定的适应证和用法用量使用药品后,对人体产生毒副作用的程度。目前,国际上普遍认为,在现有认知水平之下,如果一个药品对于特定的疾病或症状和特定的人群所产生的利益大于可预见的风险,该药品就被看作安全的。

药品安全风险的来源主要包括自然风险和人为风险。自然风险又被称为必然风险、固有风险,属于药品客观存在的内在属性,即药品本身具有的已知或未知的不良反应。药品安全的人为风险是药品在制造和使用过程中出现的风险,一般是由于人为有意或无意地违反法律法规或操作规范而造成的药品安全问题,主要来自不合理用药、用药差错、药品质量问题、认知的局限性、政策制度设计及管理导致的风险等,是当前我国药品安全风险的关键因素。

药品安全是事关国计民生的重要问题,也是能够对社会稳定产生重大影响的社会问题和公共安全问题。药品安全监控是预防药品安全问题的重要保障。为了加强药品管理,保证药品质量,保障公众用药安全和合法权益,保护和促进公众健康,我国专门制定了《中华人民共和国药品管理法》,对药品安全问题进行严格监管。药品监督管理是指药品监督管理部门依照法律法规的授权,依据相关法律法规的规定,对药品的研制、生产、流通和使用环节进行管理的过程。除了采用法律制度手段外,药品安全监控还需要实施必要的伦理监控。

在进入现代社会以前,尽管有医疗卫生相关的法律法规和专门的医药机构作为强制保障,但实际上药品安全主要依赖于医药行业和医药主体的自律、社会舆论监督及市场供求规律的作用。医药行业和医药主体的自律,一方面来自随着社会文明的发展对个人与社会辩证关系和医药本质逐渐清晰的认识;另一方面,一定程度上也是在对社会舆论监督和市场运行供求规律等道德他律手段充分认识的基础上而逐渐形成的。如近代英国成立伦敦药师协会(皇家医学会的前身)来制定药品行业准则,并有权对药店进行监督检查和处罚。我国古代医药经营者则是通过商家信誉来对药品安全提供保障。传统医药行业的诚信美德在今天的一些药企得到传承和发扬,成为决定药品安全质量、企业生命长度的重要因素。

医药活动本身具有的人文属性决定了其蕴含的伦理精神和道德属性,而人类社会发展的基本规律和市场经济运行的客观规律决定了药品安全需要"德法并举",从人类社会整体利益的角度出发,对药事活动进行必要的伦理监控。

(三)对药品进行伦理监控的意义

道德作为一种促进人类实现自我完善的精神力量,能够通过道德观念、道德原则、道德规范、道德教育和评价等方式,协调医药活动领域中人与人、人与社会及人与自然之间的关系,以保障医药实践活动的有序开展,有利于医药企业和行业健康发展,维护医药市场保持良性运转,确保人民群众的生命健康安全及社会整体的和谐稳定。

1. 为人民生命健康提供伦理保障 道德作为一种"软实力",具有法律法规这种"硬手段"所不具备的优势,能够通过更为便捷和更低成本的方式达到对利益关系进行调节的目的。如果仅靠法律来调整和规范药事活动中的人际关系和利益冲突,不仅会阻碍医药事业和经济社会的发展进程,而且由于法律手段往往具有滞后性,不能对人民生命健康和财产安全进行及时有效的保护。如果参与药事活动的各方主体能够按照道德要求自觉规范行为,就能够节约社会成本,及时有效止损,最大程度上保证药品安全,为人民生命健康和社会稳定发展提供最理想化的保障。

2. 为制定国家药物政策提供伦理依据　我国始终坚持依法治国和以德治国相结合的基本方略,既重视发挥法律的规范作用,又注重发挥道德的教化作用,先后印发了《关于进一步把社会主义核心价值观融入法治建设的指导意见》(2016)和《社会主义核心价值观融入法治建设立法修法规划》(2018),以实现良法善治为目标,坚持以法治建设体现道德理念、以道德滋养法治精神的基本指导思想,在强化法律对道德建设的促进作用的同时,加强和深化道德对法治文化的支撑作用。这样的基本方略同样适用于国家药物政策和相关医药制度。

国家制定药物政策和相关制度是为了实现对药物进行全面有效管理、保障药品供应、保证药物安全、提高药物可及性等目的而制定的一系列制度性文件体系及其具体内容,是医疗卫生领域基本公共服务的重要内容,也是深化医药卫生体制改革进而实现"健康中国"战略目标的重要组成部分,最终达到维护国家和全体社会成员及人类社会整体利益的目的。这本身就蕴含着道德价值和伦理精神,反映出国家及其管理机构在进行利益关系调整中所秉持的价值观念和进行选择时所遵循的道德原则。尤其是作为法治精神的重要伦理基础的诚信观念,不仅是社会主义核心价值观的重要内容,也是建设社会主义法治文化的重要伦理基础,更是药事活动的基本伦理精神。这也是药品的特殊属性及其发展前提——安全性和有效性——所内蕴的必然道德要求。

3. 为培养德才兼备的药事人才提供道德教育　在现代药事活动中,药品终究是一种科学技术的产物,必然具有"双刃剑"的属性,加之药品本身所具有的"是药三分毒"的特殊属性,使得在药事活动开展时所涉及的每一个环节的行为中始终都伴随着可能会造成负面影响的风险。如果运用得当,药物将会造福人类;然而如果被别有用心之人利用,药物同样可以变成危害人类生命健康和社会稳定和谐的"大杀器"。因此,药事从业人员必须兼具医药技术和高尚道德两种素养,使德术统一、德才兼备,才能保证药事活动的全过程安全有序开展。这就需要对药事从业人员进行持续的职业道德教育,配合伦理监控手段,从自律和他律两个方面,帮助他们形成稳定、自觉的道德观念和道德意识,把思想道德修养和业务技术能力培养结合起来,对确保医药安全、提高医药行业的服务质量起着决定性的积极意义。

4. 为推动医药科学事业发展提供伦理支撑　医药科学的健康发展有赖于药品相关事务的和谐有序运行。在药事活动中,参与药品从研制、生产、流通到消费和监督等各个环节的相关利益群体众多,包括药品研发人员、生产厂家、销售者、消费者及监管者等在内的药事主体,因诉求不同势必引发各种各样的利益矛盾甚至利益冲突。根据马克思主义原理关于矛盾论的观点,矛盾无处不在、无时不有,也就是说,在药事活动中,不同利益群体之间产生矛盾是必然的现实问题。对于此类问题,除了采用法律法规这种强硬的刚性手段对矛盾对立比较突出或关系重大的关键问题进行整治和监督外,还需要采用伦理要求这样的柔性手段对各种利益关系进行全面调节来提升药事活动的"软环境",帮助各方参与主体不断培养道德意识和提升道德境界、自觉规范行为,同时有利于激发他们的聪明才智和个人潜能,培养爱岗敬业、奉献社会的职业精神,有效保证药品安全和药事活动的顺利开展,进而推动医药科学事业更好更快发展,并能够促进社会的精神文明建设。

二、药事伦理的研究对象及其本质

根据《中华人民共和国药品管理法》对于药品管理适用范围、对象和内容及其他药事相关法律法规和文件的规定,可将药事伦理理解为伦理学在全部医药实践活动领域中的应用。

简单来说,就是利用伦理学的理论和方法研究和解决在药品相关事务中出现的伦理和道德问题;具体来说,是医药行业从业人员在从事医药实践活动时用以解决与医药卫生相关的人与人、人与社会、人与自然之间伦理关系和道德问题的研究,以医药活动领域中的道德意识现象、道德规范现象和道德活动现象为研究对象。药事道德意识现象是指在药事道德实践活动中形成,能够对道德行为和关系产生影响的、具有善恶价值的思想观念和理论体系,包括药事道德观念、药事道德情感、药事道德意志等。药事道德规范现象是指在一定社会历史条件下,对药事活动的道德主体的行为进行指导和评价的准则,包括药事道德要求、药事道德规范等。药事道德活动现象是指运用道德理论和原则对医学道德活动中群体和个体行为进行善恶评价的活动,包括药事道德教育、药事道德修养、药事道德评价等。

药事伦理研究的本质是从人类社会整体利益出发,协调药事活动参与者之间的利益关系,使各方利益相关者的利益得到照顾和保护,使医药真正成为促进人类健康和社会发展的重要力量。药事伦理与医学伦理一样,由一定社会条件下的经济关系所决定,受社会主流道德和医药科学发展水平的制约,其研究内容会随着经济社会和医学的发展而不断丰富和扩展。

三、药事伦理基本特征与一般原则

药事伦理除了具有与医学伦理同样的特征外,如全人类性与阶级性的统一、继承性与时代性的统一、稳定性和发展性的统一及理论和实践统一,还具有医药行业自身独具的基本特征,即更为广泛的适用性、更为普遍的人道性、更为显著的稳定性。

更为普遍的人道性是指药事伦理在阶级社会中虽然会被打上阶级的烙印,但是医药科学作为一种科学技术更多地具备了客观真理性的特点,其本身不存在阶级性。尽管会受到社会中政治、文化等因素的影响,但是追求生命健康是人类社会共同的追求,使其更加表现出普遍的人道主义色彩,甚至突破了国家、民族、种族和地域的限制。如被誉为"世界药房"的印度,正是通过制度设置,突破了药品专利权的技术壁垒,使仿制药合法,成为国际上重要的仿制药生产大国,为广大患者带来了福音。

更为广泛的适用性是指药事伦理不仅适用于患者群体,以治病救人为基本目的,而且亚健康和健康人群也是药事伦理学服务的对象,促进和提高全体居民的健康水平是其基本内涵和特点。

更为显著的稳定性主要指由于药品安全是药品疗效的前提和基础,从古至今人们始终如一地重视药品质量安全。药事伦理在药品质量方面的道德要求一直以来是比较稳定的,始终要求医药从业者坚持诚信美德,确保药品质量与安全。

药事伦理除了要遵循医学伦理学有利、尊重、公正、无伤四大基本原则和医学临床伦理的最优化、知情同意、保密守信、生命价值的基本原则外,还应遵循确保并提高药品质量及其疗效、实行医药学人道主义、全心全意为人民健康服务的医药伦理原则。

(一) 确保并提高药品质量及其疗效

确保质量并不断提高疗效是药品的特殊属性,也是药品能够存在并不断发展的前提和基础。只有在确保并严控药品质量及其疗效的前提下,才能维护人民群众的用药安全和生命健康,这是发展医药事业的基本前提和必要条件。

(二) 实行医药学人道主义

人道主义是医学活动的普遍道德原则,也是药事活动应当遵循的基本原则,与社会主义经济基础和政治制度相适应,我国在医药学领域推行社会主义人道主义精神。社会主义医药学人道主义是在以马克思主义的立场、观点和方法对以往历史上的人道主义和人道精神批判继承的基础上,结合中国现实发展的需要,真正把满足社会成员的医药需求作为根本目的,以尊重和保护人民群众享有生命健康权为宗旨,全面促进医药事业的发展与进步,切实维护人类、国家、社会和个人的根本利益。

（三）全心全意为人民健康服务

全心全意为人民健康服务是社会主义医学道德原则的核心和目标,也是药事从业人员的职业道德要求。由于药品直接作用于人体,是医疗活动能够开展的基础和保障,事关人民生命健康和国计民生,因此对药事从业人员的道德要求很高。从事药事活动者应自觉遵守药学职业道德原则,以患者为中心,爱岗敬业,诚实守信,运用自己的专业知识为患者或公众服务,确保用药安全,为人民生命健康和国家经济社会持续发展提供坚实保障。

全心全意为人民健康服务必须正确处理医药人员与服务对象之间、个人利益与集体利益之间及德与术之间的关系。

1. 正确处理医药从业人员与服务对象的关系　这是药事活动中的基本人际关系,也是首要关系。医药工作者的终极服务对象是广大人民群众,直接服务对象是患有疾病的人。由于药品具有高度的专属性和专业性,使医药从业人员与患者之间存在明显的信息不对称问题。在医患关系中,药事从业人员往往占据绝对或显著的主动地位,主导着医患关系的发展方向,应对服务对象承担道义责任。这就要求医药从业者要全心全意为服务对象提供服务,以服务对象利益为重,以高度认真负责的态度做好服务工作,不断提高服务质量。

2. 正确处理个人利益与集体利益的关系　药事活动涵盖甚广,药品的研制、生产、流通、销售和使用甚至监督行为都不是个人甚至单个群体或组织能够以"一己之力"完成的,必须依靠国家的统筹和集体主义的力量。因此,药事活动从业人员和相关单位、组织必然要面对个人利益(包括单位或组织的小团体利益)与集体利益的关系问题。社会主义道德原则要求药事活动的参与者必须正确处理个人利益与集体利益之间的关系,坚持国家、集体和个人利益相结合,倡导重视和强调集体利益,以广大人民的生命健康和社会整体利益为重,同时也要注意充分保护和尊重个人的正当权益。当国家、集体和个人利益发生冲突时,个人利益应服从国家和集体利益。

3. 正确处理德与术的关系　所谓正确处理德与术的关系,就是医药从业人员与医药科学发展之间的关系。当今世界科技发展可谓日新月异,随着生命科学在 20 世纪后半期迅速崛起,新型制药方法和技术不断涌现,医药科学发展中出现了一系列道德难题,困扰着医药事业的发展,阻碍着人类对生命健康追求的脚步。这对医药从业人员提出了更多更高的道德要求。实际上,中国传统医学优良道德对该问题已经做出了非常精当的回答,即"大医精诚"。也就是说,作为一名医药从业者,不仅要具有精湛的医药科学技术,同时也要具备高尚的道德情操。

药事伦理基本原则是普遍适用于医药领域活动的一般道德原则,是医药活动的行为主体在医药领域实施所有道德实践活动(包括药品研发、生产、经营、使用和监管等全过程)所应遵循的反映医药特色的基本原则。

第二节　药品研发伦理

药品研发即研制新药,根据《药品注册管理办法》的规定,可将药品研发理解为在我国境内上市前的必经阶段。2016 年 3 月 4 日,国家食品药品监督管理总局在发布的《化学药品注册分类改革工作方案》中正式提出"创新药"概念,把新药的定义扩展至全球范围,即

"在中国境内外未上市的药品",并将"仿制药"纳入化学药品新注册的分类范围。因此,现在我国所谓的新药包括了"完全自主研发"的原研药和国外药物专利保护到期后直接使用或稍加改造生产的仿制药。目前,我国上市的药品主要以仿制药为主。

新型药品研发是一个投入高、周期长、风险大且见效缓的专业性系统工程。从投入方面而言,开发一种新的化学药物平均需要花费大约 10 亿美元(甚至更高),从药物筛选到最终成功上市往往需要数年甚至数十年的时间,而且不是所有的上市药品都能保证盈利;从成功率方面而言,自新药项目筛选阶段开始至药物临床研究阶段始终存在着成功率较低的问题,根据国际著名专业信息服务公司科睿唯安(Clarivate Analytics)Helen Dowden 和 Jamie Munro 于 2019 年 5 月 8 日发表的一篇论文(*Trends in clinical success rates and therapeutic focus*)分析显示,从 2010 年到 2017 年,虽然新药开发从 I 期临床试验阶段到产品上市的成功率没有太大变化,保持在 6%~7%,但是从 III 期临床试验到产品上市的成功率显著提高,从 2012 年的 49% 提升到 2017 年的 62%,然而,II 期临床试验产品进入 III 期临床试验的成功率在过去近 10 年中并没有显著的提高(大约为 25%),导致 II 期临床试验产品成功上市的可能性仍旧停留在约为 15%。这使新药研发工作面临着诸多困难和问题,加之药品本身所具有的科技属性和特殊属性,使医药研发相关从业者的道德素养成为保障新药研发活动安全、有序开展的重要因素。

药品研发是推动医药学发展的重要环节,是新品种药物研发是否成功并申请注册上市的基本前提,也是应对人类病种和疾病不断更新、变化的根本途径,事关国计民生,必须合法合规。根据《中华人民共和国药品管理法》规定,药品研制活动必须由具有相应资格的人员依法依规实施,符合国家药品标准并通过药品监督管理部门的评审核准后,方可获得审批并颁发药品注册证书予以上市。此外,还应当遵循相应的伦理准则和道德要求,如《中华人民共和国药品管理法》第二十条明确规定:"开展药物临床试验,应当符合伦理原则,制定临床试验方案,经伦理委员会审查同意。"所以,药品这类特殊商品的研发活动,应遵循符合其实践需要的道德要求和伦理准则。

一、药品研发伦理监管的意义

随着经济社会和科学技术水平的不断提高,人们对疾病和健康问题日益关注,随之而来的是巨大的市场需求,给药品研制企业带来了巨额收益,在市场对资本增值持续的推动力作用下,我国药品研发领域呈现蓬勃之势。然而,实际上,到 2018 年,国际上承认的、中国具有自主知识产权的原创药物数量非常少。为此,我国高度重视医药创新,尤其是实施创新驱动发展战略以后,制定出一系列相关政策和措施以鼓励新药研发,如制定科研专项支持政策并对新药的审评、审批和推广使用等关键环节进行改革,极大激发了科研人员创新创业、研发新药的热情,各方对药品创新方面的投入和研究迅速增长,使药品研发逐渐发展成为一个新兴产业。

目前,我国创新药物研发体系主要包括国家科研院所、合同研究组织(Contract Research Organization)、药企研究所、外企在华研发中心四大药品研发力量。涉及人的生物医学研究对医药研发活动提出了更为严格的伦理要求,与多方参与和资本逐利的本性等因素融汇后,使新药研发过程中涌现出一系列伦理问题,如新药研发临床试验前的动物伦理问题、新药临床研究涉及的人体试验伦理问题、新药申报审批及技术转让过程中的作假行为、不同研究者群体之间的利益矛盾等,成为急需关注并不断深化药品研发伦理的现实因素。

药品研发伦理涵盖药品研发项目的筛选及确立、药物临床前研究、药物临床研究(需要申请研究新药并获得批准)、药品的申报与审批、新药检测五个阶段,主要包括新药临床前研究、新药临床研究、新药的申报与审批及新药的技术转让四个方面的内容,对药品研发过程中的行为起认识、引导、评价、调节、规范和教育等功能,以确保医药研发活动健康有序进行。

(一) 认识和引导功能

药品研发伦理具有通过对现实中人们在医药研发活动及其存在的道德关系的研究和反映,运用善恶、荣辱、良心等范畴,反映特定社会条件下的经济关系的认识功能,帮助相关从业者正确认识自己对社会和他人的道德义务和责任,使他们的道德选择、道德行为建立在明辨善恶是非的道德认识的基础之上,认清什么是"应该"或"不应该"的行为及其标准,指引他们在进行行为选择时自觉遵守道德规范,面对工作活动中的是非善恶问题做出"正确"选择。

(二) 评价和调节功能

药品研发伦理根据善恶标准对医药研发活动领域中的相关行为进行道德评价,指导医药研发从业者的实践活动并纠正不当行为,以达到协调社会关系和人际关系的目的。道德评价是道德调节的主要形式,道德调节通过社会舆论、传统习俗和内心信念发挥作用,从现实利益关系的角度,对医药研发活动中个人对待社会整体利益和其他个人利益的角度,对善的行为给予肯定、赞扬和褒奖,对恶的行为给予否定、批评和谴责,有助于培养和提高医药研发从业人员的道德信念和道德修养。

(三) 规范和教育功能

药品研发伦理的规范和教育功能指在正确的善恶观的指引下,规范相关从业人员在医药研发活动中的行为,帮助和推动个人品德的养成,引导并促使其自觉崇德向善,同时,也可以根据道德规范的要求有目的地进行道德教育,培养从业者的道德品质和道德觉悟,督促他们履行对社会和他人负有的道德义务,养成道德习惯和高度自律性,不断陶冶道德情操、提升道德境界。

二、药品研发伦理的研究对象

根据药品研发的内容,可将药品研发伦理的研究对象确定为新药研究、新药的申报与审批及药品知识产权保护中所涉及的道德问题。

(一) 新药研究的道德问题

新药研究包括新药临床前研究和新药临床研究,其道德问题主要涉及医学科研伦理问题、新药开发人员的道德要求及药物临床试验伦理问题,主要包括医药科研中的一般道德要求、动物实验伦理、人体试验伦理、药物临床试验的道德要求等。

(二) 新药申报与审批的道德问题

新药申报与审批的道德问题涉及新药申报人员和国家医药管理机构审批人员的道德要求。

(三) 药品知识产权保护的道德问题

药品知识产权保护的道德问题指在医药知识产权保护方面的道德要求,包括专利、商标、技术秘密和商业秘密等内容。

三、药品研发的基本伦理原则

药品研发的整个过程应遵循医学科学研究的基本道德原则,在进行临床实验前应通过实验室、实验动物等实验证明其安全有效性并遵循动物实验伦理准则,进入临床试验阶段应符合《赫尔辛基宣言》提出的相关伦理精神和原则、遵循人体试验伦理规范和道德要求,此外,还应遵循药品研发的一般道德要求。

（一）动机纯正

纯正的动机是保证医药研发活动沿着正确方向前进的必要前提。无论从事哪一个阶段的医药研发活动,医药研发人员开展药品研发工作都应秉持良好的动机,必须坚持医学目的原则,坚持为人民服务的社会主义道德核心,为人民群众的健康服务,符合并服从国家、社会和人民群众的根本利益需要。这是我国医药卫生事业的基本道德原则。对于药品研发者而言,合乎道德的基本动机和根本目的应是坚持救死扶伤、防病治病的原则,为发展药学科学、增进人类身心健康服务。

医药研发工作繁杂而艰巨、长期且枯燥,如果没有为医学目的的纯正动机和为人民服务的伟大目标,药品研发工作者难以坚持不懈直至新药研制成功。因此,为了激励医药研发工作者百折不挠的拼搏精神、树立勇于献身医药研发事业的信念、迸发源源不断的创新力量,必须遵循动机纯正的基本道德原则。

药品研发从业者应在进行研发项目筛选时坚持医学目的原则,始终秉承为人类身心健康服务的宗旨,选择能够真正为增进人类健康和福利的药物研发项目;在药物临床前试验研究阶段,必须经过全面研究以获得有关药效、作用机制、反应情况和毒副作用及药物依赖性等资料,确保在进入人体试验阶段之前药物的安全性和有效性;在药物临床试验研究阶段,依然要确保药物的安全性和有效性,全面掌握药物在进入人体后可能产生的疗效、反应、最佳用法及用量等信息,准备完善的补救措施并制定预案,确保受试者的正当利益除药物不可避免的毒副作用外不受侵害。

（二）实事求是

实事求是是科学的本质属性和基本特征,是马克思主义的根本观点,是中国共产党人认识世界、改造世界的根本要求,是党的基本思想方法、工作方法、领导方法。任何不尊重客观规律、不从实际出发来研究和解决问题的行为,最终都是要被历史所淘汰和摒弃的。人类历史经验表明,任何可以被称为科学真理的理论无不是建立在客观事实的基础上的,只有坚持一切从实际出发,理论联系实际,在实践中检验真理和发展真理,这样的真理才是真正的真理、科学的真理。

药品研发活动也是科学研究行为,同样需要尊重事实,遵循人类生命健康发展的客观规律,探索和追寻抵御疾病、保卫健康的途径和方法。被誉为"中国克隆之父"的童第周曾指出:"科学尊重事实,服从真理,而不会屈服于任何压力。"只有坚持实事求是原则,才能真正揭示人类生命现象的本质和医药学的客观规律,确保药品安全性和有效性,达到防病治病、维护人民生命健康的目的。

这就要求医药研发从业者在药物研发筛选阶段,严格依照既有的经验理论、偶然的新发现或现有的临床经验等,确立研发靶标及新药实体的来源方案;在药物临床前和临床试验研究阶段,以客观事实和科学理论为依据,科学合理地安排实验设计,严格遵守操作规程和道德规范,全面保护受试对象的正当权益,如实记录实验数据及其结果,保证实验结果的准确性、可靠性和可重复性,客观真实地撰写实验报告和研究论文,如实向监督管理部门汇报科研成果和进展情况等。参与新药审批的人员,包括新药开发人员和负责药品监督管理的工作人员,也应遵循实事求是原则,如实申报和审批,坚决反对为了维护个人或小团体利益而弄虚作假。

（三）团结协作

集体主义是社会主义道德的基本原则,强调人类社会中个体互相依存的本质,只有在集体中个人才能生存发展。任何人类物质和精神文明的成果,实际上都是广大人民群众作为一个群体共同创造的。科学研究在人类社会早期或许是个人活动,但是随着人类社会的不断发展,最终演变成集体活动。即使看似个人行为的研究活动,实际上也是在不断学习和总结前人已有经验基础和理论成果基础上的创见,正如牛顿曾经说过的那样:如果说我看得比别人更远些,那是因为我站在巨人的肩膀上。任何一位科研人员所取得的成果无不是站在前人的"肩膀上"。英国著名物理学家卢瑟福就指出:"科学家不是依赖于个人的思想,而是综合了几千人的智慧。许多人想一个问题,并且每个人做其中的部分工作,添加到正建立起来的伟大的知识大厦之中。"

进入 21 世纪第二个十年,我国医药研究领域已经开始进入迅速发展阶段,跨领域创新与合作遍地开花,甚至全球视野下的跨国性合作日益增多,对于团结协作推进医药研究发展也有了更清晰的认识。2020 年 3 月 26 日,在国务院新闻办公室就中国关于抗击疫情的国际合作情况举行的发布会上,外交部副部长罗照辉明确指出:"我们希望和包括美国、美国人民在内的世界各国人民团结协作,共同抗击疫情。跨国问题需要跨国合作,中美在疫情药品研发研制方面都是走在前面的,我们的合作对双方有好处,对人类有好处。"

现代科研活动已经进入群体合作共同创造创新的时代,具备高度的群体团结协作精神成为当今科学人的基本道德素养。尤其对于药物研发活动而言,是涉及药学、医学、生物、化学、法律、伦理等多元学科的跨学科研究活动,更需要通过团队协作、整合优势资源、合理分配任务、打通上下游技术瓶颈的创新方式,从而保证科研规划的顺利完成。因此,药品研发人员在不断激励自己开拓进取的同时,应加强与其他科研人员及团体的合作,尊重和客观评价他人的研究成果,实事求是地对待双方在研究中做出的贡献,正确处理与同道及合作者的关系。

(四)尊重产权

医药知识产权指一切与医药行业有关的发明创造和智力劳动成果的财产权,主要包括药品的专利和技术秘密、商标和商业秘密、涉及医药企业的计算机软件、涉及医药企业组织人员行为的著作权及合作中的智力研究成果等。

由于药品对于人类健康的特殊重要意义,医药知识产权保护具有特殊性:一方面,要求对发明人或权利所有人所持有的医药专利权、著作权、商标权和商业秘密等给予足够的尊重和保护,以促使形成尊重知识、尊重智力成果、公平竞争的机制,调动和激励他们发挥积极性和创造性,推进医药卫生事业的发展;另一方面,为了节约社会资本、增加药品的可及性、促进人类科技和经济社会的发展,又要求发明人或产权所有人在独占市场一定时间获得丰厚市场回报后,应尽快向社会公开发明成果。因此,药品研发人员应尊重和维护专利所有权不受侵犯,但在国家出现紧急状态或特殊情况时,为了维护公共利益,根据《中华人民共和国专利法》和《涉及公共健康问题的专利实施强制许可办法》中规定的相关法律义务,对专利实施强制许可制度,遵守商标许可及转让制度,合理合法注册商标,保护药品商标权,科学规范地使用商标,自觉维护商标所有权人的利益等。

第三节 药品生产伦理

药品生产可分为原料药和药物制剂的生产两大类。所谓原料药,指通过化学合成、生物发酵和药材提取、分离等生产过程得到的药品。药物制剂的生产指将各种来源和不同方法所制得的原料药,进一步制成适合临床并符合一定质量标准的用于医疗或预防的用药形式。

笔记栏

药学研发人员通过前期药物发现到研究开发最终经过临床实验等艰巨的基础工作,成功研制出药品,但是还不能直接惠及民众,尚需通过药品生产环节使新药实现批量生产才能进入市场,进而成为具有可及性的药品。鉴于此,药品的生产制造成为药事活动中的关键环节,直接关系人民生命健康和用药安全,在医药行业和药品市场发展过程中起着举足轻重的作用,是我国国民经济的重要组成部分。为此,我国颁布《中华人民共和国药品管理法》(2019)、《国务院办公厅关于进一步改革完善药品生产流通使用政策的若干意见》(2017)、《药品生产质量管理规范》(2010)、《药品生产监督管理办法》(2020)等法律法规,对药品生产制造活动进行规范管理和严格监督,与此同时,为了进一步确保药品生产过程中的安全质量问题,还应配合道德手段,教育和引导药品生产领域从业人员不断提升道德素养、提高道德践行能力,自觉履行对人民群众和人类社会所负有的社会责任和道德义务。

一、药品生产的道德要求

药品质量是药品生产企业性命攸关的问题。确保药品质量,要求药品生产企业及其从业者严格遵守法律法规,同时也要遵循药品生产的道德要求。

(一)用户至上

用户至上是企业经营所应遵循的基本原则。对于药品生产企业而言,药品生产活动更应以人民健康为中心、以患者的实际需要作为安排生产的根本依据,"想患者之所想、急患者之所急、满足患者之所需",及时、有效、准确地满足人民群众防病治病的需要。前文在讲述药品特殊性时提到药品具有更为严格的时限性,只能是"药等人",而且药品具有严格的有效期,这就要求药品生产企业必须根据用户意向把握市场需求,确定药品生产的种类、数量、剂量、剂型等重要事项,及时组织药品的生产,提供安全有效、符合预定用途的药品,为人民群众的用药安全提供保障。

(二)质量可控

药品通常直接作用于人体,决定了药品的安全性、有效性及质量可控的至关重要性。药品生产企业所生产的药品必须符合国家法定质量要求,应树立对药品的安全性、有效性、稳定性和质量可控性负责的自觉意识,构建药品质量监督机制,确保药品质量标准及相关信息真实、准确、完整、全程可追溯,并致力于提高药品质量和疗效。

(三)安全第一

药品生产往往涉及危险化学品或危险方法,可能存在火灾、爆炸、中毒、窒息、机械伤害、化学灼伤等风险,尤其在生产过程中发生变更时还会带来新的安全风险,这就对生产企业提出了确保安全文明生产的要求,至少包括两个方面的内涵:其一是药品安全,要在药品生产全过程制定并落实科学合理的管理机制及其运行实施办法,防止药品在生产过程中因交叉污染、混淆、人为差错等发生安全风险,尽力避免或杜绝农药残留、重金属超标等因素引起的药品安全问题;其二是人员安全,即药品生产过程中一定要保护药品生产人员的人身安全与生命健康,确保生产场所、工作环境安全无害,对员工进行安全生产教育和健康教育,提高其安全健康意识,关注员工生理和心理上的需求及变化,维护员工切身利益,促使员工产生归属感,激发他们的责任意识和工作热情。

(四)保护环境

我国推行绿色发展理念,对于环境保护的要求日益严格,作为环境污染大户的药品生产企业,进行污染治理是必不可少的环节。药品生产过程通常需要消耗大量的化工原料、中间体和煤电水等物质,会产生不再具有使用价值的"三废",即废水、废气和固体废弃物,尤其对于含有剧毒的有害物质,如果不能妥善处理,将会对自然环境和生命安全产生巨大威胁。

如何减少污染、节约资源,实现经济效益、社会效益和环境效益的统一,是现代医药生产必须面对的重要问题。这就要求药品生产企业树立绿色环保理念,尽可能选择绿色环保的制药原材料,不断改进生产工艺和方法,减少有害物质的排放;对于排放物应采取相应的有效防护和治理措施,降低污染水平,自觉遵守国家制定的环保标准及要求,做好环境保护工作。

二、药品包装的道德要求

药品包装是为了方便储存、运输、销售和医疗使用,按照一定的技术和方法,使用材料、容器或辅助物品等,对药物实行的适合药品质量要求的保护措施。按照在药品流通领域中的作用,药品包装可分为内包装和外包装两大类,具有保护产品、方便使用、促进销售等功能。药品包装在材料选择、包装工艺和方法等问题上,应符合药用要求,具有良好的安全性、阻隔性、经济性和人性化等特征,还要有伦理方面的考量。

(一) 以人为本

药品包装直接为人们用药安全服务,其材料选择、功能设计和技术工艺及操作方法必须遵循以人为本的原则,不仅要确保药品包装基本功能的实现,还应照顾人们在生理、心理、审美、情感交流等方面的诉求。包装设计和材质选择应做到安全性能良好、阻隔性能适宜、便于操作和使用,一定程度上还要满足大众的审美和情感需要,如整体设计的协调性与合理性、色彩和图案的搭配与选择等方面,都应体现出人性化特征。

(二) 实事求是

作为药品的"第一宣传者",药品包装所传递的信息必须坚持实事求是原则。药品包装应科学、准确、详尽,又要简明易懂地注明药品相关信息,在显著位置或使用显著方式提示安全警示语或使用禁忌,不得任意扩大或随意修改药品疗效、适应证、有效期限、用法用量、注意事项和禁忌及不良反应等关键信息,也不能无视药品属性和实际需要而采用劣质材料或偷工减料进行包装,以免造成安全风险或经济损失。

(三) 经济环保

在全面考虑药品性质、价值、标识度等必要因素,充分满足安全、便捷、促销、心理、审美等需要的基础上,应选择绿色环保、经济节约、实用性强的包装材料和制作工艺,避免过度包装,减少不必要的资源消耗和废气、污染物的排放。

三、中药材生产的道德要求

中药是中医学使用的传统药物的总称,是过去几千年来中医学防病治病的主要武器。一般认为,凡以中医传统理论为指导,进行采收、加工、炮制、制剂,用于临床应用的药物,均可称为中药。中药来源于天然药及其加工制品,主要包括植物药、动物药、矿物药及部分化学、生物制品,以植物药居多。中药材生产包括采收、加工、炮制、制剂等过程,直接决定着药物药效及其安全质量,既是促进中医药事业发展的基础,也是现代中药产业发展的前提。

国家出台了一系列与中药材生产活动相关的法律法规。为了对中药材生产全过程进行有效的质量监管,我国于2002年6月1日实施《中药材生产质量管理规范》(GAP),国家食品药品监督管理局于2003年9月19日专门印发《中药材生产质量管理规范认证管理办法(试行)》及《中药材GAP认证检查评定标准(试行)》以保证相关工作的进行,要求对中药材进行GAP认证并实施GAP良好农业规范,在实践中注重药材质量的同时,注重产量、规范、标准化、科学等方面的优化管理,以确保更好地发挥中药材优势。国家药监局于2018年8月31日专门印发《中药饮片质量集中整治工作方案》,在全国范围内开展为期一年的中药饮片质量集中整治,取得了一定成效,然而中药材质量问题依然十分突出,成为中药获得国际认同及阻碍中医药产业发展的重要因素。

中药材生产必须遵循法律法规、接受审核监管,但是由于当前我国中药材生产领域关于中药材质量标准等指导性文件不健全、各环节对质量问题关注不够、中药临方炮制等传统工艺日渐消失、部分企业为追求经济利益不惜故意违法违规等因素,使中药材质量问题屡禁不止。法安天下,德润人心。在这种情况下,除了健全和完善法律保障外,必须加强对中药材生产企业及其从业者的道德引导,帮助他们树立正确的道德意识,促使他们以"内心的法律"自觉规范自己的行为,以提高和保证中药材质量。因此,对于中药材生产活动,除了要遵循药品生产的一般道德要求外,还应考虑中药材生产的特殊属性,遵循其特有的道德要求。

(一)尊重客观规律

中药材属于药品,但是一般可归属于农业活动,具有强烈的地域性特点,受自然环境、生态环境和管理水平等多种因素影响。现代中药材生产包括野生和人工栽培两种。野生中药材具有道地性的问题,是在中医临床长期应用实践基础上优选出来的、公认的、来源于特定产区的名优正品药材,具有品相佳、疗效好、质量稳定的特点,被称为"道地药材"。现代临床应用的中药材以人工栽培为主,包括道地药材产地的人工培植和异地种植,其中异地种植中药材一般要通过三代以上的种植筛选以考察其疗效和质量。

这种特殊属性决定了中药材生产应尊重动植物自然生长、生活的客观规律,选择在适宜的产地进行。从栽培阶段来看,由于生长环境直接影响中药材的质量,生产中应注意环境质量,采用生物防治等综合技术手段替代或减少农药的使用;从采收方面而言,中药材有效成分的含量需要足够时间的积累,应给予中药材足够的生长期限,配合恰当的采收时节、方法,"适时采收",在确保中药材有效成分含量的同时保证经济利益;关于中药材的加工炮制,要根据药物的属性及其应用的客观需要,采取得当的加工处理办法进行炮制,坚持"以法炮制""尊古炮制"的原则,以保证药效和用药安全;对于中药材的贮藏,应根据动植物的特性选择贮藏环境和场所,注意保质期、温湿度、采光度等因素,防止因贮藏不当造成中药材发霉变质,使中药材疗效降低甚至丧失,造成经济损失和资源浪费。

(二)坚守道德诚信

中药材质量是中医药产业的生命线,是中药质量的源头和保障。国家对药品生产监管不断加强,对药品质量的监管力度不断加大,医药行业对药品质量高度重视,然而中药材不合格者在全部不合格药品中所占的比例依旧很大。当前中药材质量面临很多问题,如药品标准不完善,中药材可控性差、可溯性不强,中药材企业自身质量管理意识不强等,加之中药材品质的辨别更具有专业性,一般消费者不具备识别真假优劣的能力,更加依赖于中药材生产者的道德自觉。

坚守道德诚信是自古以来中药行业的"金规则",一些百年中药企业都是诚信经营的典范,即使没有严格的法律监管手段作为强制力保障,仅仅依靠着诚实信用这个法宝就赢得了群众的口碑和企业的金字招牌,至今仍在医药市场上占据优势地位。因此,中药材生产企业及从业人员应给予高度重视,从源头抓起,在生产过程中严格控制原药材的培育和选购,严格按照炮制规范要求加工生产,严控药材或饮片的贮藏条件,维护"道地药材"的美名,真正把诚信作为中药企业的基本原则。

第四节　药品销售伦理

药品销售是药品营销中的一个重要环节,是药品生产厂家或企业对所生产药品进行宣传推广,以吸引或寻找客户的活动。根据 2019 年 8 月 26 日第十三届全国人民代表大会常务委员会第十二次会议第二次修订的《中华人民共和国药品管理法》第五章第五十一条规定,药品销售主要包括药品批发和药品零售两种基本活动,从事这两类活动必须经相关药品监督管理部门批准并取得药品经营许可证,且到期重新审查发证;无药品经营许可证的,不得经营药品。

我国药品销售的历史发展大体上可分为三个阶段。第一个阶段,是在改革开放之前,由国家相关部门采用计划经济的模式,以行政调拨的手段对药品的流通进行统一调配和管理,实行省、市(地)、县三级药品采购供应管理制度。这一时期的药品销售,由于采取统产统销的方式,不存在众多药企互相竞争的问题,还不具备现代药品市场营销的内涵。第二个阶段,也是真正意义上药品市场营销的开端。改革开放以后,随着医药跨国公司进入中国,医药事业蓬勃发展,医药企业逐渐增多,为了在药品市场中赢得一席之地,开始出现并逐渐兴起了具有专业临床理论指导、专门队伍建设,尤其具有先进市场营销理念的药品经营和销售活动。然而,这股风潮来得太快太猛,以至于我国相应的市场监管制度和体制没有建立起来,使得当时的药品销售市场一度出现混乱局面。第三个阶段,国家于 1998 年专门成立药品监督管理局,对药品的研发、生产、销售等各个环节进行规范化管理,推行并不断深化医药卫生体制改革,建立并健全药品供应相关制度,尤其对药品市场实施了系统性规范管理和整治活动,药品销售活动日益成为现代市场营销中的一部分,以客户需求为导向,有意识地开发并有效地创造客户。目前我国药品销售市场已经进入良性发展阶段。

如果说药品的研发、生产等环节是"万事俱备",那么药品销售就是保证药品安全的"东风"。药品安全与人民生命健康利益密切相关,因而在销售活动中不仅要严格遵守相关法律法规,同时应具有更为强烈的人文关怀和道德属性。药品销售活动中的主体,包括制药企业、药品经营企业、医药行业协会及具体从事药品销售的从业者,应坚持社会主义核心价值观,培育企业伦理精神,遵循药品行业道德原则,遵守药品销售的道德规范,这是新时代中国特色社会主义市场经济建设与发展的内在要求。

一、遵守药品销售伦理的意义

中国的药品市场位居世界第二,医药产业正处于快速发展时期,尤其在大力实施健康中国战略以后,医药市场更加国际化,产业集中度进一步提升,创新、质量与合规正在成为医药产业发展的主旋律。与此同时,医药市场不断扩容,环境日渐复杂,涉及医药类的经济犯罪案件时有发生,收受"红包""回扣"和过度医疗等行为屡禁不止,医药市场正常运行秩序受到严重破坏,已经引起国家职能部门的高度重视。

药品销售是保证药品安全的重要环节。随着我国医药行业的快速发展和实施"走出去"战略步伐的加快,深入推进医药企业伦理准则的实施,加强药品安全监管工作,打击商业贿赂,促使医药经营相关利益主体遵循共同的商业道德准则,对于塑造中国健康的医药产业环境、规范医药市场秩序、提升中国企业的国际形象具有积极意义。

(一)促进医药企业自身持续良性发展

医药企业与医疗体系及经济社会之间关系密切,是医药市场的活动主体,应当承担相应的社会责任和道德义务。具有良好营销伦理的医药企业为自己提出了更高的社会责任要求,向社会成员提供更优质的产品和服务,塑造企业良好的自身形象,增强了企业和品牌的可信度,提升了市场竞争力,为社会和企业带来了双赢的局面,为企业发展形成了良好的外部环境。秉持共赢理念的企业会全面尊重和保障利益各方的需求和利益,形成良好的矛盾协调机制,能够降低运营成本,同时具有更强的凝聚力,从而形成巨大的内部力量,促使企业健康可持续发展。

（二）维护药品市场规范、有序、健康发展

企业与市场是不可分割的关系。药品销售企业应药品市场的需要而存在，作为市场中的重要主体，是连接药品生产厂家和消费者（医疗机构）的关键媒介。医药销售企业能否做好药事服务的最后关键环节工作，把药品安全准确地"送达"消费者的手中，是药品市场运行机制能否有效发挥的基本条件之一。企业行为构成市场行为。对医药企业而言，如果能从伦理的高度去理解自身在社会中的定位，从社会整体利益和人类长远利益着眼，自觉规范企业的行为，药品市场秩序就能得到更好地维护，药品市场也能更加规范、有序、健康地运行。

（三）推动经济社会和谐发展和人类文明进步

市场经济本质上也是伦理经济，企业不仅要依法经营，更要遵循道德准则。医药企业建立与社会主义经济制度相适应的道德规范意识，主动按照社会主义经济伦理的要求行事，这是社会主义市场经济的本质要求，也是社会主义社会优越性和先进性的体现。医药销售企业加强伦理建设，在面对市场激烈竞争、实现盈利的同时，应主动承担起对消费者和社会的责任，坚决保障人民用药安全和生命健康，既是推动社会主义经济社会和谐发展的必然条件，也是促进社会主义精神文明建设和人类社会文明进步的重要力量。

二、药品销售的伦理原则

药品能否安全、顺利地到达患者手中（或经医疗机构）并得到正确合理的使用，药品销售是非常重要的一个环节。随着医药伦理要求规范在医药领域的推动，医药经营活动中的主体必须遵守共同的商业道德准则，确保药品质量，承担社会责任，维护公平公正的药品市场环境。

（一）企业营销伦理的基本原则

营销伦理是营销主体在进行营销活动时处理各种利益关系所应遵循的伦理标准和道德规范的总和。营销伦理研究肇始于 20 世纪 70 年代，随着对企业社会责任的认识和研究逐渐深入，企业营销行为日益受到关注，尤其是第二次世界大战以后，欧洲经济迅速发展，违背伦理精神的营销行为频现，对社会、市场和企业本身造成了巨大的伤害。以美国堪萨斯大学为代表的高校、科研院所最先发起并组织对企业营销伦理的研究，一些大型公司也主动建立伦理委员会，制定道德标准，希望能够解决这一道德难题。

市场经济以诚信作为基础，本身对企业行为就提出了道德要求。然而，个别企业为了追求利润最大化、在激烈的市场竞争中占据有利地位，往往会偏离经济的道德标准。为了规范企业营销行为，我国对企业营销伦理也开展了相应的研究，目前主要包括诚实守信、公平正义、互利互惠、顾客至上、社会责任五大基本原则。医药销售企业作为营销主体，也应遵循上述基本原则。

1. 诚实守信　诚实守信是市场经济的本质要求，也是企业在从事营销活动时应遵循的最为基本的道德准则，更是中华优秀传统美德的重要内容。

在中国传统文化中，诚是自然的客观属性，即所谓的天道；信是人对天道有所体认之后而仿效行之，应作为人道。故而儒家文化将诚信看作为人之道的核心思想，乃立身处世之本，给其赋予了"全德之名"。在商业行为兴起后，诚信又成为商家的"金字招牌"，出现了以"徽商"为代表的"儒商"群体。

市场经济就是信用经济，诚信是市场经济机制正常运行的基础要求。在建设有中国特色社会主义制度的背景下，诚信是社会主义道德建设的重点内容，强调诚实劳动、信守承诺、诚恳待人。诚信也是社会主义市场经济制度的基本道德原则,要求企业合法规范经营,以质量求生存、以创新求发展,维护消费者的合法权益,坚决抵制欺诈、违约、失信等违法背德的行为。

2. 公平正义 公平是为了保障全体社会成员不受侵犯的社会契约,也是维护社会稳定和谐的普遍道德准则。我国对社会公平问题的认识有一个逐渐深入的过程,社会主义市场经济的分配原则从最初"坚持效率优先、兼顾公平"转向了"更加注重维护社会公平正义",并把公平正义确定为社会主义制度的本质要求。建立公平的市场竞争秩序,是市场经济健康发展的前提条件,也是社会实现公平正义的重要手段。对于企业而言,公平正义原则应该包括:权利义务对等,即法人主体之间地位平等,享有同样对等的权利和义务,实现自愿、自主经营;机会均等,即企业在市场竞争中实现程序正义,享有同样的参与机会、选择机会和成功的机会;分配正义,指按照我国现行以按劳分配为主、多种分配方式并存的社会主义市场经济分配制度,而且"更加注重维护社会公平正义",在商品交易中奉行等价交换和事实公平的原则。

3. 互利互惠 互利互惠是维护社会稳定和谐的重要原则,是调节人际关系及其行为的基本道德准则,也是现代推销理论的重要原则,更是商品交易行为追求的最佳结果。

互利互惠是商品行为能够实现的基础。在商品交易中,买卖双方的目的都是得到自己所预期的利益,只有在双方都相信能够达成这样的目的时,交易行为才能自觉地实现并顺利完成。可以说,市场经济本身就是以互利共赢为终极目的的,也是社会主义市场经济发展的本质要求。

互利互惠原则反对经营主体采用一切违法违规行为或采用不正当手段、非互利方式来追求自身利益,要求企业在营销活动中客观分析和正确评价参与各方的利益,承认在经营活动中参与各方的付出都有获得相应回报的权利,应在关注并获取自己付出所应获得的回报的同时,对等地给予或帮助其他参与主体获得相应的回报。互利原则肯定参与经营活动的各主体的自利追求,但又对其加以限制,要求他们接受社会理性的引导,努力寻找自利与利他之间的平衡点,在自利的同时实现利他,实现利己和利他的辩证统一。

4. 顾客至上 即树立以消费者为中心、把消费者的需要和为顾客服务摆在第一位的观念和思想。消费者是市场经济活动的重要参与者,也是商品生产和营销行为的终极目标群体。建立消费者关系是营销的终极目标,也是解决市场供求矛盾的关窍所在。因此,市场经营主体必须树立顾客至上的观念,围绕顾客的需求和满意度展开工作,想顾客之所想、急顾客之所急、满足顾客之所需,只有这样才能在激烈的市场竞争中始终占有一席之地,在服务顾客的同时实现盈利。

5. 社会责任 企业不仅要遵循市场经济的客观规律追求利益最大化,对股东和员工承担法律责任,同时肩负着重要的社会责任,要承担起对消费者、社区和环境的责任。在我国,企业社会责任问题是进入21世纪以后才开始受到广泛关注的。对于企业来说,尽管盈利仍然是企业存活的基本条件,但是实现企业经济责任、社会责任和环境责任的动态平衡,已经成为现代企业的根本要求。企业落实社会责任,不仅能够树立良好的企业声誉和品牌形象,还能增强利益相关者和投资者对企业的信心,提升企业自身的魅力和竞争力。社会责任原则要求企业自觉将企业利益与社会利益统一起来,遵守法律法规,遵守社会公德、商业道德和职业道德,尊重和维护员工合法权益,主动承担资源和环境保护的责任,接受政府和公众的监督。

(二)药品销售伦理的基本原则

医药企业作为市场经济制度的产物,逐利是医药企业能够存活的必要条件,但是如果仅仅等同于一般市场主体,就是对其自身的狭隘理解和错误定位。作为药品这一特殊商品的经营者,药品经营企业应当更加积极自觉地承担更广泛的社会责任。

2013年10月29日,中国化学制药工业协会、中国医药保健进出口商会、中国外商投资企业协会药品研制和开发行业委员会(RDPAC)等九大协会根据亚太经合组织(APEC)在2011年9月在墨西哥城发布的生物制药领域的商业道德准则,即《墨西哥城原则》,联名推出《医药企业伦理准则》。随后,2014年5月27日和2015年6月29日,这九家协会先后组织召开"医药企业伦理准则中国论坛",希望能够进一步推进实施《医药企业伦理准则》,加强行业信用体系建设,努力营造公平有序的竞争环境,强化医药卫生行业及监管机构之间的协同,进一步规范"医"和"药"交流。

《医药企业伦理准则》以《墨西哥城原则》为蓝本,号召所有生物医药行业利益相关者拥护共同的道德标准,对医药购销行为中的促销、学术会议、娱乐休闲、礼品、培训、样品、临床试验等16个领域进行了细致地规范,确定了以医疗保健和患者为中心、诚信、独立、合法、透明和责任的六大伦理原则。

1. 以医疗保健和患者为中心　药品营销企业应以医疗保健和患者利益为中心,为医疗机构和患者提供安全的药品和高品质的服务,确保患者在医疗活动中的利益最大化。

2. 诚信　恪守职业道德操守,坚持诚信经营,提供真实、准确的信息,基于诚信的价值观自觉规范自己的行为。

3. 独立　药品营销企业应具有独立的伦理精神,秉持自愿平等的原则,自主决策。

4. 合法　自觉遵守和执行国家法律法规,严格执行《药品管理法》和《药品生产经营质量管理规范》等医药相关的各项法律规定。

5. 透明　相关信息和资源要如实向社会公开,自觉接受消费者、政府监管部门和新闻媒体的监督及企业之间、行业之间的相互监督。对于临床试验,明确要求所有由企业出资或提供帮助的临床试验(第Ⅰ~Ⅳ期)应确保其有利于患者或新药研发,必须确保其研究成果发布的透明性和可靠性。

6. 责任　坚持企业利益与社会利益统一的原则,自觉承担社会责任和环保责任,维护消费者的合法权益,维护社会公共利益。

2018年7月6日,中国化学制药工业协会、中国医药保健品进出口商会、中国医药创新促进会、中国外商投资企业协会药品研制和开发行业委员会等25家行业协会与医疗专业协会共同签署了《中国制药及医疗器械领域伦理合作共识框架》,表明了自觉自愿恪守伦理准则的信心和决心。2020年10月26日,由中国化工制药工业协会、中国中药协会、中国生化制药工业协会、中国疫苗行业协会、中国医疗器械行业协会、中国外商投资企业协会药品研制和开发行业委员会等6家全国性行业协会联合开展、河北省医药行业协会主办的"医药行业信用建设及合规管理研讨会"上,介绍了行业信用信息共享平台——信用医药卫生网的建设进展和面向全行业的信用服务,并退出首个由协会联合制定的医药行业合规规范《医药行业合规管理规范》,呼吁全国医药企业积极投身行业信用体系建设、参与合规规范的研讨活动,群策群力,共筑医药行业信用长城。可以说,当前我国医药企业已经形成了在全国范围内推行医药企业伦理准则的共识,对于规范企业经营行为、加强行业自律、净化药品市场、重新赢得消费者对药品经营企业的信心具有积极作用。

三、药品经营的职业道德要求

药品的特殊性决定了药品销售企业不仅要遵循一般商业道德准则,还要遵循药品特殊的购销伦理。

笔记栏

现代医患关系逐渐呈现时代特征:第一,经济关系占主导,在资本导向和市场竞争压力下,药品经营者易受商业化影响而企图不计后果地追求利润最大化,从而伤害他人或社会利益;第二,民主化趋势显著,随着全民素质的提高和互联网的普及,"知识型"患者不断增加,医患之间民主化趋势日益增强,这是社会发展进步的表现,但是也导致了患者不再将医者看作"父母",医患之间的信任关系常常受到冲击和挑战,患者一方面希望得到更多的用药指导,另一方面又常常质疑医药从业人员提供建议的权威性,这对药师和药品营销人员提出了更高的要求;第三,医患关系调节手段日益规范化、法律化,"知识型"患者的增多还表现在患者群体法律意识增强的现象,使医患之间契约关系突显,越来越多的患者在出现纠纷时寻求行政或法律的手段解决问题。这些特征同样在药品经营者与药品消费者之间呈现,对药品经营从业人员在专业水平、法律意识等方面提出了更高的道德要求。

对于需要直接面对患者的药师和药店零售人员,不断提升职业素养和道德境界是市场经济发展的必然要求,也是确保药品安全、维护患者利益的客观需要。由于药品具有显著的专业性和专属性,患者在选购药品时,与药师或药品经销人员之间形成了信息不对称性,消费者选购药品看起来是具有自由选择权,实质上这种选择的自由往往是非常狭窄或难以落实的。治疗疾病的药品需要高度的专业知识作为指导依据,即使阅读药品说明书看似适用的药品,由于其专业性和专属性常常难以准确判定适应证,在实际使用中也会存在安全隐患或禁忌,况且临床诊疗中还存在超出药品说明书的用量和用途使用的情况,仅仅根据症状自行选择药品并非易事,需要医护人员或专业药师综合考虑患者的病情进行用药指导。可以说,在药品选购问题上,消费者严重依赖甚至完全依靠医生开具处方或专业药师及药品营销人员的指导。这种情况有时也会出现在医药代表和医药机构的执业药师之间,因为医药代表应该是最了解自己所推销产品的人。因此,作为药品经营者应该遵循更严格的道德标准和更高的道德要求。

进入 21 世纪以后,我国对药品安全问题的重视程度日益提高。2012 年 9 月 4 日,国家发展改革委、人民银行、工业和信息化部、商务部、卫生部、工商总局、食品药品监督管理局七部门联合印发了《关于进一步加强药品安全信用体系建设工作的指导意见》,提出要积极发挥行业协会的推动和自律作用,抓紧出台《药品流通企业诚信经营准则》的行业标准,鼓励行业协会推进诚信体系建设。2012 年 12 月 1 日起实施了《药品批发企业物流服务能力评估指标》《零售药店经营服务规范》《药品流通企业诚信经营准则》《药品流通行业职业经理人标准》《药品流通企业通用岗位设置规范》五个药品流通行业标准,这五项标准是我国首批出台的药品流通行业标准,可作为药品经营行业工作人员道德要求的依据。

(一)依法诚信经营

药学技术人员或经营者要遵守药品经营活动相关的法律法规,严格依法照章纳税,杜绝做假账行为;在接待客户或消费者的过程中要以诚相待,严格践行服务承诺,与客户或消费者建立信任关系,尤其在销售宣传时应符合相关法律法规,正确介绍药品的治疗作用及预期效果,做到广告信息合法、真实、准确,禁止夸大宣传、强行推荐、诱导消费等药品促销行为。

《药品流通企业诚信经营准则》对药品流通企业明确提出了四个方面的基本要求:药品流通企业应遵循国家有关法律、法规的规定,做到合法合规经营;树立社会主义核心价值观,坚持以人为本,恪守职业道德;建立诚信机制,建设信用文化,推进全行业的信用评价体系建设;积极参加由政府部门组织的诚信经营创建活动。同时,在主要内容里,将"诚实守信"确定为五个方面的具体内容,即:第一,建立完善的药品质量管理体系,确保经营药品的质量,杜绝经营假冒伪劣商品。按照有关规定,配合政府监管部门和供应商对质量有问题的药品实行召回。第二,严格执行药品价格政策,明码标价,货真价实,质价相符,计量准确,杜绝各种形式的价格欺诈行为。第三,严格按照合同规定行使权利、履行义务,严守商业信用,树立诚实守信的良好形象。第四,维护市场公平竞争秩序和竞争规则,反对采用不正当手段进行恶性竞争。在营销活动中不应诋毁其他企业声誉,不应使用账外暗中回扣、恶性压价或合同外让利等非法促销手段,杜绝医药商业贿赂行为。第五,尊重他人知识产权,培育和维护自主知识产权,杜绝侵权事件的发生。

（二）患者利益至上

药品经营者应坚持"信誉第一、顾客至上"的服务宗旨,树立"以客为尊、服务至诚"的服务理念,制定覆盖售前、售中和售后全过程的服务准则和服务流程,遵循方便患者购药的原则,为患者提供安全有效、经济合理的药品及合法、规范、优质的专业药学服务,自觉维护客户与消费者的合法权益,保障患者的生命安全和健康利益。对于药品零售企业,在营业期间应配备有咨询能力的药学技术人员值班,保证消费者咨询活动能够以合理合法的形式进行。

（三）严控药品质量

药品经营者应制定完整的购销管理、质量管理、物流管理等相关制度、规范和操作流程,确保经营药品的质量,坚决杜绝假药,注意不卖过期药。应严格遵照《中华人民共和国消费者权益保护法》等法律法规和《药品经营质量管理规范》规定解决退换货、服务质量问题。因商品质量问题导致消费者退回的药品,应做好销后退回记录,并进行质量查询和处理。

（四）精进服务技能

药品经营者应耐心倾听消费者提出的问题,充分了解消费者的需求,详细询问和解答消费者的用药疑虑,细致分析,收集客户信息,防止用药意外发生。应自觉学习药学相关的新知识、新技能,熟练应用药学服务的基础专业知识为消费者当好药品咨询的参谋,正确介绍所经营药品的功效,认真负责、热情周到地指导消费者合理使用药品。如果药品营销企业位于外国人居住或活动集中区域,应具备外语服务能力。

四、药品促销的伦理准则

药品具有与其他一般商品共同的基本属性,在经营活动中,药品经营企业及其工作人员需要采用相应的促销手段推销生产或代理的产品,以实现其经济利益和市场价值。然而,在药品促销活动中,药品的特殊属性决定了其在促销时要遵守《中华人民共和国药品管理法》（2019年12月1日）、《药品广告审查发布标准》（2007年5月1日）、《药品、医疗器械、保健食品、特殊医学用途配方食品广告审查管理暂行办法》（2020年3月1日）等相关法律规范,同时也应遵循相应的道德要求和伦理准则。

1988年,世界卫生组织（WHO）首次以6种语言出版了适用于处方和非处方药物、传统药物及其他医药产品促销行为的《药物促销的伦理准则》,被1994年5月举行的第47届世界卫生大会采纳,要求所有世卫组织成员国及其他相关团体广泛传播并给予特别关注。在该准则中,促销（promotion）被定义为制造商和销售商提供的信息性及引导性的活动,其作用为引导处方、供应、采购及/或药物使用。

药品促销应符合以下基本原则：①药品得到合法批准,销售公司得到合法批准；②促销活动方式符合国家的政策、法律或一般道德规范；③关系到药品的所有促销口号必须真实合法、准确可信,促销宣传资料应有科学依据,最时新并经得起检验,读起来通顺,没有误导或不真实语言,没有导致药物不正确使用及类似冒险的遗漏；④必须为医生、药师（具有处方权的人）或其他索求者提供科学资料,不能以经济或物质利益作为促销形式,医生也不能索取、收受以上物质利益；⑤药品的科学宣传及教育活动不应专门用作促销目的；⑥健康保健食品不能宣传为治疗作用;⑦新药上市后的监测(如Ⅳ期临床)不能作为促销的伪装形式。

对于药品广告促销,针对不同群体的特点有不同的道德要求:①对于医师和卫生工作者的广告,用词和说明应与相关的药物或其他相似来源的资料数据相一致,内容必须通俗易懂;②对于公众的广告,应能使人们对法律上允许的非处方药做出合理使用的决策,使用非专业性用语时,资料应与经证实的科学数据或其他法定承认的科学基础一致,不能使用给人们带来恐惧或不适的语言,向消费者准确、诚实地提供价格信息,同时不应利用人们关心自己健康的迫切心理而获取过分的经济利益,处方药、麻醉及精神药物不能向公众做广告,也不能直接针对未成年人做广告。

对于以促销为目的提供免费样品的问题,《药物促销的伦理准则》提出,对于法定处方药物的免费样品,应根据医师的申请有节制地提供;对于向大众提供的非处方药物,免费样品应根据各个国家实践需要及法律规定确定。

━━━━━●(费丹丹)

推荐阅读

扫一扫
测一测

复习思考题

1. 药品与一般商品相比较而言,具有哪些特殊属性?
2. 药事伦理包括哪些基本原则?
3. 在新药研发活动中,应遵循哪些基本道德要求?
4. 从事药品生产活动应遵守哪些道德要求?
5. 开展药品销售活动应遵循哪些伦理原则?

◆◇◆ 第八章 ◆◇◆

临床诊治工作伦理

📝 学习目标

　　通过学习临床诊治工作伦理要求，了解临床诊治工作的道德特点，掌握临床诊治工作的道德原则和临床诊断、药物治疗、手术治疗工作的道德要求，以及急救工作、传染病诊治工作和医技工作的道德要求，为毕业后的临床诊治工作奠定伦理理论基础。

【思维导图】

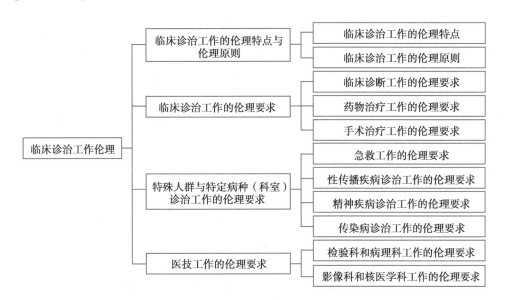

🩺 案例导入

　　2007 年 11 月 21 日 14 时 50 分，22 岁的李某在丈夫肖某的陪同下，来到北京某医院呼吸内科就诊，初步诊断为重症肺炎并妊娠 36 周。李某入院后，由于病情危重，随时可能危及自身及胎儿生命，医生建议马上实施剖宫产手术终止妊娠，以挽救母子生命。肖某签字称："拒绝剖宫产生孩子，后果自负。"医生反复劝说其在手术同意书上签字，肖某始终拒绝。最终，李某抢救无效，母胎双亡。经法医鉴定，李某死于妊娠晚期重症肺炎，继发重度肺水肿，最后呼吸衰竭。

　　思考：临床诊疗工作的道德原则有哪些？在临床诊治工作中怎样遵守及时原则、准确原则、有效原则、择优原则及知情同意原则？

　　提示："以患者为中心"必须体现在临床诊疗的具体过程之中，而不能停留于口头和思想。在每一具体的临床诊疗工作中都有其特殊的道德要求。医务人员要依照这些原则和要求,规范自己的诊疗行为,尽可能地避免诊疗过程所带来的不良影响,以利于患者的健康。

临床诊治工作是医务人员实现救死扶伤职责的具体表现,在其过程中,将精湛的医疗技术和高尚的伦理素质相统一,才能全心全意为患者服务,有效解除患者的病痛,促进其早日康复。

第一节　临床诊治工作的伦理特点与伦理原则

临床诊治伦理是医学伦理学的一般原则在临床医学实践中的具体应用,是临床诊疗工作中协调患者与医务人员、患者与医院、患者与社会、患者与家庭关系的行为规范的总和,是医务人员在临床工作中必须遵守的伦理原则,也是医务人员职业伦理的集中表现。

一、临床诊治工作的伦理特点

(一)既要关注疾病,又要重视患者

在生物医学模式背景下,医务人员对疾病开展了大量的实验研究,从而促进了医学技术的迅速发展和医务人员诊治水平的提高,增进了人们的健康,延长了平均寿命。但是,生物医学模式只关注患者的局部病变而忽视了人的整体性,使医务人员只关注疾病而忽视了与患者的沟通、交流。生物-心理-社会医学模式要求医务人员在诊治疾病时要以患者为中心,既关注疾病又重视患者。为此,医务人员必须更新知识,注重人文素质,培养与人沟通、交往的能力,不断加强医德修养,以适应现代医学模式的要求。

(二)既要发挥医务人员的主导性,又要调动患者的主动性

在诊治疾病的过程中,医务人员掌握诊治疾病的知识,具有解决患者问题的能力和经验,处于主导地位,因此,医务人员必须要发挥其主导作用。然而,患者是服务的对象,医务人员发挥主导性有赖于患者的主动配合和支持,只有两者密切配合才能取得良好的诊治效果。医务人员应调动患者的主动性,使患者主动参与到诊疗过程中。如果医务人员抱着绝对权威的心理,把患者置于消极被动的地位,将影响诊治工作的顺利进行,甚至发生误诊、漏诊和医疗事故。

(三)既要维护患者利益,又要兼顾社会公益

在临床医疗工作中,维护患者的利益是医务人员诊治疾病的出发点和归宿点,是取得最佳诊治效果的重要保证。因此,医务人员在诊治疾病的过程中,第一,要尊重患者的知情选择权和知情同意权,并在合理、可行的范围内尽力保证患者自主性的实现,当患者选择对自身弊多利少的诊治方案时,医务人员应出于高度负责的精神,耐心说服患者选择利多弊少的诊治方案;第二,要坚持一视同仁地对待患者,特别是对精神疾病患者、残疾患者、老年患者等,需要更多的同情心和关心;第三,发现有损害患者利益的现象要敢于抵制、批评,随时保护患者的生命和健康。在维护患者利益的同时,还要兼顾社会公益。一般来说,在诊治过程中,患者的利益和社会公益是一致的。但有时两者在某些患者身上也会出现矛盾,如有限卫生资源的分配、传染病患者的隔离等。医务人员要正确掌握分配权利,说服患者为了社会公益而牺牲个人利益,但要保证患者的利益损失降低到最低限度。

（四）既要开展躯体疾病服务，又要开展心理和社会服务

在疾病的诊治过程中，既要注意生物因素的作用，也不能忽视心理、社会因素对疾病的影响。因此，既要做出躯体疾病的诊断，又要进行心理、社会适应性方面的诊断。在疾病诊治过程中，既要注意药物、手术、营养等方面的治疗，又不能忽视心理治疗和社会支持。总之，在诊治疾病的过程中，医务人员应提供全面服务。

二、临床诊治工作的伦理原则

临床诊治工作的基本伦理原则适用于医务人员对患者进行诊断和治疗的过程，包括及时原则、准确原则、有效原则、择优原则和知情同意原则。在这些原则的指导下，医务人员能够规范职业行为，实现为患者提供优质服务的目的。

（一）及时原则

及时原则就是要求医务人员力争尽快地对疾病做出诊断，主动迅速地治疗，并认真适时地根据患者的要求和疾病变化做出反应。临床诊疗工作是一项时间性很强的工作，它的成败在很大程度上取决于对诊治时机的把握。所以，医务人员要充分认识这一特点，树立"时间就是生命"的诊治观念，尽早、全面地发现、分析患者的每一个症状和体征，充分应用现代医学科学技术，遵照循证医学的基本原则，采取相应的诊疗措施，做到早发现、早诊断、早治疗。及时原则需要医务人员以患者利益为重，努力在诊疗决策和医疗救治中做到决策果断，措施正确，行动迅速，操作稳准，动作快捷，以最快的反应不失时机地为患者进行诊疗，赢得患者及家属的信任，树立医务人员的良好形象。由于疾病的发生和变化往往具有突发性，因此，在诊疗过程中，医务人员要做到眼勤、嘴勤、手勤、脚勤，多询问病情，及时发现病情变化，把握诊疗的最佳时机，为患者提供及时、有效的诊疗服务。当患者对诊治过程提出疑问和要求，如对诊治手段的询问、对预后的关切及对医疗费用的质疑时，医务人员应选择合适的时机做出及时的解释和实事求是的答复。

及时原则贯穿于医务人员的临床诊疗工作中，集中体现了医务人员对患者的尊重爱护和高度负责的医德品质。医务人员只有在诊治活动中认真贯彻和履行及时原则的医德要求，才能摆脱疾病变化等不利客观因素的制约，取得较为理想的治疗效果。

（二）准确原则

准确原则就是要求医务人员积极地充分利用现实条件，严肃、认真、科学地做出符合病情实际的判断，给予患者准确诊断、准确治疗。准确原则首先是医务人员在诊断疾病、认识疾病正确程度上的要求。医务人员要做到准确原则，要从询问病史、体格检查等最基本的诊断方法入手，并结合患者的病情，综合分析后审慎选择有目的的辅助检查，既不可以盲目地做"撒网式"的检查，也不可以简单地囿于患者的主诉。在充分利用医疗适宜技术的基础上，根据患者的病史、症状、体征和辅助检查结果，认真、细致、全面地分析研究，经过去粗取精、去伪存真的思考，做出准确的诊断。准确原则要求准确诊断不是孤立的，是同诊疗活动的其他环节密切联系的，在准确诊断的基础上给予患者准确治疗是准确原则的目的。

医务人员正确地理解和贯彻准确原则对整个诊疗活动具有非常重要的意义，它能体现医务人员严谨科学的工作作风，能保证医务人员的治疗活动具有积极的意义，能保证对患者实施正确有效的治疗措施，从而达到良好的治疗效果。

（三）有效原则

有效原则就是要求医务人员运用熟识并掌握的科学手段，认真实施对疾病具有稳定、缓解、转归效果的治疗措施，是对医务人员选择何种治疗手段的质的规定。所谓科学的诊治手段就是符合医学客观规律的手段，具体地说就是经过科学论证并已被大量应用于临床，并证

明客观、有效的诊治手段。为了实现有效原则,医务人员应该不断提高自身的素质,努力掌握医学科学手段。因为医学科学手段能否取得应有的疗效,不仅取决于它自身的效能,而且取决于医务人员对它的认识和运用能力。较好治疗效果的取得,不仅在于医务人员对治疗措施的选择,而且在于认真实施这些治疗措施。因此,医务人员在实施治疗措施时,要对患者全面负责,对技术精益求精,对操作一丝不苟,严格遵守规章制度和医疗操作常规,只用这样才能把有效原则落到实处。实事求是地判断治疗效果能够修正治疗中出现的偏差,及时调整治疗措施,是达到理想治疗效果的重要保证。因此,谦虚谨慎,戒骄戒躁,正确对待自己做出的治疗决定,成为医务人员必须具备的优良品质。

临床诊疗工作的核心任务要求医务人员必须贯彻有效原则,这是因为医务人员的职责就是运用医学知识满足患者对治疗疾病、恢复健康的要求。贯彻有效原则的结果体现着医务人员劳动的社会价值。

（四）择优原则

择优原则就是在临床实践中,医务人员选择和实施诊疗方案应以患者最小的代价获取最优的效果为原则。取得最优的治疗效果首先要选择理想的治疗方法。医务人员应根据患者所患疾病的性质和程度、医院的医疗设备情况、医务人员的技术水平、可利用的医疗卫生资源及患者经济状况等,确定治疗目标,帮助其制定疗效最佳的治疗方案。在制定治疗方案时,医务人员应从患者的利益出发,选择痛苦小、副作用小、费用低、能尽快达到治疗目的的治疗方法,努力降低患者所付出的代价,包括身体的、心理的、经济的,使所选择的诊疗方案疗效最佳、安全无害、痛苦最小、耗费最少。对必须使用但又有一定伤害或危险的治疗方法,应尽量将伤害减少到最低限度,保证患者的生命安全。有些不宜普遍使用的特殊检查,只能在必需使用且针对性明确并有保护措施的情况下使用。

择优原则反映出医务人员对患者全面负责、周到服务的高尚品质,是最大限度维护患者利益的有效保证。择优原则的贯彻不仅为医学科学技术的发展增添了持续的动力,也为医务人员不断提高自身的业务素质和医德修养树立了新的目标。

（五）知情同意原则

知情同意原则是临床医疗工作中处理医患关系的基本伦理准则之一。随着经济的发展和社会的进步,医学模式由传统的生物医学模式逐渐向生物 - 心理 - 社会医学模式转变,使医患关系由单一的主动被动型向指导合作型、共同参与型转变。医患关系模式的转变,使知情同意逐渐受到重视。知情同意理念的形成最早由美国法官 Carlozo 于 1914 年提出:"每一个成年且心智健全的人均具有决定如何处置其自身身体的权利。"这一观念不断被丰富和发展。1957 年,美国加州上诉法院在 Salogo V.Leland Standalone Jr.University Board of Trustees 案的判决中使用了 "informed consent" 这一词汇,确立了患者的知情同意权。1964 年,《赫尔辛基宣言》更加具体地对医疗知情同意原则进行了规定。这一法律概念已经成为法学理论上认可的一项患者权利。我国《执业医师法》《医疗机构管理条例》《病历书写基本规范》等法律法规明确要求医方在采取医疗措施之前必须征得患方的同意。

医疗机构和医务人员是履行告知义务的主体,当医务人员为患者进行诊治时,要求医务人员必须向患者告知病情、治疗措施、医疗风险、相关费用等方面的真实、全面的信息。医务人员向患方告知病情后,随即应告知将要采取的诊疗措施的性质、理由、内容、预后及诊疗措施对患者的侵袭范围和危险程度等内容,如药物的毒副作用、手术的并发症等。同时,因为某一具体疾病的诊疗措施不止一种,故在告知诊疗措施时,应告知可供选择的各种方案的信息,使患方在充分知情的前提下进行选择。

在大多数情况下,患者是知情同意的主体,患者有效行使同意权时必须具备相应的同意能力,且应具备以下条件:第一,具有民事行为能力;第二,神智思维正常;第三,有一定的判断能力。当患者的自主性受到限制时,如丧失行为能力、精神病患者、痴呆患者、无民事行为能力的未成年人等,他们的知情同意权应由其法定代理人、监护人或近亲属等作为代理人行使,而且应履行相关授权委托手续。代理人主体本身必须有行为能力,而且与患者的利益一致。

根据《中华人民共和国医疗机构管理条例》《中华人民共和国执业医师法》《医疗事故处理条例》等有关法律法规的规定,医疗机构必须将医疗机构执业许可证、治疗科目、诊疗时间和收费目录悬挂在医院的明显之处;医疗机构工作人员上岗工作必须佩戴写明本人姓名、职务或职称的标牌;在医疗活动中,医疗机构及其医务人员应当将患者的病情、医疗措施、医疗风险等如实告知患者,及时解答其咨询,但是应当避免对患者产生不利后果;医生进行实验性临床医疗时,应经医院批准并征得患者或其家属同意;医疗机构实施手术、特殊检查或特殊治疗时,必须征得患者同意,并取得其家属或关系人的同意签字。值得注意的是,知情同意不能作为医务人员推卸责任的依据。

知情同意原则还要求医务人员拒绝患者的不合理要求,患者做出的有悖国家法律、法规、社会公德的选择,医务人员都有权予以拒绝,并要采取相应的措施加以制止。这样做既尊重和维护患者的自主权,又维护社会公德和法治需要,是符合伦理的。当然,在具体实践过程中,还要注意方式和态度,采用耐心说服、晓之以理的工作方法。

第二节　临床诊治工作的伦理要求

医生对患者疾病的诊断、治疗是一个系统有序的过程。诊断是医生对患者所患疾病做出的判断,而治疗是在诊断基础上采取的减轻患者痛苦和促进患者康复的措施。在此过程中,医德同医术一样重要且贯穿始终。因此,医生应当像重视医术一样重视医德要求。

一、临床诊断工作的伦理要求

临床诊断是医生通过深入了解病史,仔细体格检查,运用实验室或辅助检查手段等对疾病的部位、性质、程度等进行综合分析与审慎判断的过程。正确的诊断不仅依靠医生精湛的专业技术,还有赖于良好的临床伦理。

（一）询问病史的伦理要求

问诊是诊断疾病的第一步,是医生通过与患者、家属或有关人员的交谈,了解疾病的发生和发展过程、治疗情况及患者既往健康状况的过程,是获得患者病情资料的首要环节和诊治疾病的主要依据之一。遵循问诊伦理,不仅有利于病史的采集,还有利于建立和谐的医患关系。因此,在问诊过程中,医生应遵循以下伦理要求:

1. 举止端庄、态度友好　在询问病史时,医生的举止、态度都会影响与患者的沟通和交流。医生的举止端庄、态度友好、语言亲切,可以使患者对医生产生信赖感和亲切感,这不仅能使患者紧张的就诊心理得以缓解,而且有利于倾诉病情、告知与疾病有关的隐私,从而获得全面、可靠的病史资料。医生应平等地对待所有患者,一视同仁,不能受国别、民族、贫富、美丑、亲疏等因素的影响。如果在问诊过程中,医生衣冠不整、举止轻浮、态度冷淡或傲慢,患者容易产生不安全感或压抑情绪,医患间会形成一种简单、刻板的问答式交流,难以获得诊治所需的全面资料,从而影响疾病的诊断,甚至造成漏诊或误诊。

2. 语言通俗、询问得当　在询问病史时,医生要使用通俗的语言,使患者便于理解。询问的内容要与诊治疾病有关,语言表达要准确、恰当,尽量避免使用专业性强的医学术语,使

笔记栏

患者易于理解,便于患者对疾病过程的回顾和回答。当询问与疾病有关的隐私时,要首先讲明目的及意义,以免产生不必要的误会,同时还要承诺保守秘密。如果医生询问病史时,无精打采、漫无边际地反复提问,会使患者产生不信任感,而惊叹、惋惜、埋怨的语言则可能增加患者的心理负担。这些都会影响病史资料的收集,甚至发生医患纠纷。

3. 耐心倾听、正确引导 耐心倾听要求医生在问诊的过程中,集中精力并富有耐心地听取患者的陈述,不随意打断患者的思路。由于患者求医心切,希望早日解除病痛,因此在医生询问病情时,患者往往怕遗漏而滔滔不绝,还会提出许多问题。此时,医生不要轻易打断患者的陈述和提问,或显得不耐烦,要耐心倾听,点头以示领悟,并委婉地阻止,给予正确引导,使患者正确陈述。有些资料看似生活经历,但可能对分析患者的心理、疾病有关;有些患者为隐私困扰,可以允许患者宣泄或抒发,有利于医生找到疾病的根源和治疗的措施。医生要避免有意识地暗示或诱导患者提供希望出现的资料,不能主观片面地引导,避免误诊或漏诊。

(二)体格检查的伦理要求

体格检查是医生运用手、眼、耳等感觉器官和简便的诊断工具对患者身体状况进行检查的方法。中医体格检查包括望诊、问诊、闻诊、切诊,而西医体格检查包括望诊、触诊、叩诊、听诊。它们都是简便、经济的诊断方法,也是确定诊断的重要环节。在体格检查中,医生应遵循以下伦理要求:

1. 全面系统,认真细致 医生在体格检查时,要按照一定的顺序进行全面系统的检查,不遗漏部位和内容,不放过任何疑点,尤其是重点部位。检查过程中,医生应认真细致,边检查边观察患者的反应,对患者表现出的痛苦表情、肢体防御性动作等均应分析与体征的关系,对于模棱两可的体征,要反复检查或请上级医生核查,做到一丝不苟。对于急危重患者,特别是昏迷患者,为了不延误抢救时机,可以重点检查,但要及时进行补充性检查。在体格检查中,要避免主观片面、粗枝大叶、草率从事的体格检查作风。

2. 关心体贴,减少痛苦 患者疾病缠身,焦虑恐惧,需要医生关心体贴,减少痛苦。因此,医生在体格检查时,要根据患者病情尽量选择适宜的体位,注意寒冷季节的保暖,对痛苦的患者要边检查边安慰。同时,查体动作要敏捷,手法要轻柔,敏感部位要用语言转移患者的注意力,不要长时间检查一个部位,或让患者频繁改变体位,更不能动作粗暴,以免增加患者的痛苦。当患者因不适或疼痛难以配合检查时,要给予鼓励使其配合;当估计检查可能给患者造成极度痛苦或可能加重病情时,应选择放弃。

3. 尊重患者,保护隐私 医生在体格检查时,要思想集中,根据专业的要求依次暴露检查的部位。暴露患者身体时,应尊重患者的隐私权,注意遮盖,避免使患者身体过于暴露。医生在检查异性、畸形患者时,态度要端正、严肃,检查女性患者时要有女性人员在场。如果患者不合作或拒绝检查,待做好解释工作后再进行查体。

二、药物治疗工作的伦理要求

药物是医务人员促进和维护人类健康的有力工具,它不仅能控制疾病的发生和发展,而且能提高人体抵御疾病的能力。但是,任何药物都有双重效应,即治疗作用和轻重不等的毒副作用。因此,要求医务人员在药物治疗中遵守以下伦理要求:

(一)对症下药,剂量安全

对症下药是指医生根据临床诊断选择适宜的药物进行治疗。为此,医生必须首先明确疾病的诊断和药物的作用、适应证、禁忌证等,然后再选择药物,做到对症下药。剂量安全是指医生在用药时要因人而异地掌握药物剂量。药物剂量与患者年龄、体重、体质、肝肾功能、过敏史等因素有关,医生应根据具体情况确定用药剂量。凡违背医药学原理或不符合患者病情与身体状况的用药,称为不合理用药或滥用药物。药物过量、错误用药、给药方法错误、联合用药不当是导致药源性疾病的原因。滥用药物不但破坏治疗,而且浪费有限的医药资源,更有可能致患者残疾,甚至死亡。

（二）合理配伍,细致观察

在联合用药时,要掌握药物的配伍禁忌,合理配伍。合理的联合用药可以增加疗效,使药物发挥最大的疗效。但如果配伍不当、不合理联合用药,不仅影响药物的稳定性,也可能发生药物间的拮抗作用,给患者带来危害,甚至发生耐药现象,给日后的治疗带来困难。在用药的过程中,应细致观察,了解药物的疗效和毒副作用,并随着病情的变化调整药物种类、剂量,以取得较好的治疗效果,并防止药源性疾病的发生。

（三）遵规守法,合理用药

医生在用药治疗时,要严格遵守《执业医师法》的规定,使用经国家有关部门批准的药品、消毒剂等。使用麻醉药品、精神药品、毒性药品时,要严格遵守《麻醉药品管理办法》《医疗用毒性药品管理办法》等法律法规,严格掌握用药指征,规范使用。在用药物治疗时,医生应在确保疗效的前提下尽量节约患者的费用,常用药、国内药能达到疗效时,尽量不用贵重药、进口药。少量药能解决的治疗问题,就不要开大处方,更不能开"人情方""搭车方"等。在治疗中不使用假药、劣药,以免伤害患者。

三、手术治疗工作的伦理要求

（一）术前准备的伦理要求

1. 严格掌握手术指征　医务人员应根据患者的病情和手术特点,对手术治疗与非手术治疗、创伤代价与效果进行全面的权衡。由于手术具有创伤性和风险性等特点,所以,医务人员在选择手术治疗方案时,必须严格掌握手术指征,充分考虑患者对手术的接受程度,考虑患者对付出各种代价后所得到的治疗效果是否满意,考虑这样的选择是否符合有利无伤害的伦理原则,确保手术是必需的,是当时条件下最理想、最现实、最有希望的治疗方法。只有当治疗的效果是最佳的,代价相对是最小的,患者又是可以接受的,医生所选择的手术治疗才符合医德要求。某些特殊手术,如截肢、器官摘除等,除严格掌握手术指征外,还必须报医院医务部门批准后实施。

2. 尊重患者知情同意权　确定采用手术治疗时,必须得到患者及其家属的真正理解和同意,这是患者的基本权益。因此,医生应以实事求是的态度,高度负责的精神,向患者及其家属分析病情,客观地介绍手术和非手术治疗的各种可能、不同治疗方案的效果和代价,以及采用手术治疗的依据、方法、术中和术后可能发生的并发症、预期治疗效果等,使患方对手术治疗充分知情。取得患方知情同意后,应让患方签署手术和麻醉知情同意书。

3. 认真制定手术方案　手术前应在具有丰富经验的医生主持下,由参与手术的医生、麻醉医生、护士等人员从患者利益出发,根据疾病性质、患者的具体情况制定安全可靠的、最佳的手术方案。在制定手术方案时,要充分考虑手术治疗的结果、并发症、患方对手术治疗的期待和特殊要求等,进行全面分析研究,权衡利弊,审慎考虑。同时,还要考虑麻醉和手术中可能发生的意外和并发症,并制定相应的措施,保证手术安全进行。

4. 帮助患者做好术前准备　在手术前,医务人员要积极帮助患者在心理、躯体上做好手术前的准备。尽管患者已同意接受手术治疗,但仍会有心理上的压力,恐惧和焦虑几乎是所有术前患者共同的心理反应,造成生理上的变化,如睡眠不佳、脉搏增快、血压上升等,这些都不利于手术的顺利进行。因此,医务人员要引导患者树立对手术的信任,主动地给予解释、指导、安慰和鼓励，必要时给予药物治疗，帮助他们摆脱不良情绪，提高患者对手术的耐受能力。

（二）术中的医德要求

1. 认真操作，一丝不苟　　在手术中，医务人员要以严肃认真、一丝不苟和对患者生命负责的态度进行手术。这不仅是对主要手术者的医德要求，也是对所有在场手术人员及辅助人员的医德要求。手术者对手术的全过程要有全盘考虑和科学的安排，手术操作要沉着果断、有条不紊。对手术中可能发生的意外应做好思想上、技术上和客观条件上的准备，一旦手术中遇到问题，要大胆、果断、及时地处理，对于意识清楚的手术患者，医务人员还应经常给予安慰，定期告知手术进展情况，医务人员在讨论病变时，也应注意方式方法，避免给患者造成不良刺激。

2. 互相支持，团结协作　　手术治疗的整个过程都需要医务人员之间的密切配合和协作，尤其是随着医学的发展，现代医疗技术广泛应用，手术规模、难度增大，使团结协作的意义更为重要。所有参加手术的医务人员都应该把患者的生命和健康利益看得高于一切，不计较个人名利得失，把服从手术需要和保证手术的顺利进行看作自己应尽的义务，互相支持、互相协作、互相谦让、以诚相待、紧密配合、齐心协力地完成手术。

3. 严密观察，处理得当　　在手术中，麻醉医生要为患者提供无痛、安全、良好的手术条件，配合医生完成手术治疗。在手术过程中，应密切监测患者的生命体征，认真观察，一旦发现异常立刻告知手术医生，并及时冷静地予以处理，保证手术顺利进行。在手术过程中发生意外或有异常发现等情况时，要及时与患者家属联系，告知患者的情况，避免引起纠纷。

（三）术后的医德要求

1. 严密观察病情　　由于术后患者刚刚经历了机体的严重创伤，身体虚弱，病情不稳定，病情变化往往较快。因此，要求医务人员以认真的态度，严密观察患者的病情变化，遇到异常情况，及时处理，及时记录，尽可能减少或消除术后可能发生的意外，以防止出现各种不良后果。

2. 解除患者不适　　患者在术后常常出现疼痛和其他不适，医务人员应以负责的态度，尽力予以解除，不要认为术后疼痛是正常的。有些手术（如截肢、器官切除等）会给患者未来的生活带来欠缺和困难，患者有失落感、自卑感，会心情沮丧，情绪忧郁。有一部分患者因手术治疗效果欠佳或发生并发症，影响情绪，甚至认为是医务人员手术治疗的过失。因此，遇到这些情况时，医务人员要主动地、有针对性地做好耐心细致的疏导解释工作，安慰患者，帮助患者正确认识疾病，减轻患者的痛苦。

第三节　特殊人群与特定病种（科室）诊治工作的伦理要求

一、急救工作的伦理要求

急救工作是临床医疗工作中的一个重点，它所面对的是急危重患者，关系生命的安危，因此，对医务人员提出了更高的伦理要求。

（一）主动迅速，分秒必争

急危重症患者病情紧急、变化迅速，抢救工作是否及时，往往是成功与否的关键。医务人员必须积极主动地诊治患者，急患者之所急，争分夺秒地抢救，赢得了时间往往就能挽救急危重患者的生命。对于病情复杂、涉及其他专科的患者,更应该抢时间争主动、问主症、查重点,并迅速请求紧急会诊。如果丧失了治疗时机,轻则拖延了患者的康复,重则可使患者致残或危及生命。此时,医务人员是否具有"时间就是生命"的强烈观念是伦理水平高低的反映。

(二)团结协作,勇担风险

急危重症患者的病情往往比较复杂、疑难,抢救工作常有风险,常常不是一个人甚至一个科室所能完成的,往往要多个医务人员甚至多科室共同完成。因此,参加抢救的所有医务人员应具有团队意识,齐心协力、团结协作、密切配合,为抢救患者的生命竭尽全力。医务人员面对抢救工作中的风险,敢不敢承担责任是一个严峻的职业考验。作为一名医生,对待风险的正确态度应慎重而果断。一方面尽量选择安全有效、风险最小、损伤最轻的抢救方案,不随意冒险;另一方面,又不能回避风险,要积极、大胆地进行抢救,只要患者有一线希望,就要积极抢救。优柔寡断、瞻前顾后的态度和作风是缺乏医德的表现。

(三)满腔热情,重视心理治疗

急危重症患者病情危重,神志清楚的患者往往有紧张恐惧心理。因此,要求医务人员理解、体谅患者的痛苦,给患者耐心、热情、周到的服务,给患者以安慰和鼓励,使患者从中获得希望和信心,消除不良的心理状态和想法。

(四)全面考虑,维护社会公益

急危重患者经抢救可能出现两种截然不同的结果,一是病情好转,二是抢救无效。前一种结局是医务人员努力追求的目标,后一种情况是由于医学发展水平的限制所致。对病情恶化不可逆转的患者,医务人员是不惜一切代价地进行抢救,让患者痛苦地延长生命,还是有限制地、仅仅为减轻患者痛苦而采取支持疗法,这是一个从道义上到实践中都需要认真研究和谨慎处理的问题。医务人员应从维护社会公益的责任感出发,向患者家属科学、正确、及时地说明患者的病情、诊治措施、经费支付、预后结果等,在征得患者及家属同意后,及时调整抢救方案,以便更合理地使用医疗资源,也可减轻患者过久地承受病痛的折磨,延长毫无价值的生命,及早解除家庭经济和精神负担。

(五)加强学习,提高抢救成功率

医务人员要履行医学伦理义务、发扬人道主义精神,不能缺少精湛的业务,这是必要的基础。医德与医术是相辅相成的,在临床实践中缺一不可。抢救急危重患者涉及医学理论知识的许多方面,医务人员需要努力学习和探索,不断吸取新理论、新技术,以高尚的医德和高超的医术为患者服务,才能提高抢救成功率。

二、性传播疾病诊治工作的伦理要求

(一)尊重患者,消除顾虑

性传播疾病患者大多对疾病知识知之甚少,一旦得知自己染上性传播疾病后,既担心治不好,又不知要多长时间才能治愈、治疗是否会留下后遗症,更不知要承受多少经济负担。大多数患者还担心自己的病情被别人知道后,不仅影响自己的声誉和工作前途,还会影响自己的家庭生活和社会关系,往往出现自卑、恐惧、焦虑、自责的心理。因此,面对性传播疾病患者,医务人员要本着对患者和社会负责的精神和科学的态度,体谅患者的苦衷,尊重患者的人格,对他们一视同仁,不冷漠、不歧视,处处维护患者的自尊心,帮助他们消除心理顾虑,使他们积极配合治疗。对因性行为混乱而致病者,医务人员有责任唤醒患者的人格,对他们进行有关性传播疾病防治的健康教育和伦理教育,要求其戒断不健康的性行为。

(二)严肃认真,积极诊治

从事性传播疾病诊治工作的医务人员应具有严肃认真的工作态度。由于性传播疾病本身的特殊性,需要检查性器官,因此,在检查异性患者时要有与患者性别一致的医务人员在场。在检查时,应严肃认真、细致全面,不得有淫思邪念,更不能有不轨行为。在做出诊断时,更要准确、慎重。发病初期症状不典型或依据不足时,不要急于做出诊断,以免给患者造成不必要的心理负担,甚至影响个人声誉和家庭关系。一旦诊断明确,医务人员应当制定全面合理的诊治方案,积极给予治疗。

（三）积极报告疫情,维护公众健康

为了对社会公众健康利益负责,医务人员发现性传播疾病后,应按规定填写传染病报告卡,报告传染源和疫情,同时动员患者将其性伴侣带到医院进行检查治疗,以减少对他人和社会的危害,减少患者日后的复发。在上述工作过程中,应注意为患者保密,不将患者的病情和诊断向社会其他人员扩散,以免引起歧视和恐慌。必要时还应以妥善的方法将患者隔离,以切断传染源,这是医务人员对社会负有的伦理责任。

（四）加强宣教,预防传播

性传播疾病的防治既是一项医疗工作,也是一项社会性工作。医务人员应担负起防病治病及宣传教育的双重任务,有义务也有责任在治疗的过程中,积极开展防治性传播疾病的健康教育,宣传健康的性观念和性伦理,讲解性传播疾病的防治知识,提倡健康、伦理的性行为,使全社会都能重视性传播疾病的防治工作,并能够采取有效措施,预防性传播疾病的发生和传播。

三、精神疾病诊治工作的伦理要求

精神疾病是大脑神经活动功能障碍、思维活动失调所致的一种疾病,精神疾病患者常失去正常理智、言语错乱、行为异常、人格缺陷、伦理低下,在就诊时往往出现病史陈述不清、拒绝诊治的情况。因此,如何正确对待精神疾病患者是临床医学伦理中的特殊问题。

（一）慎重诊断

对怀疑有精神疾病的患者,检查和诊断都要持慎重的态度。准确的诊断有助于为患者选择最佳的治疗方案,通过有针对性的治疗,使其早日恢复精神健康。错误的诊断可能导致患者接受不适当甚至不需要的治疗,既痛苦又无效,而且会造成额外的经济负担,有时也可能将正常精神状态的人误诊为精神疾病患者,使其无端承受各种精神压力和不必要的治疗。准确的诊断来源于精神科医务人员细致、完整的收集病史、症状、检查结果等,有赖于以良好的业务素质为基础的正确分析、判断,更有赖于对患者高度负责、全心全意为患者服务的医德素养。因精神疾病患者犯罪无需承担法律责任,使得非精神疾病罪犯假装精神疾病,企图逃脱法律制裁,医务人员应准确对其进行诊断,不能受权力和金钱的诱惑,做出虚假诊断,这样既违背了法律,也有悖医务人员的职业伦理。

（二）科学治疗

新的医学模式要求重视患者的生物、心理、社会三个方面的致病因素,这在精神科各项工作中显得更为重要。精神疾病的治疗手段有多种,医务人员要坚持辩证的观点,从患者的具体情况和医院的具体条件出发,选择合理的治疗手段,即:能施行温和而无不良反应的心理治疗、安慰治疗者,尽量不用药物治疗;能用药物治疗者,尽量不用电痉挛、外科治疗。同时,要求医务人员在治疗中除使用药物及有关的治疗外,还应当采用心理疏导和行为引导,可配合中医针灸治疗等,为患者做好充分的心理治疗和社会服务工作,如病情缓解后的出院安置及家庭、社会利益的争取等。

（三）尊重人格

精神疾病患者由于疾病原因有时出现不正常的言行,甚至伤害周围的人,精神科医务人员要正确处理约束管理和教育的关系,在整个诊疗过程中不能对患者有任何歧视、耻笑、惩罚的观念和行为,要充分尊重患者的人格,保护患者的权利,给他们以人道主义和公正的待遇。大多数精神疾病患者仍有正常人的各种需求,在一定程度上能判断自己是否遭受到凌辱冷遇、生活是否方便舒适,精神科医务人员应充分理解精神疾病患者的正常要求,并尽力满足。精神疾病患者在患病期间,虽然解除了正常公民的部分权利和义务,但仍享有与社会其他成员一样的基本权利。精神疾病使部分患者没有自我保护的能力,因此,医务人员要以高度的人道主义精神保护患者,保护患者一切应得的权利不受侵犯。当患者的自知力有一定恢复后,在治疗的安排上应耐心解释其必要性,在选择上也应充分听取患者的合理要求,尊重患者的意见。

（四）言行检点

精神疾病患者因为思维紊乱,不能对自己的行为负责,因此,医务人员不可利用精神疾病患者的异常心理和行为,图谋私利,违法乱纪。男性医务人员不能调戏或侮辱女性患者。有些精神分裂症患者有时会出现性欲亢进,表现为向医务人员示爱、亲昵等动作,对此,医务人员应有所警惕,保持冷静态度,管理好自己的言行,不做出非礼举动。

（五）保护隐私

在诊治精神疾病工作中,常需要详细地了解患者的社会、家庭和个人生活经历、婚姻状况、性生活情况,以及患病后的各种病态观念和行为等。医务人员对这些资料有保密的责任,不能随意谈论。在涉及法律和国家安全时,应按法律程序和组织程序提供有关资料。医务人员之间为了明确诊断和治疗,相互提供资料、讨论患者病情是完全必要的,这不属于保密范畴。

（六）积极参加精神卫生服务工作

现代医学模式的观点认为,人的健康不仅指躯体的健康,也包括精神、心理的健康。精神科医务人员的工作不单纯局限于门诊、病房的医疗服务模式,还应该开展综合医院精神科服务、社区精神保健服务、院外精神康复服务、精神卫生咨询服务等。

社区精神保健服务指在一定社区内开展精神卫生工作,利用精神疾病患者生活所在地区的人力、物力和技术,为精神疾病患者提供精神防治和保健措施,使其既得到合理治疗又逐步适应社会环境与社会生活,从而达到康复的目的。同时,还要向社会传播精神卫生的常识,增加人们的精神健康知识。这些工作都需要充分动员该地区各种社会力量的支持和协助。院外康复服务对各种精神疾病患者的出院后治疗、行为矫正、社会功能恢复等具有很大的帮助,是精神科医务人员为社会服务的伦理责任。

精神卫生咨询服务是精神治疗、征询意见、解答问题的服务活动。内容涉及人群中诸多需要解决的精神卫生问题,如治疗与康复、家庭问题、恋爱婚姻、儿童教育、升学就业、优生优育、人际关系等。做好这项工作,将有利于提高社会人群的精神健康素质。在我国目前条件下,精神卫生服务工作应该由精神科医务人员同有关部门共同关心和组织落实。这是精神卫生工作者的伦理责任,也是社会公德对医务人员的要求。

四、传染病诊治工作的伦理要求

传染病是一种以具有传染性为主要特征的疾病。患者常常惧怕将疾病传染给家人,而亲友及周围人也害怕被传染上疾病,这给患者带来了许多精神上的困扰和不安。

（一）严格消毒隔离

传染病流行必须同时具备三个基本环节:传染源、传播途径、易感人群,阻断其中任何环节就能控制传染病流行。为保护易感人群的健康,医务人员应主动执行预防医院内感染的管理制度,执行消毒监测和技术培训工作,建立和完善消毒、隔离制度,预防院内交叉感染。树立对自身、患者和他人负责的高度责任心,强化无菌意识和预防观念,严格执行各类传染病规定的消毒隔离制度。对病室环境、患者随带物品、患者的分泌物、用过的医疗器具都应严格消毒灭菌,妥善处理。对隔离期内的患者应讲明道理,严格执行隔离制度,防止交叉感染和病源的扩散。在执行有关制度中,既要严格认真,又要向患者及其家属讲清道理,使他们积极配合。

(二)强化预防保健意识

由于传染病具有传染性、流行性等特点,对社会的危害较大,所以医务人员在治疗患者的过程中要不断强化社会预防保健意识,本着既要对患者个体负责,也要对社会负责的态度,发现疫情或传染源应及时向卫生防疫部门报告,并采取积极的预防措施。同时,还要利用各种时机和形式,向患者、家属和社会开展传染病预防保健教育,以提高全民的预防保健意识,并不断探索传染性疾病发生和变化的规律,用当代科学技术探索各种防治方法和措施,预防传染病的发生和传播。

(三)具有高尚伦理情操

在传染科工作的医务人员工作辛苦,受传染的危险性也较大,但其工作不仅关系到患者的健康利益,更关系到广大社会人群的健康利益。因此,要求医务人员不畏艰辛和风险,具备无私奉献、忠于职守、全心全意为患者服务的精神,热爱本职工作,充分尊重和体谅传染病患者,给他们以人道主义的关怀和温暖,帮助他们消除思想顾虑和不良情绪,保持心理平衡。同时,要积极采取有效的措施和手段,及时治疗疾病,促进患者康复。

第四节　医技工作的伦理要求

医技工作是运用专业的理论和技能,从不同的角度对患者特定部位或标本进行检查,提供相关信息及依据,或为诊疗提供药物及其他相应条件。医技工作是临床医疗工作的延伸,是临床诊断和治疗的辅助。现代医学科学技术不断提高,医技工作对临床诊疗的作用也日益重要。

一、检验科和病理科工作的伦理要求

检验科和病理科是医生诊治疾病过程中的"侦察兵",临床医生根据他们提供的生理和病理指标诊断,判断患者病情的轻重程度、治疗效果,以及估计患者的预后,这两个科室的报告和评估有时对疾病的诊断和预后起着关键作用。从两科的以上特点出发,对两科人员提出以下伦理要求:

(一)科学严谨的工作作风

科学严谨的工作作风是保证工作质量的前提。检验科和病理科人员在工作中必须严肃认真,细致准确,一丝不苟。具体地说,采集标本要按照检查单的要求进行;接受标本要认真查对,避免错号、漏项、丢失等;检查操作时,仪器、试剂和标本要按照操作规程进行;若检查结果可疑,必须将标本重复检查;填报检查结果时,不要张冠李戴;发出检查结果时要留底备查;等等。否则,任何一个环节不严谨,都会影响检查结果的可靠性或及时性,轻则因延时或重复检查而增加了工作量和患者的痛苦,重则可能危及患者的生命,从而发生医疗纠纷或构成医疗事故。

(二)实事求是的工作态度

实事求是是对检验科和病理科人员工作态度的基本要求,表现在要如实填报检验结果

等。如果检查结果与患者的临床症状不符合,要全面看问题,及时与临床医生沟通,不可主观片面地看问题,更不能随意涂改、谎报结果。

(三)急患者所急的同情心

临床检验和病理诊断往往走在诊断和治疗的前面,因此,报告必须及时。如果报告结果不及时,势必拖延诊治时机,所以,检验科和病理科人员要有急患者所急的同情心,及时、准确地提供诊治依据,协同临床医务人员尽快明确诊断,不失时机地治疗患者。

二、影像科和核医学科工作的伦理要求

(一)举止端庄,作风正派

在暗室或单独进行 X 线摄片或同位素检查时,要求不得谈笑戏谑。男性医技人员在检查女性患者的乳房或下腹部时,应有第三者在场。影像科人员在做骨盆、耻骨联合照相时不得让患者裸露照相部位,不得进行妇科检查,更不能利用单独检查或暗室的特殊环境侵犯异性或同性。

(二)认真负责,做好防护

在诊断时要做到认真负责,不得放过任何疑点,必要时结合病史、经验和临床医师会诊,以免漏诊。同时,要防止粗枝大叶,避免错误判断病变性质或颠倒病变部位,以避免给患者造成严重危害。另外,要注意放射线的损害作用,防止滥用和不必要的重复应用,必须使用时要做好防护,尤其是对孕妇和患者的性腺部位。

(三)加强管理,对社会负责

同位素科要加强放射源的管理,防止放射源丢失,严格按照有关规定对放射性废气、废水进行处理,防止污染环境。正常情况下也要定期对环境污染情况进行监测,这不仅是为了工作人员的自身防护,同时也是履行对社会的伦理责任。

●（杨晓琨）

复习思考题

1. 临床诊治工作的道德特点有哪些?
2. 临床诊治工作的道德原则有哪些?
3. 临床诊断工作的道德要求主要有哪些?
4. 药物治疗工作的道德要求主要有哪些?
5. 手术治疗工作的道德要求主要有哪些?
6. 急救工作的道德要求主要有哪些?
7. 传染病诊治工作的道德要求有哪些?

推荐阅读

扫一扫
测一测

◇◇◇ **第九章** ◇◇◇

护 理 伦 理

📌 学习目标

　　通过学习本章内容,系统掌握伦理学知识,掌握护理领域中的伦理要求,挖掘和提升护理执业过程中的伦理和人文价值,培养伦理、人文素养,从而提高解决伦理问题的实际能力,增强沟通交流能力,实现和谐的护患关系。

【思维导图】

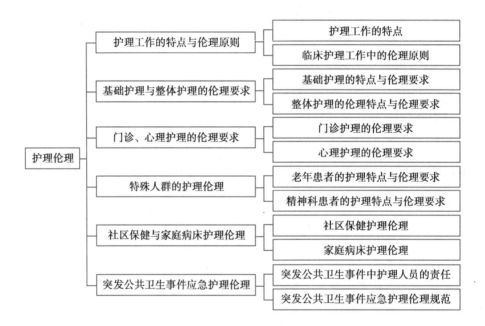

🔗 案例导入

　　一位高龄患者因慢性阻塞性肺疾病急性发作于下午 4 点 30 分收入院,入院时患者呼吸困难、胸闷,几位家属神色紧张地将其用平板车推到护士站。当班护士说:"这里是护士站,不能入内。"护士将患者转移到病房,在患者病情还没有缓解时,护士对患者家属说:"这里不许抽烟,不许大声喧哗,探视有时间限制……"说了几点,其中一个家属说:"护士,这个可不可以晚点再说,先让医生看看我爸的病情怎么样?"护士说:"我等一下就要下班了,现在不给你们讲,怕你们不了解环境啊。"另一家属说:"我们有什么问题再找你们吧。"护士说:"我的职责是要做好入院宣教,反正伯伯的病情一时也缓解不过来,你们就先听我说吧。"家属不耐烦地说:"你还有完没完啊,没看我们正急着吗？"

思考：在患者病情尚不稳定的情况下，护理人员对患者及其家属进行与病情无关的宣教是应该的吗？

提示：护理人员在为患者提供服务的过程中，应当急患者之所急，想患者之所想，应患者之所求，始终将患者的利益放在第一位。

第一节 护理工作的特点与伦理原则

护理伦理是研究护理人员在为患者、为社会提供服务过程中应当遵循的道德原则和规范，是构成整个社会道德的一个重要组成部分。护理伦理作为一种特殊的社会意识，在社会存在及医学、护理学科的发展和提高医疗护理质量等方面，都具有其他社会意识不可替代的能动作用。

一、护理工作的特点

随着医学的发展，护理已成为一门独立的学科。虽然医生与护士都是为人民的防病治病和身心健康服务，但由于护理工作者运用的专业知识、技能及服务模式与医生不同，具有其自身的特点，因而与之相适应的护理伦理也具有特殊性。

（一）护理工作的严密性与科学性

自 19 世纪中叶弗洛伦斯·南丁格尔（Florence Nightingale）创建护理职业以来，护理事业之所以能够蓬勃兴起、长盛不衰，就源于护理工作是一门理论严密、技术性强的独立学科。随着生物 - 心理 - 社会医学模式的确立和完善，护理学的模式已经从以执行医嘱为中心的疾病护理，发展为以患者为中心的身心整体护理。因此，护理人员除了需要有系统的医学及护理学知识外，还要涉猎伦理学、心理学、社会学、美学等相关的人文科学知识，更需要有熟练的操作技能，否则就不能适应当代护理工作的需要。尤其是当今医学事业高速发展，护理科学也随之突飞猛进，大量高新医学技术的应用给护理工作者带来了新的挑战，护理工作者需要不断地更新知识，钻研技术，精益求精，强化、提高自己的业务水平，成为患者所依赖和信任的人。

（二）护理工作的广泛性和社会性

医学的目的不仅在于恢复人类健康、延长寿命、降低死亡率，更重要的是提高人类的生命质量，使之具有生命价值，这就决定了护理工作的广泛性和社会性。护理工作者的重要职责是使患者减轻病痛、保存生命、促进康复。由于护理工作的范围已由单纯的疾病防治、护理，扩大到全面保健护理，护理工作对象也由少数患者扩大到整个社会人群，所以工作范围不断扩大，广泛性的特点也就显露无疑。与此同时，护理工作者在为他人服务的过程中，不仅要对患者进行基本的护理照顾，而且还要担负起健康促进者、健康保护者、健康信息提供者、护理研究者及灾害救援者等多重社会责任，时时刻刻同医生、患者、患者家属、医技人员、行政后勤人员、社会各种层次人员保持联系。而处理这些关系都有相应的具体道德要求，护理工作者则必须承担起这些责任，尽心尽力为患者创造有利于治疗的环境和条件。因此，护理道德具有广泛的社会道德意义。

（三）护理工作的稳定性和自觉性

护士与医生、护士与护士、护士与医技人员、护士与后勤管理人员之间的关系，是所有护理工作者不能逃避的现实关系,是职业生涯中的一种永久关系,这就使得护理伦理具有一定的稳定性。在医疗实践中,妥善处理这些关系的核心就是把患者的利益放在第一位。如果大家能够和睦相处、彼此尊重、相互支持,则有利于患者的诊疗和康复。相反,如果大家各自为政,不顾大局,互相推诿,甚至互相诋毁,就会阻碍医疗工作顺利、有效的进行,影响或降低医疗质量,危及患者的利益和健康。保护患者和社会公众的生命和健康,维护患者的正当权益,是医务人员的共同责任。另外,护理工作者在工作中常常独立执行任务,许多工作要求个人单独完成,甚至在患者失去知觉或不知情的情况下进行操作,其护理行为正确与否,操作程序是否规范,他人难以进行监督和了解。这就需要护理工作者达到"慎独"的境界,在道德意识和行为举止上具有高度的自觉性,坚持做到"勿以善小而不为,勿以恶小而为之",在任何情况下都不做有损患者的事情。

(四)护理工作的规范性和严谨性

护理工作者担负着许多繁杂的技术性工作,不仅要完成医生的医嘱,如患者的常规治疗和护理、配合医生抢救急危重患者等,还要关注一些具体琐碎的细节,如保持房间的环境卫生等。这些工作看似简单,却需要千百次的重复,不容许有半点疏忽。这就需要制定严格的行为规范,提出具体的责任要求。因此,护理工作者必须细致严谨、认真负责,做到准确无误。在此基础上,还要具备全心全意服务于患者的优秀品德,做好每一项工作,给予患者无微不至的关怀和体贴,把患者的需要和感受时刻放在心上,及时做好护理、协调和安慰工作,以赢得患者的爱戴和尊重。

(五)护理工作的艺术性与护理伦理的生动性

弗洛伦斯·南丁格尔提出:"人是各种各样的,由于社会职业、地位、民族、信仰、生活、习惯、文化程度不同,所得的疾病和病情不同,要使千差万别的人都得到治疗或健康所需要的最佳身心状态,本身就是一门精细的艺术。"她还说:"护理工作是精细艺术中最精细者,其中一个重要原因就是护士必须具有一颗同情的心和一双愿意工作的手。"因此,护理工作不单是一门技术,它还蕴涵着丰富的道德内容,是技术与道德的统一。护理工作者除了要拥有知识和技术外,还要有爱心、怜悯之心和敏锐的感觉。如果每一个护士都能够把护理工作当作一门艺术来看待,与患者接触时用鼓励的眼神、细心的手势、温暖的话语,以心换心、以情感人,那么将会给予患者极大的安慰及生存下去的勇气。所以,在护理工作中,不仅要求护士像艺术家对艺术品精雕细琢那样去做好护理工作,而且要求护士用深厚的感情和美好的言行对待患者,即以护理的艺术性和道德的生动性,使患者处于一个接受治疗所需要的最佳生理和心理状态。

二、临床护理工作中的伦理原则

临床护理工作中护理水平和服务质量是衡量护理工作者思想水平和业务素质的重要标志,而临床护理水平和服务质量的高低主要取决于护理工作者的技术水准和道德素养。因此,临床护理工作者的工作价值实质上是医德价值和技术价值的统一。对于护理工作者而言,在练就一身过硬的护理技术之外,系统的学习和掌握临床护理工作中的道德要求,对于更好地协调护患关系、恢复和增进患者的健康、提高护理水平和服务质量等具有重大的意义。临床护理工作的道德要求包含患者至上、尊重患者、关怀照顾、审慎勤勉、团结协作几个方面。

(一)患者至上

患者至上是临床护理工作中的最基本要求,而努力使患者早日康复则是临床护理工作的唯一目的。围绕这个目的,护理工作者首先要对工作负责,以一颗平和平常之心,脚踏实地做好每一件事。同情、关心、体贴患者,急患者之所急,想患者之所想,应患者之所求,始终将患者的利益放在第一位。以爱人之心、恻隐之心去救治患者,尽最大努力挽救患者的生命,帮助患者战胜疾病,恢复健康。并且要注意妥善处理个人利益和患者利益的关系,大力弘扬批评和自我批评的作风,在任何有损患者利益的行为面前,敢于说"不",绝对不能为保持一团和气而视而不见。

（二）尊重患者

尊重是人的一种基本需要,每个人都希望得到社会和他人的尊重。从心理学角度讲,患者需要得到比常人更多的尊重。"健康所系,性命相托",医学职业的特点要求医务人员以人道的精神和态度对待患者。

尊重患者,首先应该尊重患者的人格。我国《民法通则》第一百零一条明确规定:"公民、法人享有名誉权,公民的人格尊严受法律保护"。患者作为公民的一分子,在医疗服务过程中其人格尊严必须受到尊重和保护。所以,医疗机构与医务人员对任何患者(包括死去的患者)的人格都应当绝对地、无条件地尊重,不应因患者患病而歧视,不应对患者进行嘲讽、侮辱和谩骂;不应使患者受到丝毫的怠慢。其次,尊重患者的自主选择权,这并不意味着凡事都由患者自己决定、自己负责,更不是护理人员推卸责任的借口和依据,而是对患者生命和人格尊严的必要维护和有力保障。护理人员要有正确的判断力来明辨患者的决定是否属于自主决定,要努力帮助患者做出理性的、真正自主的选择和决定。第三,尊重患者的隐私权,对于患者与他人和社会公共利益无关的个人隐私,如某些病史、生理缺陷、个人生活及财产收入等,医护人员要格外尊重、加以保护,不能泄露。

（三）关怀照顾

关怀照顾患者是每一个护理工作者应该具有的基本道德情感。它体现在护理工作的每一个细节当中,如护士的一言一行、一举一动等。因此,医院要尽可能营造出一种充满人情味的、以患者利益和需要为中心的人文环境。例如,病房的设计及室内设施的布置要以安静、舒适和方便为原则,尽量消除病房噪音;对于老年患者尤其是瘫痪患者,病床要加床挡,床垫要适宜,切忌过硬;在患者活动区域应多栽种绿色植物;等等。通过这些人性化的设计,使患者保持愉悦的心情,消除患者因与外界隔离而产生的焦虑、寂寞和孤独,更重要的是创造出一个和谐、轻松的护患交流场所。而对于护理工作者自身而言,良好的文化修养、端庄的仪表、自然而真诚的微笑、温和的眼神、和蔼可亲的语言、恰到好处的肢体行为、关心体贴的态度、热情周到的服务、熟练的业务技能,都会赢得患者的信赖和尊重。一些行为看似简单,如见到患者主动迎候道声"您好"、进入病房时先敲门、给患者查体时注意手温和动作轻柔等,都能给患者留下美好瞬间,也会对医院在公众中树立较好的形象产生重要影响。

（四）审慎勤勉

强调护理工作审慎和勤勉的一致性,是提高医疗质量、建立和谐护患关系的重要保证。护理工作是一项技术性很强的工作,要求护理工作者自始至终都要做到认真负责、一丝不苟,严格执行"三查七对"制度(三查:摆药后查、服药处置前查、服药注射处置后查;七对:对床号、姓名、药名、剂量、浓度、时间、用法),不得有丝毫的差错。即使独立工作时,也要严格遵守规章制度和操作规程,自觉履行岗位职责。若有任何疏忽、失误或处理不当,都将会给患者带来痛苦或身心伤害,甚至导致患者死亡。因而,护理工作者在为患者服务的过程中,处事慎重、严谨周密、准确无误就显得格外重要。同时,护理工作又是一项实践性很强的工作,操作项目众多,如注射、发药、输血等,是护理工作者的基本功之一;帮助患者满足生理需要,如饮食、梳头、沐浴,对补偿患者自理不足意义重大;测量体温和血压等可以直接帮助医生做出正确判断。所以,要求护理工作者必须具备勤勉的工作态度,主动、热情、周到地为患者服务。勤于观察患者,勤于动手操作,勤于与患者沟通,勤于巡视病房。

（五）团结协作

疾病的诊断、治疗及护理需要医护人员的密切配合和相互协调才能完成。在医疗实践中,护理工作渗透在门诊、病房和手术操作的每一个环节中,需要依靠很多人的团结协作、共同努力才能达到良好的治疗效果。而临床护理计划的实施也需要依靠每一位护士,通过落实每一项措施来实现。因此,为了达到预定的目标,必然需要一定的组织协调,需要规范的管理,才能够使全体人员步调一致、齐心协力地完成任务。所以,临床护士必须要有团结协作的精神,必须要具备一定的组织和协调能力。

第二节 基础护理与整体护理的伦理要求

随着社会经济的快速发展和医学模式的转变,社会对护理工作者的个人素质、服务质量、服务范围、服务项目等均提出了较高的要求,要适应社会的这些需求,护理工作者必须了解和掌握基础护理、整体护理等基本知识和技能,同时也要具备良好的道德素养。

一、基础护理的特点与伦理要求

基础护理是以护理基本理论、知识和基本技能为核心,结合人的生理、心理特点及治疗康复的需要,来满足患者的基本需求。基础护理执行情况的好与坏,与护理人员的道德修养和道德行为密切相关。

（一）基础护理的特点

1. 经常性与周期性 基础护理的各项工作大多带有经常性和周期性的特点,并用常规或制度的形式固定下来,如病床的整理,体温、脉搏、呼吸的测量,药物的口服或注射,物品的领取、消毒及灭菌,血、尿、便的采集和送检等,都是每天例行的工作,并且在时间上都有明确的规定。

2. 连续性与值勤性 由于基础护理工作按时、按日、按周周而复始地运作,决定着基础护理工作需要换人不脱岗,长年昼夜执勤,24 小时不离患者。护理人员通过口头交班、床边交班及交班记录,使患者的病情、心理等动态变化时刻为当班护理人员所熟知和掌握,以便随时采取针对性的护理措施,并能够及时地向医生提供调整治疗方案的依据,使患者尽快康复。

3. 整体性与协调性 病房是患者住院接受诊治和医学工作者开展诊治、护理的基本场所。基础护理不仅为患者提供便于医疗、休养的环境,而且还为医生提供诊治所必需的物质条件和技术协助。如医生需用的器械、敷料等,大多由护士领取、保管和消毒;医疗计划和医嘱落实也需护士协助操作或护士单独进行等。因此,医护是一个整体,医护之间、护护之间,甚至护士与其他科室医学工作者之间,只有互相配合、协调一致,才能顺利地完成对患者的诊治及护理任务。

4. 科学性与普及性 基础护理是以科学性理论为依据的,如给患者实施生活护理是根据疾病导致的生理变化的特定需求而进行的,它与照顾正常人的生活是根本不同的。患者的睡眠、饮食、排泄、活动及对病房的温度、光线、响声控制和安全防护等都可能因病种、病情的不同而有相应的要求。护士只有运用基础护理知识而采取具有针对性的护理措施才能满足不同患者的生理和心理需要,以保证患者尽快康复,这体现了基础护理的科学性。另外,护士还应利用与患者及家属接触较多的机会,宣传普及卫生保健知识,辅导自我护理,使之提高自我护理能力,以加强、巩固疗效。这又体现了基础护理的普及性。

（二）基础护理的伦理要求

1. **热爱专业,忠于职守** 基础护理平凡琐碎而又繁重,服务性很强,这就使得在世人的偏见中将其看作侍候人、出力不讨好的工作,导致个别护理人员患得患失,不安心本职工作,影响了基础护理的质量。因此,护理工作者必须摒弃偏见,充分认识到基础护理是一项人道的、有价值的科学性劳动,对患者康复具有重要意义。要求护理工作者热爱护理专业,热爱基础护理工作,忠于职守,以自己的辛勤劳动和不懈努力促进基础护理技术和理论水平的提高,真正起到"临床哨兵"和"生命守护神"的作用,在提高疗效、促进患者的康复中体现自身的价值。

2. **工作严谨,一丝不苟** 基础护理的科学性很强,护理工作者一定要以严肃认真的科学态度对待各项具体工作,切不可草率行事,无视规章制度,或机械地执行医嘱。要经常深入病房巡视,密切观察患者病情变化,周密审慎,严格执行"三查七对"制度和各项操作规程,防止和杜绝差错事故的发生。

3. **团结合作,协调一致** 基础护理工作涉及面广,日常大量的体温、脉搏、呼吸、血压测量是判断病情转归的可靠资料,通过观察这些指标的变化,可以帮助了解疾病发生和发展的规律,从而协助医生做出正确诊断,并为预防、治疗和护理工作提供依据;而在危重患者抢救时,生命体征的检测,又是病情动态变化的重要信息,医生需要依据护士提供的这些信息,选择最佳治疗方案。可见,医生正确的诊断治疗离不开大量的基础护理工作。护士与其他医务人员必须团结合作、协调一致,全力救治患者。一旦工作中有不和谐的情况发生,要以实事求是、平等友善的态度,积极沟通,顾全大局,共商解决问题的办法。

二、整体护理的伦理特点与伦理要求

整体护理是以患者为中心,以现代护理观为指导,以护理程序为基础框架,并且把护理程序系统化地运用于临床护理和护理管理各个环节的一种工作模式。

（一）整体护理的特点

1. **系统性** 整体护理是一个系统化体系,它包括护理哲理、护士的职责与行为评价、患者入院及出院评价、标准护理计划、标准教育计划及护理品质保证等,并且以符合护理程序为框架,环环相扣,确保护理水平的全面提高。

2. **整体性** 整体护理要求每一个护士对患者全面负责,围绕患者这个中心,考虑"为患者解决哪些问题",并制定护理计划,进行实施与评价。同时,在护理管理中,护理部、护士长也以整体护理的标准和要求对护士的服务状态进行不断地监督和改进,从整体上提高护理水平,促进良好护患关系的建立。

3. **全面性** 整体护理以患者为中心,视患者为具有生理、心理、社会、文化及发展的多层面需要的综合体,并且各层面又是处于动态变化的。因此,护士负责患者的全面护理,并满足不同患者的个体需要,促进患者尽早康复。

4. **规范性** 整体护理有标准的护理计划、标准的教育计划及一系列规范的护理记录表格,将护理业务行为统一到科学的标准水准。一方面可以避免护理工作者投入很多时间和精力去查找相关资料,又可以防止护理业务行为准则的随意性和盲目性,从而使护理工作不仅更趋于科学化、标准化,而且也更加规范化。

（二）整体护理的伦理要求

1. **独立自主,勤于思考** 整体护理是按照护理程序的工作方法,为患者解决问题。为此,护士需要亲自接触患者,深入地了解和评估患者的全面情况,在此基础上做出护理诊断和制定护理计划,并且根据护理计划去实施有关的护理措施、做好护理记录,最后做出护理效果评价。一旦工作中遇到问题,应自己设法通过学习解决或请教别人寻求答案,而不是把问题推给别人草草了事。

2. 自觉主动,勇担责任 在整体护理中,医生和护士从两个不同侧面直接对患者负责。医生从疾病的发生、发展、病因、病理及诊断、治疗的角度对患者负责;护士则从患者行为表面的角度做出独立的诊断,制定实施计划,采取护理职责范围内的措施等,也要独立地承担责任。这就要求护士必须有主动工作的精神,因为在多数情况下,护士是在缺乏上级的监督、仅凭自己的责任感和主动性的状态下工作的。因此,护士必须有承担责任的自觉性,医护之间密切配合,才能够实现整体护理赋予护士的权利和责任。

3. 刻苦钻研,积极进取 整体护理使护理工作的重点从疾病护理转向以患者为中心的全面护理方式,从而带来了护理领域中一系列变化。一是改变了护理研究的方向和内容,除了各项护理技术操作外,还要充实“人”的研究;二是改变了护士的工作任务,护士不再是被动地、单纯地执行医嘱和各项护理技术操作,而是更全面、更系统地了解患者的整体状况;三是改变了护士的角色,护士不仅是患者的照顾者,而且是健康教育者、研究者和管理者。而这一切都需要护士有刻苦钻研的进取精神,不断更新知识,创新开拓,适应学科发展的需要,并努力培养自己的观察、表达、分析、综合和解决问题的能力,为建立适合我国国情的整体护理工作模式而努力。

第三节 门诊、心理护理的伦理要求

一、门诊护理的伦理要求

门诊是医护工作者和患者联系的重要场所,是患者来医院就诊的第一站,也是患者了解医院并对医院产生印象的窗口。患者初到医院所进行的一系列活动,如挂号、就诊、检查、交费、取药、治疗等,都是在这里完成。一个医院的门诊可以直接反映出这所医院的医疗水平和医德风貌,进而也可以折射出医院管理水平的高低。因此,与患者见好第一面,做好医院的形象使者,门诊护士责无旁贷。但由于门诊护理工作具有工作量大、任务繁重、患者数量多、病情复杂等特点,加之患者就医时(特别是首诊患者)面对陌生的医院环境及对自己所患疾病的担忧,难免情绪紧张,待诊时易急躁,对护理人员的语言、态度等也较为敏感,如果再遇到个别护士态度不认真、缺乏耐心,就为护患关系紧张埋下了祸根。所以,这就需要门诊护理人员注重医德修养,培养良好的医德品质,提升医德境界。

(一)热情关怀,高度负责

门诊患者因受疾病的折磨,心身都处于痛苦之中,感情脆弱。他们一方面对医院及医护人员抱有极大的期望,希望得到周到、方便、快捷的诊治服务;另一方面又怕自己的病情严重、预后不良,怕遇到技术不良的医护人员等。因此,患者心理比较复杂,加之医院嘈杂的环境,繁多的手续,各种各样的检查治疗,长时间的待诊等,进一步加重了患者的心理负担。对于患者的种种不良情绪,门诊护理工作者要充分理解、同情患者。要用亲切和蔼的态度、充满关爱的语言与患者交流沟通。在交流过程中,要善于发现患者的思想变化和情绪波动,给予恰到好处的心理疏导;要合理安排就诊程序,妥善指导患者就诊,细致、周到、主动、热情地为患者服务;还要适时地向他们介绍防治知识,消除患者的恐惧、疑虑心理,使患者感到亲切和温暖。

(二)作风严谨,准确无误

门诊护理工作者必须尊重科学、实事求是、作风严谨、准确无误,坚持护理工作的科学性。在护理工作中,任何疏忽,如打错一针、用错一药都可铸成大错,甚至危及患者生命。因此,护理工作者要十分谨慎,严格执行查对制度和消毒隔离制度,对可疑病情或治疗反应意外者,绝不可轻易放过,要让患者留观,直到确保安全。

(三)优化环境,安全舒适

优美、安静、清新的候诊环境,可以使患者情绪稳定并保持愉悦的心情,减轻患者的紧张和焦虑,并减少交叉感染的机会,提高诊疗护理效果。因此,医院环境和环境文化给公众带来的影响是不可忽视的。护理工作者应将环境管理作为门诊护理的道德要求,认真做好门诊的整洁化,秩序的规范化,候诊条件的舒适化,为患者创建一个温馨、和谐、舒适、宽敞而又难忘的医疗环境,以利于提高门诊护理的质量。

二、心理护理的伦理要求

随着整体护理观念的加强,人们愈加深刻地认识到心理因素和疾病的关系。尤其是情绪对健康和疾病的影响,紧张、失落、不愉快的情绪,会造成不良的心理刺激,影响中枢神经系统,使内分泌系统功能紊乱,并降低免疫系统的作用,从而引起身心疾病。相反,自信、开朗、乐观等正面情绪有助于患者的康复。因此,心理护理是整体护理的重要组成部分,在促进患者康复过程中发挥着重要的作用。

(一)平等尊重,保守秘密

心理护理是人与人之间的心灵沟通,其成功的前提是具有良好的护患关系,尊重患者、平等相处是建立良好护患关系的基础,也是调节护患关系的重要伦理规范。和谐的护患关系有利于患者对心理护理过程持开放态度,袒露心理问题的细节。护士与患者之间真诚相待、相互信任是进行心理护理的前提和基础,患者信任护士,才会把自己内心的困惑和疑虑等讲出来,护士要以高度的诚信为患者保守秘密和隐私。绝对不可不顾患者的感受,随意谈论和张扬患者的秘密和隐私,这不仅会失去患者对护士的信任,也会对患者造成极大的伤害,而且还可能担负道德和法律责任。因此,保守秘密既是职业道德的要求,也是心理护理能有效进行的最起码、最基本的要求。当然,如果患者的秘密可能明显危及自身或他人的安全,护士则需要在一定范围内解密,不能一味死守诺言。

(二)同情体贴,换位思考

护士应以高度的同情心和责任感对待每一位患者,同情心就是站在对方立场思考问题的一种方式。护理人员在面对不同患者的不同行为或不同反应时,要能够站在患者的角度思考问题,充分理解患者,深入了解患者障碍产生的原因,努力促进患者的角色转化,并针对患者的具体心理状态开展多样化的心理护理活动,根据不同情况予以心理疏导,满足患者的需求,真诚地帮助患者解决问题,消除痛苦,这样才能够取得患者的信任和配合,建立有利于治疗和康复的最佳心理状态。配合患者家属共同创造条件,努力促使患者角色正常转化。

(三)了解需求,真诚关怀

人患病以后会比健康状态时有更多的心理需要,要全面、准确地了解每一位患者的心理特点,根据实际情况满足患者的共性心理需求和个性心理需要,对患者失调的情绪适当安慰、合理疏导,引导患者正视自身面临的问题,启发多角度思考问题,帮助患者克服困难,自觉领悟,学习成长,战胜疾病。护士在心理护理过程中,应设身处地去感受患者的内心体验,不轻易批评,不强迫患者表达,不把自己的价值观强加于患者,善解人意,宽容悦纳,给予积极的、无条件的真诚关怀,并对家属做好解释和指导工作,将有利于患者打开心中禁锢的枷

笔记栏

锁,与护士齐力对抗病魔。

（四）中医调理,情志护理

中医七情（喜、怒、忧、思、悲、恐、惊）是人体对外界客观事物和现象做出的不同情志反应。情志是指人的心理活动,是人接触和认识客观事物时,人体本能的综合反应。人的情志状态对疾病的发生发展和治疗都有很大的影响,在正常情况下是不会使人致病的,如果情志过度超出常态,就会引起脏腑气血功能的紊乱,导致疾病的发生。无论急性病、慢性病,情志都会发生变化。情志护理是以中医基础理论为指导,观察患者的情志变化,掌握其心理状态,以阴阳五行、七情五志、脏腑气机等学说为基础,结合预防、养生、保健、康复、各项护理活动等对患者、亚健康及健康人群加以调护,并施以独特的中医护理技术,加快患者恢复健康,改善和消除患者不良的情绪状态,从而达到预防和治疗疾病的一种护理方式。常见的情志护理方法有:说理开导法、释疑解惑法、宣泄解郁法、移情易性法、以情胜情法及顺情从欲法等。

第四节 特殊人群的护理伦理

一、老年患者的护理特点与伦理要求

"老吾老,以及人之老",尊老、爱老、孝老是中华民族的传统美德。让每一个老年人健康幸福地颐养天年、益寿延年,是满足人民美好生活需要、增进民生福祉的重要内容。按国际标准,65 岁及以上老年人口占比超过 7% 即为老龄化社会,超过 14% 为中度老龄化社会,超过 21% 为重度老龄化社会。进入 21 世以来,我国人口老龄化速度加快、程度加深,65 岁及以上老年人口占比已由 2000 年的 6.96% 增至 2019 年的 12.57%,预计在"十四五"时期将超过 14%,进入中度老龄化社会。由于老龄化的加速,更多的老年人由于体弱多病、生活能力不足,而对医疗护理的需求不断增长,老年护理的工作范围也逐渐广泛起来,任务愈发艰巨。这就对护理人员的道德修养提出了更高的要求。

（一）老年患者的护理特点

1. 任务重,难度大 人体进入老年期后,由于各组织、器官及细胞的自然老化,生理功能逐渐减退,身体日渐衰老,新陈代谢发生紊乱,感觉变得越来越迟钝,智力也越来越退化。加之老年人抗病能力下降,重要器官代偿能力减弱,因此常会伴有多系统慢性疾病的发生。当老年人患病以后,生活能力将会进一步下降,甚至达到不能自理的地步。那么对于老年患者来说,此时就不仅仅只是需要家人的陪伴和照料,而是更加需要医护人员的精心护理。所以与照顾其他患者相比较,照顾老年患者时工作量会增加,任务会更加繁重。比如:患者吃药、打水、翻身及擦背等,这些原来可以自己做的事情,此时就需在护理人员的帮助下才能完成。再者,由于老年患者视力、听力大幅度衰减,感觉器官功能减弱及平衡失调,对外界刺激的反应变得迟钝。这就使得他们遭遇危险时,不能快速地做出判断,容易发生意外伤害,护理人员在照顾中要特别注意防范。

2. 心理护理要求高 老年人的心理状态比较复杂,一方面由于生理和病理因素,使老年患者长期忍受痛苦和折磨,对其造成生活上的困难、经济上的拮据和活动范围的缩小,久而久之导致老年患者的性情发生变化。另一方面,因为疾病的缘故,老年患者在生活中势必会给家人带来许多麻烦,所以内疚、自责、焦虑等情绪在老年患者身上表现得非常充分,失落感、无价值感、孤独感常常袭扰他们。这就使得他们的情感变得异常脆弱,甚至会变得幼稚,像小孩子一样,为一点不顺心的小事或某处照顾不周而生气。但与此同时,老年患者又强烈地渴望来自子女、亲属及医护人员等的关心和理解,需要被重视、被尊重、被关爱。因此,对于老年患者,不但要给他们提供疾病护理,更应该重视心理护理,帮助他们战胜疾病,恢复健康。

（二）老年患者的护理伦理

1. 尊重理解,服务周到　老年人由于体力衰弱,多患有各种疾病,加上心理比较脆弱,因而对护理人员的依赖性较大。与患者接触最多的护理人员,应充分理解、宽容和尊重患者,态度要真诚、友善,交谈中要有礼貌,并以老年人喜欢和习惯的方式进行,耐心细致地倾听患者提出的要求和建议,与老人说话时,语句要简明扼要,语调平和,尤其避免因老人听力下降而大声叫喊,用心体会老年人的感受,使他们感到被重视和尊重。同时还要尊重老年人的人格及生活习惯,不要强求患者去改变。另外,护理人员还要有足够的爱心和高度的责任感及奉献精神,最大限度地为老年患者提供多角度、全方位的服务。

2. 耐心细致,鼓励安慰　老年患者身心衰老,反应迟钝,说话啰嗦,有些患者口齿不清,甚至语无伦次,还有一些患者疑心重,脾气大,固执己见,不愿意配合。而老年人的疾病又相对复杂,容易出现变化,导致病情恶化。所以,护理人员要时刻警惕,具备敏锐的观察力和正确的判断力,及时发现老年患者各方面的细微变化,防微杜渐,有预见性地采取有效措施,审慎从事,耐心细致。任何的粗心、疏忽都是不符合护理道德要求的。另外,老年人容易患心脑血管疾病及认知、运动障碍疾病,此类疾病一般病程较长,并且易反复,患者心理压力比较大,严重时会出现自暴自弃、绝望厌世心理。这就要求护理人员始终要以深切的同情心和人道主义精神悉心护理,不急不躁,不厌烦,不疏忽。对患者多开导,多安慰,多鼓励,增强患者的心理承受能力,调动患者的主观能动性,激发患者战胜疾病的信心。除此以外,护理人员还应该帮助老年患者培养自我护理能力,变被动接受卫生保健服务为主动自觉地管理自己的健康。

3. 转变理念,做好沟通　护理人员要树立"患者优先"的服务意识,以患者满意为服务标准,以患者需要为服务范围,以患者感动为追求目标,做老年患者的守护神。当然,要做到这一点必须转变服务理念,把患者放在心里。工作中从细处着手,加强护理理论及操作技能的学习,并且关注老年人的心理健康,加强和老年患者的交流和沟通。由于老年患者心理比较脆弱、敏感,比较在意护理人员的语言态度,所以与老年患者交流时要格外注意礼貌,说话时要面对老人,以便相互之间看到对方的面部表情,增强沟通的效果。与老人谈话要像对待成年人那样用平等的方式进行,不能像对待孩子一样,以免老人的自尊心受到伤害。当老人心情不好或感到害怕、恐惧时,护理人员应陪伴老人,并适当地通过身体接触(如握着老人的手)向老人表达温暖和关爱。不要在老人能够看见的情况下,与其他人员,尤其是亲友窃窃私语,以免老人产生误解而引发矛盾。

二、精神科患者的护理特点与伦理要求

精神科患者是一个特殊的群体,在失去正常理念的情况下,他们的行为具有较大的盲动性和不可预料性,常常会对他人和自己造成严重的伤害。因此,对精神病患者的护理除了按照常规操作执行以外,还有很多有别于其他专科的内容和特点。

（一）精神科患者的护理特点

1. 护理对象具有特殊性　精神科护士所面对的患者有别于其他躯体疾病患者,由于精神病患者在发病阶段常表现出独特的病态心理,以及逻辑思维混乱,缺乏自知力,缺乏理智,从而导致不安全因素高发。有些患者在幻听等病态思维的支配下出现自杀、逃跑、伤人毁物等行为;有些患者不承认自己有病,情绪激动,对护士的解释不接受,不配合治疗或拒绝治

疗;更有甚者在拒绝治疗逃跑未遂后,采用极端手段以寻求解脱。因此,在精神科的护理实践中,患者需要更多的理解和关怀,护理人员需要付出更多的心血。

2. 护理工作繁重,责任重大 精神科护士是护士中较为特殊的群体。精神专科医院所处的位置大多比较偏僻,而且实行封闭式管理。精神科护士面对的患者有心理障碍,问题多,时刻存在着危险,且在完成日常的治疗和护理工作外,还要密切观察患者的病情变化、心理变化和安全问题,以杜绝各种意外事件发生。尤其在护理过程中,患者常常采取不合作、不配合的态度,使得每一件事都需要护理人员督促、监督,甚至采取一些强制措施来保证诊治工作的正常进行。这就导致精神科护士的心理压力和工作强度都比较大,所担负的责任也愈加重大。因此,作为精神科护士,要时刻提高警惕,一方面尽全力保证患者的安全,另一方面也要关注自身的安全。

3. 对护理人员综合素质要求高 精神科护士的服务对象大多是精神异常的患者,基本上缺乏主诉,患者不能也不会正确及时地告诉护士他们的内心体验和感受,甚至有些患者(情感倒错患者)由于疾病支配,还会出现与病情症状表现完全相反的情感反应和说法,有些恢复期的患者因对前途丧失信心,会有自杀的想法,而行为隐蔽得又很巧妙,以便自杀能够成功。正是因为这些患者的特殊性,对护理人员的素质就有更高的要求。如崇高的敬业及献身精神,没有这种精神就很难胜任精神科的护理工作。当然还需要有过硬的护理技能、多学科的知识、主动工作的热情、良好的职业道德及沟通能力等。所以,加强精神科护士素质的培养是提高护理质量的重要保障。

(二) 精神科患者的护理伦理要求

1. 尊重患者 精神科患者受病情影响,其民事行为能力在一定程度上有所削弱,但基本的人权,如名誉权、隐私权、知情与选择权,应该得到尊重和保障。尊重精神病患者的人格和权利是护理人员应当遵循的首要道德伦理规范。尽管精神病患者在患病期间行为古怪无礼,语言思维混乱,但作为护理人员则不能冷淡、鄙视和责怪他们,不能对他们有任何的耻笑、歧视及惩罚,因为他们的古怪无礼和思维混乱是疾病所致的病态表现。相反,护理人员更应该以极大的同情心去关怀照顾他们,对他们以礼相待。尤其是精神病患者在接受强制性治疗时,会存在一些正常的精神活动,提出一些正常的或接近正常的意见和要求,护理人员要注意倾听,尊重他们的意见,满足他们的正当要求。在工作中,护理人员还要巧妙应用语言,通过语言让患者自然放松,消除戒备心理,不能给患者任何不良刺激。在语言上尊重他们,不要因为一句不恰当的话而使早期的治疗前功尽弃,甚至发生意外。

2. 保守秘密 精神病患者的病情比较复杂,其发病常常与个人经历、家庭教养、婚姻状况、社会环境等因素有关,询问病史时,可能涉及患者的隐私。因此,护理人员对患者的这些病情隐私具有保密的责任,对精神病患者症状的知情应限制在一定范围内,绝不能向任何无关人员泄露。如果违反这一原则,将可能产生严重的后果。当患者得知自己的隐私被泄露后,可能会羞愧、自卑、悲观,甚至自杀,影响病情的恢复并产生严重的心理伤害,以至于发生意外。另外,精神科的护理人员应该注意,在精神病患者面前,不能泄露医院内部情况,也不能随意透露工作人员的家庭信息及住址,这一方面是为了保守医院内部的机密,同时也是为了保证工作人员的安全、防止意外发生的需要。

3. 恪守慎独 多数情况下精神科护理人员的工作是独立完成的,因此“慎独”修养就显得非常重要。精神科患者大多是用药物控制病情,故而服药问题就显得至关重要。尤其是担心患者藏药,若患者藏药不吃,病情就得不到基本的控制;若患者把藏起来的药顿服,后果则更加严重,可导致药物中毒甚至危及生命。监督患者是否按时吃药,全依赖护理人员的良心和道德责任感。所以,合格的精神科护理人员,一定要正直无私,恪守慎独。在任何情况下,无论患者是"清楚"还是"糊涂",无论有无监督,都不得马虎行事,必须一丝不苟地按照科学程序自觉、主动、定时、准确、尽心尽责地完成护理任务。

4. 工作严谨　精神病患者的护理异常繁杂,要求精细、严谨。一般来讲,精神病患者入院基本是被动的,多由家属或街道、单位、公安局送入医院救治,不少患者入院时带有金银首饰、现金等贵重物品,这就需要护理人员做好入院后物品的检查,认真地进行物品登记,并做好签收移交工作。不得认为精神病患者"糊涂"而马虎从事。值班护士更应该按时巡视病房,严守岗位职责。认真检查病房内有无刀、剪、绳等危险物品,注意了解每个患者的行为。当患者有暴力行为时,医护人员可以采取强制措施来约束患者,但要以保护患者和他人安全为目的,在患者危险行为消除后,应立即解除强制约束,严格遵守护理规章制度,最大限度保护患者的安全。

5. 举止端庄　护理人员应该是美的化身、善的代表,护理工作中,护士的语言、行为、表情都会引起患者情绪的变化。因此,护理人员与患者交流时,举止要端庄、稳重。特别是女护理人员,不可过分注重打扮,时刻保持自尊、自爱、自重。如果是照顾异性患者,就更需要与患者保持一定的心理距离,对患者态度要和蔼,但不可过分殷勤,以免产生误会,导致不良后果。例如:给异性患者进行心理疏导谈话时,护理人员不可在单间病室停留时间过长;男性护理人员为女患者打针或换药时,最好有女护士在场等。这不仅是对患者的保护,也是护理人员的自我保护。尤其当患者在病态思维影响下,向护理人员提出过分要求时,护理人员不能乘人之危,要坚决拒绝,同时还要耐心劝服,不讽刺挖苦。关爱患者,保护他们的隐私,用爱心、诚心、信心帮助他们尽快康复。

第五节　社区保健与家庭病床护理伦理

社区护理起源于西方国家,是由家庭护理、地段护理及公共卫生护理逐步发展演变而成的。追溯社区护理发展的历史,可将其发展过程划分为四个阶段,即:家庭护理阶段、地段护理阶段、公共卫生护理阶段和社区卫生护理阶段。家庭护理阶段是在19世纪中期以前,对居于家中的患者由家庭主妇来看护和照顾;地段护理阶段则是在19世纪中期到19世纪末期,由志愿者和少数的护士对居家贫困的患者采取护理措施,也包括指导家属对患者进行护理;公共卫生护理阶段是从19世纪末期起,护理的对象由贫困患者扩大到了地段居民,而护理的内容也由单纯的医疗护理扩展到预防保健服务;社区卫生护理阶段是20世纪70年代以后,护士以社区为范围,以健康促进和疾病防治为目标,所提供的医疗护理和公共卫生护理服务。近年来,我国呈现人口年龄结构老龄化、家庭结构小型化趋势。随着人民生活水平的提高,人群疾病谱发生了改变,慢性病护理的需求量日益增加,人们在重视身心健康的同时,对疾病的预防和自我保健意识也在不断增强,社区护理工作面临着难得的机遇和挑战,已成为21世纪社区卫生服务的重点。

一、社区保健护理伦理

随着人们健康观念的更新及社会老龄化进程的加快,纯粹的医院治疗已不能满足广大人民群众的健康要求,尤其对于高血压、糖尿病、冠心病、关节炎等慢性病患者,社区保健已成为广大社区居民的必然选择,也是我国卫生改革的重要内容。

（一）社区护理的概念与特点

社区护理又叫社区卫生护理或社区保健护理。它是将护理学和公共卫生学理论相结合,以健康为中心,以社区人群为对象,以促进和维护社区人群健康为目标的一门综合性学科,是集预防、保健、临床护理、康复及健康教育为一体的综合性护理服务。

社区护理主要有以下特点:

第一,社区卫生服务及家庭病床是第一线的服务,是与基层群众最先接触的服务,是整个医疗体系的门户。

第二,社区卫生服务及家庭病床是全方位的综合性服务。服务对象不分年龄、性别和疾病类型;服务内容包括预防、医疗、康复等;服务层面与范围也极宽泛。

第三,社区卫生服务及家庭病床是一种协调性服务,提供卫生服务的医护人员必须掌握各类医疗技术专长,以及家庭和社区内、外各种资源的情况,并与之建立相对固定的关系。通过会诊、转诊和咨询等协调性措施调动整个医疗保健体系和社会其他力量共同解决人们的健康问题。

（二）社区护理的伦理要求

1. 深入基层,热情服务 社区卫生服务是医护人员深入社会基层,直接面向社区人民群众。社区的每一户、每个人都是自己的服务对象,社区内的老弱病残、妇女儿童都是自己护理关照的重点,该社区的健康教育、卫生防疫、妇幼保健、康复治疗、家庭病床、紧急救助等多方面的工作,均与社区护士直接相关,服务内容多、涉及面广。社区居民由于文化、年龄、道德修养水平的差异,对社区护理的认识不同,因此接受护理服务的态度也不一样。这就要求社区护士在工作中要有较高的道德修养水平,尊重服务对象,公正地对待每一个人,服务态度热情,举止文明礼貌,宣教耐心细致,审慎地处理各种问题和矛盾,为社区居民提供高质量的护理服务。

2. 钻研技术,精益求精 社区护士所面临的保健服务不像在医院工作那样有详细分科,所以要求护士具备多学科的理论、技能。例如,对剖宫产术后妇女的保健,不仅要掌握成年人的一般保健特点,还应掌握妇女生理特点和心理护理、术后护理、婴幼儿护理等业务知识与技能。并且作为社区护士,还应刻苦钻研业务,拓宽知识面。在决定护理服务的内容、次序及相应的替代服务时,应认真权衡利弊,如考虑护理对象的经济承受能力等。可见,精益求精的工作态度是社区护士应有的道德要求。

3. 任劳任怨,真诚奉献 由于社区护理工作以健康教育与健康促进工作为主,其工作效益带有明显的滞后性,因而卫生保健工作不容易被理解和信任,有时甚至会受到阻碍,导致从事社区保健的护士在工作中遇到冷言冷语、不配合的情况。因此,社区护士应具备任劳任怨、真诚奉献的品质,在工作中认真踏实地做好每项工作,坚持"预防为主"的方针,不为名利、不图回报,坚守岗位、默默奉献。

4. 严守规则,不忘"慎独" 社区护士在工作中要严格执行各项规章制度和操作规程,谨慎地开展工作,不能因自己的粗心、过失而使护理对象身心受到伤害。在工作中,要竭尽全力为护理对象服务,采取有效措施,防止意外事故的发生,确保护理对象的安全;在操作中,用物应清洁或消毒、单人单用,防止医源性交叉感染;在独自执行保健任务时,要有"慎独"精神;在履行职业义务时,要有职业防护意识和能力,采取适当措施,减少职业危害,以严谨的科学态度保证自己的健康。这既是对患者生命的尊重,也真正体现了社区护士内在价值和外在价值的统一。

二、家庭病床护理伦理

家庭病床护理是医院、患者、家庭三位一体的医疗形式,是一种势在必行的便民利民、一举多得的新型医疗模式。家庭病床护理在全方位面向社会所有人群的服务过程中,减轻了许多慢性病患者的痛苦,取得了明显的社会效益和经济效益。

(一)家庭病床的概念

家庭病床(home sick-bed)是顺应社会发展而出现的一种新的医疗护理形式,它是以家庭作为护理场所,选择适宜在家庭环境下进行医疗或康复的病种,让患者在熟悉的环境中接受医疗和护理,既有利于促进患者康复,又可以减轻患者、家属和社会的经济负担,节约资源。

(二)家庭病床护理的内容

1. 建立家庭病床病历,制订具体治疗和护理方案。

2. 细心观察患者的生命体征及病情进展情况,发现问题及时汇报,以便及时处理。

3. 定期访视,送医送药,提供各种必要的检查、治疗、护理服务。

4. 指导患者及家属掌握简易的护理技术,并参与日常生活护理,培养患者自我护理的意识和能力。

5. 倡导患者采取合理、健康的生活方式,建立健康行为,提高治疗依从性。

6. 发现传染病及时登记,并做好疫情报告。指导患者家属参与消毒隔离工作。

7. 普及卫生保健知识,增强社会人群的健康意识及自我护理能力。

8. 做好心理护理等工作,减轻患者的心理负担,增强患者战胜疾病的信心。

(三)家庭病床护理的特点

1. 护理内容全面 家庭病床护理要根据患者的个别需求,提供综合、连续、专业的健康照护服务。家庭病床护理与医院护理相比,护理内容更为丰富,任务更为繁重。护理人员除做好必要的辅助治疗和基础性的技术护理工作外,还要善于根据病情与患者、家属谈心来深入了解患者,做好心理健康教育;协助患者家属改善环境,合理安排患者生活;向患者家属做护理技术示教及卫生保健和康复知识宣传,提高家庭互助保健能力和自我护理能力,促进患者康复。

2. 护患关系密切 建立家庭病床,变患者"登门求医"为医务人员全心全意地"送医上门"服务,为建立互信合作的良好护患关系奠定基础。由于以患者家庭作为治疗护理的场所,可使患者及其家属对医务人员备感亲切,有利于发挥医务人员的主动性。又因患者病情较轻,适宜建立"指导合作型"或"共同参与型"的护患关系模式。因此,护患关系更加融洽、密切,有利于患者早日康复。

3. 道德要求更高 家庭病床护理需要护士经常深入患者家庭开展综合性护理服务工作,一般情况下能够得到患者及家属的支持和配合。但是,服务对象因年龄、病情、文化程度、道德水平的不同而对护理工作的认识不同,因而可能会出现态度冷漠、语言生硬、缺乏礼貌,甚至不认真配合的情况。例如:残障者对恢复健康丧失信心,冷漠、被动地接受护理;个别思想水平较低者因轻视护士而缺乏礼貌,随意使唤;有的患者家庭关系复杂,家属不认真配合治疗等。家庭病床护理工作中的困难和特点,对护士提出了更高的道德要求。有强烈的事业心、责任感和不怕困难的坚强意志,是做好家庭病床护理工作的重要思想基础和根本保证。

4. 利于心理护理 疾病和伤残不仅会引起家庭生活、经济、社会和人际关系的改变,还会引发患者的心理问题。家庭病床的开展有助于护士了解患者及其家属的心理活动和心理需要,患者的心理问题容易向护士倾诉,从而为做好心理护理提供条件。护士可以对患者进行有针对性的心理护理,使其在舒适的家庭环境中、以最佳的心理状态接受治疗和护理。

(四)家庭病床护理的伦理规范

1. 患者第一、及时准确 家庭病床患者社会地位、文化程度、职业、风俗习惯、宗教、信仰、居住条件、交通状况等存在差别,且家庭病床患者地处分散、管理不便,护士不能因为这些差别而进行服务程度取舍,而应尊重患者的人格和权利,一视同仁地热情服务。护士在工作中要始终贯彻"患者第一"原则,把患者的利益放在首位,及时、准确地为患者提供护理服务。护士在上门服务时,即使对居住较远的患者也要风雨无阻、遵守时间、恪守诺言,不得以任何理由延误治疗和护理,给患者造成不应有的痛苦。

2. 严格自律、优质服务 家庭病床独特的护理方式,增加了护士独立处理问题的机会。在这种情况下,对护士提出了更高的道德要求。在任何时候、任何情况下都要忠于职守、纪律严明、秉公办事、热忱服务,尤其要加强自我约束。在护理工作中不仅要求技术过硬,而且要自觉遵守各项规章制度和操作规程,努力达到"慎独"境界。在进行医疗活动中,注意运用保护性语言,少说与医疗活动无关的话,不做与医疗活动无关的事,对自己的行为负责。同时,要认真回答患者及家属提出的问题,耐心解释沟通,注意语言表述,通俗易懂、真诚亲切。

3. 尊重信仰、慎言守密 护士深入患者家中服务,对患者个人或家庭的宗教信仰都应主动尊重,不能说长道短、搬弄是非。解释和答复患者及家属提问,应简明扼要,通俗易懂,既不要因言语不慎造成不必要的误解和纠纷,也不因顾忌而缄口不言。涉及患者或家庭的隐私,如家庭成员关系、经济收入、个人隐私等,必须恪守秘密,切不可当作茶余饭后的谈资任意宣扬。

4. 互相尊重、团结协作 家庭病床涉及病种繁杂,病情复杂多变,为达到使患者尽快康复的目的,需要各科室医务人员密切配合、相互尊重,各环节的工作协调一致。家庭病床设在患者家中,护士应尊重患者的人格,热情服务,礼貌待人,还要加强与患者家属的密切配合、理解支持和积极协作,及时沟通、传递信息,努力协调关系,以便提供及时有效的护理服务,促进患者早日康复。

第六节 突发公共卫生事件应急护理伦理

公共卫生事件常常突然发生,而且具有破坏性强、损害范围大及缺乏准确预警等特点,这就要求作为医疗机构成员之一的护理人员必须有强烈的职业责任感和良好的职业道德,积极承担救死扶伤及保护公众身心健康的职责,依法及时采取力所能及的应对措施,维护国家和人民的生命、财产安全,尽可能将损失降到最低程度。

一、突发公共卫生事件中护理人员的责任

1. 职业责任 2008年5月12日起施行的《护士条例》第十九条规定:护士有义务参与公共卫生和疾病预防控制工作。发生自然灾害、公共卫生事件等严重威胁公众生命健康的突发事件,护士应当服从县级以上人民政府卫生主管部门或者所在医疗卫生机构的安排,参加医疗救护。护士作为医疗机构成员之一,应承担起保护公众身心健康的职责,承担起治病救人的职业责任。护士通过熟练掌握应对处理突发公共卫生事件的基本知识、基本技能(如传染病的一般预防、治疗、隔离、消毒、护理,常见食物中毒的紧急处理原则,以及对可疑事件的及时报告和预警处理;对已发生事件的过程管理和善后处理),采取力所能及的应对措施,尽可能控制事件影响的程度与范围,将损失降到最低程度。

2. 法律责任 《突发公共卫生事件应急条例》第五十条规定:医疗卫生机构有下列行为之一的,由卫生行政主管部门责令改正、通报批评、给予警告;情节严重的,吊销《医疗机

构执业许可证》;对主要负责人、负有责任的主管人员和其他直接责任人员依法给予降级或者撤职的纪律处分;造成传染病传播、流行或者对社会公众健康造成其他严重危害后果,构成犯罪的,依法追究刑事责任:①未依照本条例的规定履行报告职责,隐瞒、缓报或者谎报的;②未依照本条例的规定及时采取控制措施的;③未依照本条例的规定履行突发事件监测职责的;④拒绝接诊病人的;⑤拒不服从突发事件应急处理指挥部调度的。

二、突发公共卫生事件应急护理伦理规范

1. 敬业奉献　在突发公共卫生事件的应对处理中,护理工作是在残酷、危险和艰苦环境里进行的,工作条件和生活条件异常艰苦,有时甚至会有生命危险。这就要求广大护理人员不忘记自己肩负的救死扶伤的神圣使命,要始终把病、伤员和广大人民群众的生命安危放在首位。只要伤情、疫情出现,就必须将生死置之度外,奋不顾身地紧急救护。同时要求护理人员在抢救现场勇于克服困难,充分发挥自己的专业技能和聪明才智,最大限度地挽救和护理患者。任何背离医护人员崇高职责的行为(如贪生怕死、害怕自己受感染、遗弃伤病员或人为延误救治)都是不道德的。

2. 团结协作　突发公共卫生事件的应对处理是一项复杂的社会工程,需要各部门的相互支持、协调和共同处理。应对策略的制定不单是疾控部门的任务,还要其他各有关部门一起共同参与和完成。各级护理人员要有高度的责任心和科学态度,整个救治和护理过程的每一个环节,都不能有任何的松懈、怠慢和不负责的现象发生,要本着对患者负责、对公众健康负责、对社会负责的态度,团结互助、协同作战,尽最大可能将患者可能发生的情况在最初阶段予以处理和科学预测。相互推诿、敷衍塞责的做法是不道德的行为。

3. 贯彻法制原则　在突发公共卫生事件的紧急状态下,全社会的任务首先是考虑如何采取有效的措施来控制和消除紧急状态,尽快恢复生产、生活,优先保护公共利益和人民群众的生命安全,这就需要政府利用法律手段来调整紧急状态下的各种社会关系,稳定国家和社会秩序,保障公民的权利不受侵犯。护理人员应认识到突发公共卫生事件紧急状态下贯彻法制原则的重要性,个人服从集体,遵守和支持政府执行《突发公共卫生事件应急条例》等紧急状态法,将突发公共卫生事件造成的损害降到最低限度。

●（张晓萍）

复习思考题

1. 护理工作中的道德基本原则是什么?
2. 基础护理和整体护理的道德要求有哪些?
3. 护理老年患者时对护理人员的要求是什么?
4. 心理护理的伦理规范有哪些?
5. 突发公共卫生事件有哪些特点?

推荐阅读

扫一扫
测一测

◇◇◇ **第十章** ◇◇◇

生育医学干预伦理

【思维导图】

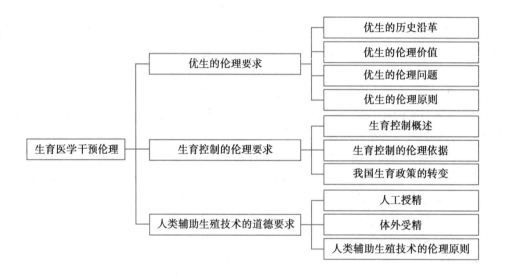

🔗 **案例导入**

　　田纳西州的路易斯·戴维斯和玛丽·戴维斯于 1980 年结婚,6 个月后玛丽发生宫外孕,因此切除右侧输卵管。以后她 5 次发生宫外孕,使其不能自然生育。1985 年,戴维斯夫妇接受试管授精。这是一个痛苦的过程。在 3 年内,戴维斯夫妇遭遇了 5 次失败。1988 年,冷冻保存胚胎技术诞生,它是将准胚胎冷冻在液态氮中保存起来供将来使用的技术,其好处在于可在妇女自然的而非人工的月经周期移回受精卵于母体以增加怀孕的机会。它也为某对夫妇的配子形成的胚胎被另一对夫妇甚至某一单身女子创造了使用的可能。在 1988 年,准胚胎冷冻保存的极限时间是 2 年。1988 年 12 月 8 日,医生从玛丽体内采集了 9 枚卵子。经过授精后植入了其中的 2 个,冷冻了其余的 7 个。2 周后,医院宣告植入失败。2 个月后,即 1989 年 2 月,路易斯向玛丽提出离婚。于是发生了作为本案核心议题的 7 枚冷冻胚胎的性质及相应的归属问题。玛丽认为自己是这些胚胎的母亲,认为其是自己的一部分,希望在适当的时间将其植入体内。

路易斯则认为自己拥有每个胚胎的一半。为了不让孩子在破碎的家庭中长大,他不希望玛丽将来生下他们共同的孩子,因而拒绝成为父亲,其行为类似女性拒绝成为母亲而实施流产。双方遂发生诉讼。

思考:如何看待这一诉讼?

提示:本案涉及受精卵在植入母体之前的身份认证问题。各国在法律理论和实践中给出不同的回答,包括主体说(分为有限自然人和法人说)、客体说(分为财产说和私生活利益说)及中介说。

第一节 优生的伦理要求

一、优生的历史沿革

优生(healthy birth)是指通过医学手段改良人的遗传素质、提高人的体力和智力水平的生育控制。优生的思想和措施自古以来即存在。古希腊哲学家柏拉图在他的《理想国》一书中曾指出择偶和生育年龄对后代健康的影响。他的学生亚里士多德在《政治学》一书中更增加了妊期卫生一项。古斯巴达人甚至实行过严格的选择后代的措施。我国古籍《左传》中也有"男女同姓,其生不蕃"的记载,已经认识到近亲结婚的后代往往不易存活和繁育。这些都反映了有关优生的早期思想和措施。优生学的发展经历了三个阶段。

(一)前科学阶段

从远古到19世纪中后叶。在这一历史时期,优生学尚未被作为学科提出,然而无论整个人类社会,还是不同民族、不同地区、不同文化,都有重要的优生实践,并不断地涌现出优生思想。例如,原始社会,生产力极为低下时,就出现有严重残疾的婴儿被遗弃和处死的现象,这就是一种不自觉的优生措施。古人在经验基础上,提出一些优生主张,由于当时的优生措施并不是建立在科学基础上,有些主张并不可取,有些对策带有阶级压迫的烙印。因此,在19世纪以前,优生学尚未成为一门科学。

(二)建立阶段

从19世纪80年代到20世纪40年代。1883年,英国科学家高尔顿(Francis Galton)在《对人类才能及其发展的调查研究》一文中首创优生学(eugenics)一词。这是优生学作为一个独立学科出现的标志。高尔顿把优生学定义为研究如何改良人的遗传素质,产生优秀后代的学科。并把达尔文的进化论直接应用于人类,探讨人类智能和遗传的关系。然而高尔顿过分强调智能的遗传性,宣扬民族优劣,被种族主义和法西斯主义所利用,成为推进惨无人道的种族灭绝政策的理论依据,使优生学和优生政策蒙受了巨大的耻辱、误解和严重的灾难。鉴于历史上出现过利用优生学歧视弱势人群、侵犯婚育权利、灭绝种族的恶行,在第二次世界大战之后,许多国家对待优生学持批判的态度,视为反动的伪科学,20世纪40年代优生学研究一度处于窒息状态,国际学术界非常忌讳"优生学"这个字眼。1998年,在北京召开的第18届国际遗传学大会曾建议优生学(eugenics)今后不宜在科学文献中使用。我国现在使用优生优育或优生思想表述,英语表述为 healthy birth。

(三)科学阶段

20世纪50年代以来,由于生命科学的发展,加之社会的进步与经济的发展,人们认识到发展优生学对改善人类素质、促进社会进步是十分必要的,从而引起各国政治家、科学家的广泛重视,优生学得到了健康、科学的发展。新优生学包括遗传咨询、产前诊断和选择性流产,目标是减少劣生。近些年,又将药物致畸、污染致畸、辐射致畸、病毒感染致畸、产伤致呆等新知识补充到优生实践中来,拓展了优生学的科学基础。现代优生学成为运用遗传学原理,借助社会措施、医学手段来改善人类遗传素质的一门多学科相互渗透的综合学科。

二、优生的伦理价值

(一)优生有利于改善和提高社会人口的智力和体力

21世纪是竞争的时代、创新的时代,创新型人才的产生、竞争能力的提高,归根结底取决于人口素质水平的提高。没有高素质的人口,就不可能培养出创新型人才,就不可能在未来竞争中居于优胜地位。因此,提倡优生优育,提高人口素质,已成为人类社会发展的必然趋势。

(二)优生有利于改善个体遗传素质,提高智力投资的社会效益和经济效益

优生能保障所生孩子具有优秀的素质,更易于培养成为高智力、高素质的社会人,能够适应较复杂的社会生活和工作环境,不仅能减轻家庭和社会的负担,还能创造出更多的社会财富。所以,对遗传素质优良的人投资所产生的社会经济效益一般远远大于遗传素质较差的人。

三、优生的伦理问题

优生学是研究如何改良人的遗传素质,产生优秀后代的学科。它包括预防性优生学和演进性优生学。前者是防止劣质人口出生,后者是促进优质人口出生。无论是前者还是后者,都是对人的生命质量进行主动控制的具体措施。其伦理价值是肯定的。

预防性优生学又称负优生学(negative eugenics),主要研究如何防止患遗传病、先天缺陷等不良个体的出生,从而降低人类群体中不良基因产生的频率。其主要措施有婚前检查、避免近亲结婚、选择最佳生育年龄和最佳受孕时机、优生咨询、孕期保健、产前诊断、选择性人工流产及优生立法等。主要的伦理问题是生育权利、出生权利及生命的本体论。

演进性优生学又称正优生学(positive eugenics),着重研究如何促进体力和智力优秀的个体繁衍,从而提高人类群体中产生良好基因的频率。采用的方法有人工授精、体外受精、胚胎移植、基因工程等。主要伦理问题是胚胎地位、人类特征、人伦关系及如何运用这些技术等。

四、优生的伦理原则

对于优生学的伦理问题,米伦斯基提出四项基本原则:第一,尊重夫妇双方的选择;第二,对个人和家庭不产生伤害;第三,产前诊断的结果可靠;第四,产前诊断和遗传咨询的自愿性。尽管各国存在着文化、社会制度、道德标准的差异,但这些原则无疑在世界各国有着共同性,同样遵循WHO所提倡的生命伦理四大基本准则,即行善、不伤害、自主和公正原则。

(一)行善原则

也称有利原则,即尽可能使患者、参与研究者和其他受到影响的个人直接或间接受益。优生学遗传服务要为人类和家庭造福,增进人类的健康,有利于个人和家庭。要向有遗传病、先天缺陷胎儿的父母提供准确无误的诊断信息,帮助他们了解遗传病或先天缺陷胎儿的

发病原因,使他们理智地面对现实,减轻其心理和精神上的痛苦和压力;要提供病情、发展趋势和预后的信息;要提供可能的治疗信息或对患儿的教养方法;要提供遗传风险和可采取的最佳预防措施。

(二) 不伤害原则

应充分尊重人的尊严、人权和基本自由,个人的生存权益和福祉高于单纯的科学利益或社会利益。遵守保密原则,保护受检者和咨询者的隐私权。在优生学遗传服务中尽可能避免对受检者和咨询者造成不必要的损伤,或将损伤降到最低的程度。

(三) 自主原则

即尊重人们在负责并尊重他人自主权的前提下自己做出决定的权利。优生学遗传服务要遵循自主自愿的原则,避免由政府、社会或医生强制施加,妇女是生育上的重要决定者,未来的父母应自主决定是否值得进行产前诊断,或终止有缺陷的胎儿孕育降生。在家庭和国家法律、文化及社会结构框架内,妇女或夫妻对有先天缺陷胎儿的选择决定应得到尊重和保护,对有先天缺陷胎儿的处理方式应由父母做出决定,而不应由医务人员决定。

(四) 公正原则

一是公平公正地分配优生学遗传服务的公共资源给最需要的人,首先要给予最需要医疗服务的人群,而不管他们的支付能力或任何其他因素,无医学指征仅为宽慰母亲焦虑而采取的产前诊断,应次于有医学指征的产前诊断。二是提供准确无误的诊断信息,应全部告知检验结果,包括模棱两可的试验结果、新的和有争议的解释,以及在专业同事间对检测结果的不同解释。对风险应客观地使用百分率或比率描述,还应预先告知产前诊断的检测不能完全保证有一个健康的婴儿出生。

第二节 生育控制的伦理要求

一、生育控制概述

生育控制(birth control)亦称"节制生育",是指采取人为措施来操纵生育的过程、数量和结果,也指推广、实行这些做法的运动和政策。生育控制的方法很多,如避孕、节欲、人工流产、绝育等。生育控制作为一种运动,始于20世纪初,1914年,美国学者首先提出"节制生育"一词,并进行这方面的活动。20世纪30年代又出现"家庭计划"一词,指用各种方法调节家庭规模。

二、生育控制的伦理依据

人类对自身生育的控制是人类生育史上的一大进步,其伦理依据有以下三个方面:

(一) 生育控制符合控制人口数量的价值目标

世界人口的迅速增长,造成人类的生存面临种种困境,如生态环境恶化、自然资源破坏、耕地减少、粮食供应相对不足等。控制人口数量已成为世界某些国家非常关注的重大问题之一。

(二) 生育控制有利于提高人口质量

现实生活中,先天性疾病、遗传性疾病威胁着不少家庭和人群。迄今为止,人类已发现先天性疾病及遗传性疾病4 000多种,发病率2%~4%。中国内地每年约有20万~30万例裸眼可见的先天畸形儿出生,加上出生后数月或数年才显现出来的缺陷,先天残疾儿童数量高达 80 万~120 万,占每年总出生人口的 4%~6%。因此,提高人口质量已成为当务之急。生育控制符合提高人口质量的利益,符合人类生存质量提高的利益。

（三）生育控制有利于实现家庭幸福,减轻社会负担

对于一对夫妇来讲,生育一个健康、聪明的孩子,对于其实现家庭幸福是至关重要的。通过生育控制避免和减少有缺陷和遗传病儿的出生,减轻了抚养这些患儿给整个社会及其家庭带来的沉重负担,有利于实现家庭幸福,有助于节约有限的社会资源。

三、我国生育政策的转变

1982 年 9 月,"计划生育"被定为我国基本国策,同年 12 月写入宪法,主要内容及目的是提倡晚婚、晚育,少生、优生,从而有计划地控制人口。计划生育这一基本国策自制订以来,对中国的人口问题和发展问题的积极作用不可忽视,但是也带来了人口老龄化问题。到 21 世纪初,中国的计划生育政策又做出了一些调整。由于 20 世纪 80 年代出生的第一批独生子女已经到达适婚年龄,在许多地区,特别是经济较为发达的地区,计划生育政策有一定程度的放松。

2021 年 5 月 31 日,中共中央政治局召开会议,指出进一步优化生育政策,实施一对夫妻可以生育三个子女政策及配套支持措施,有利于改善我国人口结构、落实积极应对人口老龄化国家战略、保持我国人力资源禀赋优势。同年 6 月,中共中央、国务院颁布了《关于优化生育政策促进人口长期均衡发展的决定》,明确提出要实施三孩生育政策及配套支持措施。

2021 年 8 月 20 日,全国人大常委会会议表决通过了关于修改人口与计划生育法的决定,修改后的人口计生法规定,国家提倡适龄婚育、优生优育,一对夫妻可以生育三个子女。

目前我国是一个人口总量超过 14 亿、人口形势错综复杂的发展中国家,要优化生育政策、促进人口长期均衡发展,要统筹考虑,要运用系统的思维统筹人口的数量、素质、结构、分布,以及与之相关的经济社会发展等多重的政策目标。在制定人口政策的时候,既要考虑人口自身的问题,也要考虑与其相关的重大政策,兼顾与人口相关的其他方面的重大目标,既要放在大局中去考虑,也要保持政策的连续性和稳定性。

第三节　人类辅助生殖技术的道德要求

辅助生殖技术（assisted reproductive technology,ART）指采用医疗辅助手段使不育夫妇妊娠的技术,包括人工授精（artificial insemination,AI）和体外受精胚胎移植术（in vitro fertilization and embryo transfer,IVF-ET）及其衍生技术两大类。

一、人工授精

人工授精是用人工技术将精子注入母体,在输卵管受精以达到受孕目的的一种方法。这一技术主要用来解决男性不育症。人工授精按照精子的来源不同可分为夫精人工授精（artificial insemination by husband,AIH）和供精人工授精（artificial insemination by doner,AID）。

（一）人工授精的伦理价值

人工授精是一种造福于人类的生殖技术,其伦理价值是应当充分肯定的。

1. 人工授精技术解决男性无法自然受精之不育症　男性不育有两种情况:一是精液正

常,但由于器质性病变或性功能障碍,使精子不能进入或不易进入子宫颈,造成不育;二是精液异常,精子数量在 3 000 万 /ml 以下,精子活动力低下,或精液液化不全而导致不育。第一种情况可采用夫精人工授精的方法,第二种情况可采用供精人工授精进行治疗。

2. 人工授精可以帮助夫妇都是遗传病基因携带者或男方是严重遗传病患者的家庭获得健康后代 一对夫妇如果都是隐性遗传病同一致病基因的携带者(杂合子),那么他们生出患儿(纯合子)的概率为 1/4。如果丈夫是某种显性遗传病患者,那么他们生出患儿的概率为 1/2。这类家庭的痛苦和烦恼是难以想象的。供精人工授精则可给这些家庭送去福音:前者可以使用非携带者提供的精液人工授精,后者可以使用非遗传病患者提供的精液人工授精,从而得到理想的、健康的后代。

3. 人工授精可作为生育保险技术为人类谋幸福 如已婚男子可在行绝育术之前,将自己的精液储存于精子库中。术后如因后代夭折或婚姻变化等而希望再生育时,可使用储存的精液人工授精以达到生育的目的。再如军人在出征之前,探险家在探险出发之前,从事某种影响生育的职业(如接触放射性物质)之前,因病必须应用某些影响生育的药物之前,接受影响生育的放射治疗和手术治疗之前,等等,都可以将精液储存于精子库中,作为生育保险。

4. 人工授精有利于优生 应用冰冻精液人工授精始于 1953 年,20 世纪 70 年代初开始建立精子库冷藏精液,以备人工授精使用。精子库将精液加入等量的介质溶液中(常用介质是葡萄糖、甘油、枸橼酸卵黄及二甲基亚砜等),将 pH 值校正到 7.2~7.4,置入安瓿内内采用液氮储藏,低温达 −196℃。这样,精液经过冷藏的大幅度降温过程及融化的大幅度升温过程,许多异常发育的精子可以被杀灭,留下的是健康精子,而且精子的遗传物质并不受影响。所以,采用冷藏精液人工授精,胎儿发生畸形的机会很少。

(二) 人工授精的伦理问题

1. 生育与婚姻的分离 自古以来,生儿育女是婚姻与爱情结合的体现,人们常把孩子比作爱情的结晶。然而,人工授精切断了生育与婚姻的联系,切断了生育与性行为的联系。

2. 亲子关系的破裂 采用供精人工授精技术在客观上造成了所生的孩子有两个父亲:一个是养育其的父亲,也称社会学父亲;一个是提供其一半遗传物质的父亲,也称生物学父亲。由此,必然提出了谁是真正的父亲的问题。

传统伦理要求的亲子观念非常强调父母与子女之间的生物学联系,即血缘关系,而供精人工授精的应用却使父母与子女间的生物学联系发生了分离。生物学父亲与社会学父亲的分离,扰乱了传统的血缘关系和人伦关系,使传统的婚姻、家庭、亲子观等道德观念受到强烈的冲击。到底谁是孩子真正的父亲,涉及遗传学、生物学、伦理学和法学诸多方面的问题,引起了全社会的关注。

3. 其他问题

(1) 未婚女子人工授精:未婚妇女可借助 AID 技术无需丈夫而得到后代,这样,婚姻和生育的必然联系被 AID 技术切断。

(2) 血亲通婚:如果用同一供精者的精液为数位妇女做 AID,那么,从遗传的角度来看,这几位妇女所生的孩子便是同父异母的兄弟姐妹。这些孩子长大后如果相互婚配,即形成"血亲通婚"。这是违反优生原则的,是法律上不允许而已限制的。为此,在进行 AID 时应采取相应措施:一是限制同一供体的供精次数;二是限制同一供体精液的使用次数;三是同一供体的精液要在地区上分散使用。

(3) 精液商业化:精液商品化即允许供体出卖自己的精液,这无疑会大量增加精液的来源,解决精源不足的问题,但由此而带来的负面问题也很多。

笔记栏

二、体外受精

体外受精是用人工的方法使精子、卵子在体外（如试管）结合形成胚泡并培养，然后植入子宫自行发育的技术。包括诱发超排卵、人工授精与体外培养及胚胎移植三个关键性步骤。

世界上第一例"试管婴儿"于 1978 年 7 月 26 日在英国诞生，此后，体外受精在全世界迅速发展，成功率从 1%~2% 提高到 40%，从剖宫产发展为自然分娩。我国于 1988 年 3 月 10 日诞生了第一例试管婴儿。

三、人类辅助生殖技术的伦理原则

（一）有利于患者的原则

医务人员有义务告知患者目前可供选择的治疗手段、利弊及其所承担的风险，在患者充分知情的情况下，提出有医学指征的选择和最有利于患者的治疗方案；禁止以多胎和商业化供卵为目的的促排卵；不育夫妇对实施人类辅助生殖技术过程中获得的配子、胚胎拥有选择处理方式的权利，技术服务机构必须对此有详细的记录，并获得夫、妇或双方的书面知情同意；患者的配子和胚胎在未征得其知情同意的情况下，不得进行任何处理，更不得买卖。

（二）知情同意的原则

人类辅助生殖技术必须在夫妇双方自愿同意并签署书面知情同意书后方可实施；医务人员对人类辅助生殖技术适应证的夫妇，须使其了解实施该技术的必要性、实施程序、可能承受的风险，以及为降低这些风险所采取的措施、该机构稳定的成功率、每周期大致的总费用和进口、国产药物选择等，为患者提供合理选择相关的实质性信息；接受人类辅助生殖技术的夫妇在任何时候都有权提出中止该技术的实施，并且不会影响对其今后的治疗；医务人员必须告知接受人类辅助生殖技术的夫妇及其已出生的孩子随访的必要性；医务人员有义务告知捐赠者对其进行健康检查的必要性，并获取书面知情同意书。

（三）保护后代的原则

医务人员有义务告知受者通过人类辅助生殖技术出生的后代与自然受孕分娩的后代享有同样的法律权利和义务，包括后代的继承权、受教育权、赡养父母的义务、父母离异时对孩子监护权的裁定等；医务人员有义务告知接受人类辅助生殖技术的夫妇，他们对通过该技术出生的孩子（包括对有出生缺陷的孩子）负有伦理、道德和法律上的权利和义务；如果有证据表明实施人类辅助生殖技术将会对后代产生严重的生理、心理和社会损害，医务人员有义务停止该技术的实施；医务人员不得对近亲间及任何不符合伦理、道德原则的精子和卵子实施人类辅助生殖技术；医务人员不得实施代孕技术；医务人员不得实施胚胎赠送助孕技术；在尚未解决人卵胞浆移植和人卵核移植技术安全性问题之前，医务人员不得实施以治疗不育为目的的人卵胞浆移植和人卵核移植技术；同一供者的精子、卵子最多只能使 5 名妇女受孕；医务人员不得实施以生育为目的的嵌合体胚胎技术。

（四）社会公益原则

医务人员必须严格贯彻国家人口和计划生育法律法规，不得对不符合国家人口和计划生育法规和条例规定的夫妇和单身妇女实施人类辅助生殖技术；医务人员不得实施非医学需要的性别选择；医务人员不得实施生殖性克隆技术；医务人员不得将异种配子和胚胎用于人类辅助生殖技术；医务人员不得进行各种违反伦理、道德原则的配子和胚胎实验研究及临床工作。

（五）保密原则

凡使用供精实施的人类辅助生殖技术，供方与受方夫妇应保持互盲、供方与实施人类辅助生殖技术的医务人员应保持互盲、供方与后代保持互盲；机构和医务人员对使用人类辅助生殖技术的所有参与者有实行匿名和保密的义务。匿名是隐匿供体的身份；保密是隐匿受体参与配子捐赠的事实及对受者有关信息的保密；医务人员有义务告知捐赠者不可查询受者及其后代的一切信息，并签署书面知情同意书。

（六）严防商业化的原则

机构和医务人员对要求实施人类辅助生殖技术的夫妇，要严格掌握适应证，不能受经济利益驱动而滥用人类辅助生殖技术；供精、供卵只能是以捐赠助人为目的，禁止买卖，但是可以给予捐赠者必要的误工、交通和医疗补偿。

（七）伦理监督的原则

为确保以上原则的实施，实施人类辅助生殖技术的机构应建立生殖医学伦理委员会，并接受其指导和监督；生殖医学伦理委员会应由医学伦理学、心理学、社会学、法学、生殖医学、护理学专家和群众代表等组成；生殖医学伦理委员会应依据上述原则对人类辅助生殖技术的全过程和有关研究进行监督，开展生殖医学伦理宣传教育，并对实施中遇到的伦理问题进行审查、咨询、论证和建议。

（于 雷）

复习思考题

1. 生命的内涵是什么？
2. 优生学应遵循哪些伦理准则？
3. 生育控制应遵循哪些伦理依据？
4. 人工授精应遵循哪些伦理原则？
5. 体外受精涉及哪些伦理问题？

推荐阅读

扫一扫
测一测

◈◈◈ 第十一章 ◈◈◈

死亡伦理与临终关怀

学习目标

通过学习,对安乐死的伦理争议和临终关怀的伦理原则有清晰的把握;学会在医学实践中对安乐死、临终关怀进行理性的伦理分析,为临床实践中遇到的伦理难题的选择判断打下基础。

【思维导图】

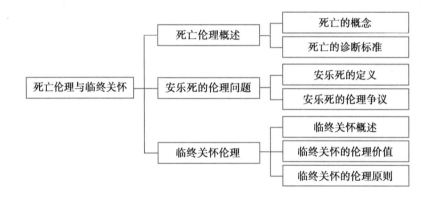

案例导入

从 20 世纪 80 年代起,临终关怀、安宁疗护等临终医疗理念开始传入我国。1995 年,上海市静安区的临汾路街道社区卫生服务中心成立了上海首家社区临终关怀科室病房,此后 20 多年间,无数即将走完生命历程的临终患者在这里感受到了温暖和关怀。

这家临终关怀病房,收治的都是经过医学专业评估后确诊生存期不超过半年的临终病患,他们的生命将带着尊严在这里谢幕。

走进临汾路街道社区卫生服务中心的临终关怀病房,首先会感觉到这里的环境与普通病房有着很大不同。

每间临终关怀病房的采光都很好,即使冬天,整个房间都能洒满暖暖的阳光。病房的色调也不是单一的白色,粉色的窗帘、粉色的墙壁、粉色的衣被都让人心情愉悦。室内的花瓶里放着娇艳欲滴的鲜花,墙上的电视机播放着轻松的文艺节目,一切都有着家庭般的温馨。

临汾街道社区卫生服务中心从 20 世纪 90 年代开始打造了临终关怀 – 安宁护理

服务模式的特色品牌,建立了这种别具一格的病房环境,让临终患者在生命的黄昏依然能享受最好的服务,感受生命中最美好、最珍贵的力量。

思考:临终关怀有哪些伦理价值?

提示:临终关怀彰显了人道主义精神,是现实社会发展的客观要求,人类文明进步的体现;临终关怀避开了安乐死的道德难题,是一种更容易为人们接受的临终处置方法。

临终患者最终都要走向死亡,但是怎样死才能体现人的权利和尊严呢?对于死亡道德问题的研究,已成为具有世界性、时代性的课题。

第一节 死亡伦理概述

一、死亡的概念

死亡是机体作为一个整体功能的永久性停止,是生命历程的终点,《现代汉语词典》对死亡的解释是"失去生命"。死亡是人的必然归宿,其最明显的特质就是死亡的必然性和不可避免性。人们对死亡的认识,经历了一个由不认识到认识,由感性认识到理性认识的发展过程。人类最早从生理学意义上认识死亡,认为一个人毫无知觉、没有动作就是死亡。其后,则意识到一个人没有呼吸就是死亡,以心脏跳动与否来判定死亡。再后来,以全脑功能不可逆的永久性停止来界定死亡。

现代意义上,人们把死亡理解为人体的器官、组织、细胞等的整体衰亡,生物学生命新陈代谢的停止,同时,死亡是人类自我存在的结束。在此基础上,人们认识到,死亡的本质是个体生命的终结和自我意识的丧失,是不可逆的过程。死亡是机体生命的终结,它不仅是生理与病理的现象,还是一个文化与心理的现象。

根据死亡的进程,一般可分为三个阶段:一是濒死期,主要特点是脑干以上神经中枢功能丧失或深度抑制,表现为反应迟钝、意识模糊或消失。各种反射迟钝或减弱,呼吸和循环功能进行性减弱。二是临床死亡期,主要特点是延髓处于深度抑制和功能丧失的状态,各种反射消失、心脏停搏和呼吸停止。三是生物学死亡期,此为死亡的最后阶段,此期各重要器官的新陈代谢相继停止,并且为不可逆的,整个机体不可能复活。根据死亡的速度,一般可分为即时死亡、急性死亡、亚急性死亡及慢性死亡。

二、死亡的诊断标准

传统的死亡标准是指由于心肺功能丧失而导致的呼吸、心跳停止。在远古时期,人们就以心肺的死亡作为死亡的标准,这个标准人类沿用了数千年。在我国的《辞海》中也有提到以心脏跳动的停止和呼吸的停止作为主要的死亡标准;美国的《布莱克法律词典》定义死亡为"血液循环的完全停止,呼吸脉搏的停止"。然而,随着现代医学研究的深入,发现人体器官的死亡是逐步发生的过程,心脏功能丧失并不代表其他器官(如大脑、肾脏、肺脏等)的死亡,在很多情况下,心脏功能的丧失具有可逆性。20世纪中叶以后,随着现代医学科学技术的发展,符合这一死亡标准的个体可依靠现代心肺复苏技术恢复生命体征,甚至痊愈出院。特别是心脏起搏器、人工呼吸机和人工血液循环等现代生命支持系统的出现和普及,以及器官移植的成功和发展,使其获得了存活甚至恢复健康的机会。因此,传统的死亡标准,在现代医学实践的挑战下发生了动摇。

1968 年,在第 22 届世界医学大会上,美国哈佛大学医学院特设委员会提出了"脑死亡"的现代死亡标准,并制定了四条诊断标准,即"哈佛标准":一是对外部刺激和身体的内部需求毫无知觉和完全没有反应;二是无自主运动和自主呼吸;三是脑干反射消失;四是脑电波平直。并要求待以上标准持续 24 小时,反复观察和测试结果无变化,而且要排除体温过低(<32.2℃)或刚大量服用中枢神经抑制剂两种情况。

第二节　安乐死的伦理问题

一、安乐死的定义

安乐死一词最初来源于希腊文"Euθavaσia",后被英语吸纳,由"eu"及"thanasia"两个词源构成,有"安逸""死亡"之意。故"euthanasia"译至中文就是"安乐的死亡",此后简称为"安乐死"。因翻译、理解、使用目的的多样性,学界常将希腊文"Euθavaσia"的内涵理解为"无痛苦的死""有尊严的死""快乐的死""舒适的死""使……安乐死""安详无痛苦的死""安详无痛苦的死亡术"等。虽然理解多样,但对于"安乐死"的安乐、无痛苦等精神实质基本达成共识。

到底什么是安乐死,什么人能够实施安乐死,安乐死的对象有哪些,不同时期、不同种族对安乐死有不同的认识。古斯巴达人为了保持健康与活力,会处死生来就不健康的儿童;在古希腊、古罗马,普遍允许患者及残疾人"自由辞世";古希腊的亚里士多德、柏拉图等哲人、学者、政治家认为,在道德上对老人与虚弱者实施自愿的安乐死是合理的,赞成把自杀作为解除无法治疗的痛苦的一种办法。

二、安乐死的伦理争议

生命的意义何在? 这一问题一直在拷问着现代人类文明的心灵。从本意上说,安乐死是为处于痛苦、濒临死亡的人提供的一种临终关怀,但是,安乐死毕竟与现在的道德伦理原则有冲突之处,引起人们的众多争论是合乎逻辑的。目前,关于安乐死的伦理之争,主要有针锋相对的两大派,即支持派和反对派。

我国近年来对安乐死问题也展开了激烈的讨论,但至今尚未获得普遍的认同和接受,更没有立法。

第三节　临终关怀伦理

一、临终关怀概述

(一) 临终关怀的概念

现代意义上的临终关怀是一种特殊服务,是针对临终患者及其家属所面对的诸多问题和痛苦,所提供的一种全面照顾,包括医疗、护理、心理、社会等各方面。临终关怀的核心是对临终患者及其家属提供全面的协作医疗、护理及其他综合服务,满足他们合理的要求,同时为患者及其家人提供身体、心理、感情、精神方面的支持和照料。其目的在于减轻临终患者的心理负担,解除患者对疼痛及死亡的恐惧和不安,满足患者的生理、心理和社会需要,提高临终患者的生存质量,使其在舒适、安宁与无憾中走完人生的最后旅程,并使家属得到慰藉和居丧照护,减轻他们失去亲人的痛苦和悲伤。

（二）临终关怀的开创

对临终患者进行照顾不是现代医学的新发现,胡佛兰德在《医德十二篇》中提到"当你不能救他时,也应该去安慰他"。临终关怀的历史在西方可追溯到中世纪修道院为重病濒死的朝圣者、旅游者提供照顾,在中国可追溯到春秋战国时期人们对老者和濒死者的关怀和照顾。现代临终关怀的创始人是英国的桑德斯博士,她是一名从事护理和社会工作的人员,与危重患者的频繁接触,使她了解到患者的真正痛苦与需要,对濒临死亡患者未能得到充分照顾而深感内疚。她决心为临终患者创造一种舒适、安宁的环境与气氛,进行善前善后的良好服务,让老年人安心地回归大自然。1967年,桑德斯博士在英国伦敦创办了世界上第一个临终关怀机构——圣克里斯多弗临终关怀院。自此,这项崇高的事业迅速发展。目前,世界上已有70多个国家和地区建有临终关怀机构。临终关怀也在不断的发展中形成了一套较完善的、科学的临终照顾方式。

在我国,1987年,中国老龄事业发展基金会在北京香山脚下,建立了国内第一家临终关怀医院——松堂关怀医院;1988年,天津医学院创办了临终关怀研究中心,同年上海也诞生了临终关怀医院——南汇护理院。自1991年3月全国成功举办首届临终关怀研讨会及1995年5月发行专门的期刊《临终关怀》以来,临终关怀研究理论不断深入,临终关怀临床实践服务也进入一个全面发展阶段。2006年4月,由李家熙教授发起与倡导的中国生命关怀协会正式成立,这一协会的成立为我国临终关怀事业提供了新的平台。

目前全国成立的临终关怀医院或病房有数百家,医学院校开设了相关的临终关怀课程,这些都推动着临终关怀事业的进一步发展。由于与我国传统道德观念有着高度的一致性,临终关怀普遍受到了社会、患者及家属的欢迎和支持。

（三）临终关怀的特点

临终关怀的特点包括:①临终关怀对象为不可逆转的临终患者;②主要目的不是治疗或治愈疾病,而是减轻患者的身心痛苦、控制症状;③特别注重患者的生命尊严与生命质量和生命价值,强调个体化治疗、心理治疗和综合性、人性化的护理;④不仅关心患者,而且关心其家属的身心健康;⑤临终关怀的服务团队以医务人员为主,同时有家属、社会团体和各界人士等大量社会志愿者的积极参与,已成为一项社会公益事业。

二、临终关怀的伦理价值

临终关怀将死亡视为一个自然的过程,在伦理学上更易得到辩护。临终关怀的伦理价值主要表现在以下几方面:

（一）蕴含人道主义精神,体现医学道德崇高

临终关怀把临终患者作为其服务对象,不以治愈疾病为唯一宗旨,满足临终患者生理、心理、伦理和社会等多方面的需求,且回避了安乐死的道德难题和法律困惑,可以使患者得到真正有价值的关心和照顾,使其在临终时活得有尊严、有质量;同时还对临终者家属进行慰藉、关怀与帮助。因此,临终关怀使人道主义具有了新的内容与活力,是人道主义在医学领域的深化与升华。临终关怀通过对患者实施整体照顾,用科学的心理关怀方法、高超精湛的临床护理手段,以及姑息、支持疗法,最大限度地帮助患者减轻躯体和精神上的痛苦,提高生命质量,平静地走完生命的最后阶段。在此过程中,医护人员作为具体实施者,充分体现

了以提高生命价值和生命质量为服务宗旨的高尚医学道德。同时,临终关怀对相关医护工作人员提出了更高的道德要求,促使他们不断提升业务能力和道德水平,并推动整个医疗卫生行业人员道德水平的提升。

（二）减轻临终患者病痛,注重生命质量价值

每个人在生命过程中都曾为自身、为他人、为社会、为后代创造价值,当生命临终时社会应尊重、善待其生命,提供舒适、安心的环境,尽可能地控制和缓解病痛折磨,逐渐淡化疾病带来的痛苦和恐惧,减轻其身、心、灵的痛苦,满足其多样化、多层次的健康需求,提高其生命质量,努力帮助临终者实现最后的愿望,真正体现其生命价值,使临终者在社会、亲人和他人的关心与照料下,有尊严、无痛苦、有质量、有意义地度过临终阶段,走向生命的终点,直到自然死亡。因此,临终关怀更加体现生命神圣、生命质量和生命价值的统一,注重生命内在的质量价值。

（三）促进现代医学观确立,完善卫生保健体系

临终关怀改变了传统的"活人至上"的观念,医学的人文精神在临终关怀实践中充分被体现出来,使医务人员重新审视医学,重新审视人类生命的意义与价值,促进了新的医学观的确立。临终关怀也能促进我国卫生保健体系的进一步自我完善,形成从出生到死亡的生命全过程覆盖体系。卫生保健体系包括三个相互关联的基本组成部分,即预防、治疗、临终关怀。无病则防,有病则治,治不了则提供临终关怀,这是医疗卫生系统为保障人民群众的健康利益所设的三道防线。为了更好地为人民群众的健康利益服务,必须大力发展临终关怀,来优化医疗卫生结构,不断提高卫生服务效率,逐步完善我国的卫生保健系统。

（四）彰显社会文明进步,顺应社会发展需求

临终关怀照料模式的出现,已经对家庭和社会生活产生了很大的影响,对临终患者进行照顾的观念已经渐渐被社会接受。尊敬老人,善待临终患者,彰显了人类社会的文明与进步。随着医疗保健条件的改善和生活水平的提高,人类的预期寿命也在增长,整个世界面临人口老龄化的问题。我国的许多地区已经先期进入了老龄化社会。由于过去多年来计划生育政策的影响,我国现代社会生活模式的一个重要表现是"四二一"家庭的增多。如果临终患者单靠家庭照顾,无论是经济上,还是精力上,小家庭都难承受。临终关怀把原来需要单个家庭承担的个体生命终结所带来的精神和经济的压力,转化为由全社会有爱心的人来共同负担。在这种背景下,临终关怀就表达了其顺应社会发展需要的道德意义。

三、临终关怀的伦理原则

临终关怀的理念具有特殊性,是因其遵循特殊的伦理原则。

（一）人道主义原则

临终患者具有独立人格,有权知道自己的病情并参与医疗决策,在这一过程中,临终关怀工作人员应给予患者充分的尊重、关心和爱护,尽力满足患者的临终愿望。

（二）照顾为主的原则

临终关怀不主张无意义的盲目救治,所有治疗和护理手段都以患者舒适为目的,接纳患者及家属的意见。并不以延长患者的生命长度为主,而是以控制疼痛及所表现的症状为重点,并关注他们的心理、精神及社会需求,以提高和改善临终者临终阶段的生命质量、维护其作为主体的价值和尊严,从而使其能够安心、舒适地度过临终阶段。

（三）全方位照护原则

为临终患者提供包括身体镇痛、心理疏导、灵性抚慰、人际交流等多方面的全方位照护,以及为患者家属提供精神支持、分担照顾压力,并且全天候服务。

（四）临终者优先选择的原则

临终者优先选择是指在面对与临终者利益相关的重要抉择时,应充分尊重临终者本人的意愿,将临终者的个人选择作为根本的出发点。一方面,从临终关怀的特点来看,它的对象具有特定性,临终者是其主要的关怀对象;另一方面,从临终者的特点来看,临终者虽然忍受着病痛的折磨,但是他们作为主体的人的本质并没有发生改变,依然会有自己的想法和需要。因而应把临终者的选择摆在第一位,从而保障生命的个体性和独立性。

●（杨　丽）

复习思考题

临终关怀的伦理原则是什么?

推荐阅读

扫一扫
测一测

◇◇◇ 第十二章 ◇◇◇

前沿医学技术伦理

📚 学习目标

　　前沿医学技术飞速发展,在破解人类生命密码、预防和控制疾病、维护和增进健康、改善和提高生命质量、拯救和延长生命的同时,也带来一系列的风险与挑战。对前沿医学技术实践进行趋利避害的价值选择和公平公正的伦理规约具有重要意义。通过学习前沿医学技术的伦理要求,了解生命医学发展中的主要伦理问题,学会独立分析和判断生命医学中的前沿问题,探索正确答案。

【思维导图】

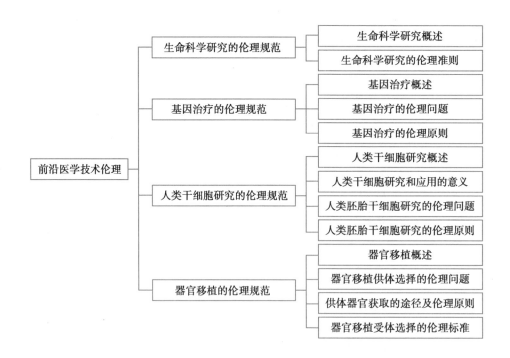

🩺 案例导入

　　西班牙连续 28 年成为全世界器官捐献和移植的领头羊。根据西班牙国家移植协会(ONT)的数据,2019 年器官捐献者达 2 301 名,每百万人口年捐献率为 48.9,创下了新的历史纪录。此外,截至 2020 年 1 月 1 日,西班牙已经有 420 730 名骨髓捐献者在国家骨髓捐献者登记处注册,其中 2019 年新增注册 36 108 人,同比增长 9.2%。ONT

在1989年成立之初,仅有550名志愿捐献器官者登记在册,后来西班牙的器官捐献率持续攀升。西班牙主要通过以下方法提高捐献率:1979年通过了器官捐献法;打破器官捐献的年龄界限;持续不断地开展器官捐献宣传活动等。

思考:如何看待器官捐献的意义?西班牙的经验对我国开展器官捐献活动有何启示?

提示:自愿捐献器官在伦理学上是最没有道德争议、最为理想的供体取得方式。国家开展器官捐献活动可以提高器官捐献率。

生命科学和生物技术的迅猛发展对人类社会产生了深刻影响,特别是由基因治疗、人类干细胞研究、器官移植、克隆技术等生命科学和生物技术前沿领域的研究而引发的伦理问题,已成为全世界普遍关注的热点问题。

第一节　生命科学研究的伦理规范

当今世界科学技术的发展日新月异,特别是生命科学研究硕果累累,出现了前所未有的进展,高新生命科学技术的进步为人类征服疾病、延长寿命、提高生命质量带来了福祉。然而,在生命科学技术的发展及其应用为人类带来利益的同时,也引发了一系列的伦理问题。

一、生命科学研究概述

(一) 生命科学研究

生命科学是以生命为研究对象的科学和技术的总称,它是研究生命活动及其规律的科学。生命科学不是一个独立学科,而是一个研究领域,其研究范围涉及传统的生物学学科门类、医学学科门类,以及生物工程、生物力学、生物信息、社会生物学、人口生物学等一些新兴的交叉学科。医学科学研究是生命科学研究领域中与人类生存最密切相关的分支,也是生命科学研究的中心。医学科学研究是以人类生命现象作为研究对象,运用科学的手段和方法,对其进行分析、推理,从而认识和揭示人体生命的本质、结构和功能及其发生、发展客观规律的探索实践活动。

前沿医学技术的应用与其他领域高新技术应用一样,都具有两面性:既可以造福人类,也会因应用不当而给人类带来负面影响,包括危及人类的健康、生存,以及破坏生态环境。为此,必须对某些前沿医学技术的研究和应用加以限制,制定相应的伦理道德要求和法律法规。

(二) 生命科学研究中的利益冲突

利益冲突在现代社会普遍存在,生命科学研究中的利益冲突尤其引人注目。利益冲突是指受委托人主要利益的专业判断或行动受到其他次要利益的不当影响。《应用伦理学百科全书》指出了利益冲突的四个典型特征:①利益冲突是一种境况,不是一种行动。作为境况,不一定是非法的,或不道德的/不合伦理的,关键是如何处理利益冲突。②处于利益冲突境况的人与另一个人处于一种特殊的关系即信托关系之中,在这种信托关系中,委托人将他的有关利益交托受托人照管。③受托人除了要照管的委托人的利益之外,还有其他方面的利益,包括他自身的个人利益。④与受托人有关的利益,包括个人利益,具有干扰受托人为维护委托人利益而做出合适判断的趋势或倾向。

生命科学研究会面临复杂的利益冲突问题,主要表现在研究者与公共利益之间的利益冲突、研究者与资助者之间的利益冲突、研究者与受试者之间的利益冲突等方面,这些利益冲突是生命伦理学无法回避的道德难题。相关机构需要采取加强伦理审查、信息公开、实行回避制度、制定专门规则等来化解这些利益冲突。

二、生命科学研究的伦理准则

生命科学研究的伦理准则,首先是要坚持医学伦理学的基本原则(即尊重、自主、不伤害和公正的原则)。结合生命科学研究的具体要求,应体现以下准则:

(一) 维护人的生命尊严

人是世界上唯一有理性、有情感、有建立和维持社会人际关系能力的生命体。维护人的生命尊严就是要尊重人和人类的生命及其内在的价值。人不能被无辜杀死、被伤害、被买卖、被当作工具利用和制造。也就是说,人是具有主体性的,不能把人当成一个物体、一种工具和手段来对待。因此,生命科学无论发展到何种水平,它都是为人类服务的,要保证人的生命尊严。

(二) 尊重人的自主权

尊重人的自主权就是要尊重人的独立性和自己做出决定的权利。医务人员和科学研究者有义务主动提供适宜的环境和必要的条件,保证患者自己做主、理性地选择诊疗方案;保证科学研究的受试者自主决定是否参加或退出。任何威胁、利诱、瞒骗和强制都是违反伦理准则的。

(三) 尊重人的知情同意

知情同意包含了知情和同意(不同意)两个要素。知情,就是由研究者向受试者提供充分的信息,使之真正了解和理解科学研究的目的、方法和风险,知情的核心问题是让受试者真正知情。同意,就是让受试者有自己的选择权和终止参与权。知情是同意的前提,同意是知情的结果。没有知情的同意、不能理解研究者所提供的信息的同意不是真正的同意,也不可能是真正自愿的同意。

(四) 保护人的不受伤害

在生物医学中,伤害主要指身体上的伤害,包括疼痛和痛苦、残疾和死亡,以及精神上的伤害或其他损害,如经济上的损失。

不伤害原则包括避免有意的伤害和伤害的风险。伤害是指在治疗(或研究)时实际发生的伤害,风险是指在治疗(或研究)时可能发生的伤害。这就要求医务(研究)人员把患者(或受试者)的健康放在首位,坚持为患者(或受试者)的健康和福利服务的动机,充分进行风险或伤害的评估,权衡利弊,以最小的代价获得最佳的效果。

第二节　基因治疗的伦理规范

一、基因治疗概述

基因治疗(gene therapy)是基因工程的最重要部分,它是以分子遗传技术为基础,将克隆的正常基因序列(目的基因)导入该基因有缺陷的患者体内,使导入的基因发挥作用,以纠正、代替缺陷基因,改善或恢复这种基因的正常表达,从而达到治疗疾病、增进健康的目的。

基因治疗的设想早在20世纪60年代就有人提出了。20世纪50年代初,对遗传物质的确立、DNA双螺旋结构模型的建立及对基因结构和功能取得的新认识,使人们对自身的遗传机制有了更多了解,认识到基因作为机体内的遗传单位,不仅可以决定我们的相貌、身高,而且它的异常将会导致各种疾病。遗传病就是由于先天性遗传基因缺陷所致,因此,遗传病的治疗只有通过纠正有缺陷的基因才能真正奏效。这一设想由于 20 世纪 70 年代基因工程技术的创立和各种转基因技术的发展而得以付诸实践。1980 年，人类进行了第一例真正基因治疗的尝试；1990 年 9 月，美国科学家首次对一名患有腺苷脱氨酶（ADA）缺乏症的 4 岁女孩施行基因治疗，取得成功；我国于 1991 年首次对血友病 B 患者进行基因治疗临床试验并取得初步效果。

根据基因干预的靶细胞和目的不同，可以将基因治疗做如下分类（表 12-1）：

表 12-1　基因治疗分类

干预目的 ＼ 靶细胞	体细胞	生殖细胞
医学（治疗和预防）	体细胞基因治疗	生殖细胞基因治疗
性状增强	体细胞增强	生殖系增强

二、基因治疗的伦理问题

从伦理角度而言，比较可以接受的是体细胞基因治疗，即对体细胞基因缺陷进行矫正，因为这样仅对治疗的个体而不对其后代产生影响，特别是在目前，针对病情危重且无更好的常规疗法，如一些血液系统疾病和遗传病，由于基因治疗的益处，公众大多乐于接受。但此种治疗同样存在许多不确定因素而可能对人体带来损害，如逆转录病毒随机整合入人体染色体中，有可能激活隐性致癌基因或导致某些重要活性物质的缺乏，也可能因基因重组而产生具有感染力的野生复制型病毒而危害患者、医务工作者乃至公众。因此，体细胞基因治疗在实施中还应考虑三个伦理问题：第一，不应伤害患者，如增加患者的健康风险、产生有害基因突变和治疗导致的传染病的传播等；第二，不能伤害医务人员和患者家属，伤害形式是治疗导致的疾病感染、法律责任和心理伤害等；第三，不能伤害一般公众，这种可能的伤害是新病毒的产生并传染的危害、治疗费用的负担、治疗带来的进化效应（如对生殖细胞的意外感染）及其他意外事件。

生殖细胞基因治疗从理论上讲既可治疗遗传病患者，又可使其后代不再患这种遗传病，它实际上是比体细胞基因治疗更为有效、彻底的治疗方法。但生殖细胞基因治疗受目前技术和知识水平的限制，存在许多涉及可遗传至未来世代的复杂的不确定性改变，接受转基因的受体生殖细胞发生随机整合并可垂直传播给下一代，产生不可预知的远期严重副作用，如使后代变成癌症易感者及其他疾病易感者，甚至有可能产生非人类的一些特征和性状，这在伦理学上是不允许的，社会也不会接受。因为，我们对未来世代担负责任，我们今天的行为必须符合后代的最佳利益。因此，目前各国政府都采取措施，禁止将生殖细胞基因治疗用于临床，是合乎理性的、明智的。

三、基因治疗的伦理原则

基因治疗必须遵守医学伦理学的基本要求：尊重原则、自主原则、不伤害原则和公正原则等。另外，在基因治疗过程中还应坚持以下伦理原则：

（一）安全性原则

基于基因治疗的研究现状和其固有的高风险性，目前开展基因治疗首先应该考虑其安全性。要做到这一点，就必须有严谨的科学态度，不能急功近利，更不能为经济利益所驱使而放弃科学安全伦理原则。在临床中必须具备以下条件才能进行：具备合适的靶基因，即作为替代、恢复或控制的目标基因;具有合适的靶细胞,即接受靶基因的细胞;具有高效专一的基因转移方法,以使外源靶基因导入靶细胞内;基因转移后对组织、细胞无害;在动物模型实验中具有安全、有效的治疗效果;过渡到临床实验或应用前需向国家有关审批部门报批。

安全原则不仅指向患者个体,更重要的是指向人类,因此,对涉及有可能影响人类未来的基因治疗应慎之又慎,严格遵循安全原则。

（二）知情同意原则

基因治疗仍处于理论完善与技术改进阶段,目前采用的任何基因治疗技术都是实验性的。技术的不确定性及预后的不可预测性存在对患者产生潜在伤害的可能性,因此必须坚持知情同意原则,让患者意识到即将采取的基因治疗方案对他本人有何益处,同时亦可能导致哪些伤害,让患者自主决定,自愿接受治疗,并自觉承担治疗所产生的一切后果。

后代有权利保护自己的基因不被人工操纵,后代有知情同意的权利;所有现代人应尊重后代的权利,拒绝对生殖细胞进行基因治疗。是否进行基因治疗,由后代成人之后自行决定。

（三）社会责任和社会公正原则

基因治疗往往不只是患者个人的治疗问题,还会引起社会对此的关注,医疗者必须有基本的社会责任感。基因治疗费用昂贵,大多数患者无法承担,有可能导致医疗费用过度增长的社会经济问题及只有少数富人受益的社会公正问题。

（四）保密原则

基因治疗的前提是必须获得患者的全部遗传信息,要求运用症状前测试、隐性基因携体筛查、产前诊断等诊疗技术提供充分的遗传信息。通过遗传信息的揭示,可以确定一个人的才能、智力、身体状况及其他特征。如果把患者的遗传信息尤其是遗传缺陷泄露给外界,有可能影响患者的升学、就业和保险申请,产生基因歧视等社会问题。为了避免社会歧视、保证患者平等的人格权利,应当在基因治疗中严格保守患者的遗传秘密。

此外,应该严格区分"基因治疗"和"基因改良"。基因治疗仍处于实验阶段,存在一定的风险,但前景良好,值得继续实验。不过有关实验应在严格的管理之下进行,同时还应正确地向公众宣传基因治疗所能带来的利益和风险。而改造人体基因、使"优良的"特征遗传下去,这种做法的益处和安全性缺乏可靠的科学依据,有可能给人类后代带来危害,在伦理上是不能接受的。

第三节 人类干细胞研究的伦理规范

一、人类干细胞研究概述

（一）概念

干细胞(stem cell)是机体在生长发育中起"主干"作用的原始细胞,它具有自我复制更新、无限增殖扩容及多向分化的潜能,是国际生命科学领域关注的热点。

（二）分类

1. 按照发育阶段 干细胞可分为胚胎干细胞和成体干细胞两种类型。

(1) 胚胎干细胞(embryonic stem cell):是胚胎发育早期的细胞,具有发育的全能性和通用性。

(2) 成体干细胞(adult stem cell):指除胚胎干细胞之外的机体组织多能和单能干细胞,如造血干细胞、神经干细胞、心肌干细胞等。

2. 按照分化潜能 干细胞可分为全能干细胞、多能干细胞和单能干细胞三种类型。

（1）全能干细胞（totipotent stem cell）：是具有自我更新和分化形成个体所有细胞类型的能力的干细胞，如胚胎干细胞。

（2）多能干细胞（pleuripotent stem cell）：具有能分化为各细胞组织的潜能，但失去发育成个体的能力。

（3）单能干细胞（unipotent stem cell）：只具有向一种类型细胞或相关类型分化的能力。

（三）干细胞研究状况

干细胞是人体内最原始的细胞，具有较强的再生能力，在干细胞因子和多种白细胞介素的联合作用下可扩增出各类细胞。从理论上讲，人类胚胎干细胞具有全功能性，在一定的诱导条件下，既可发育分化为感受和传导生物电信号的神经组织，也可分化为携带氧的血细胞，还可分化为提供血液循环动力的心肌细胞。目前，已经发现可以从骨髓、胚胎、脂肪、胎盘和脐带等渠道获得干细胞。科学家已成功地分离出人类多能干细胞，并且已经在实验室里培养它们，建立了干细胞系。

在临床运用中，造血干细胞应用较早。20世纪50年代，临床上就开始应用骨髓抑制来治疗血液系统疾病。20世纪80年代，外周血干细胞移植技术逐渐推广。目前许多研究工作都是以小鼠胚胎干细胞为研究对象展开的，随着胚胎干细胞研究的日益深入，生命科学家对人类胚胎干细胞的了解迈入了一个新的阶段。

二、人类干细胞研究和应用的意义

干细胞通过体外培养、定向分化，可能变成人体的各种细胞、组织，应用于修复或更新受到损伤的组织或器官，甚至用于体外再造人体器官。干细胞研究在医学和生物学领域都将产生巨大的积极作用。

（一）细胞治疗

干细胞最广泛、意义最深远的用途，就是将干细胞定向分化为特定的细胞或组织之后，再移植给患者，以治疗目前人类无法治愈的各种疑难疾病。从理论上讲，干细胞应该可以用来治疗几乎所有的组织坏死性或退行性疾病。

例如：将干细胞在体外分化成人的胰岛细胞，再把它注射移植入患者的胰腺，该胰岛细胞通过增殖，构成患者新的胰岛组织，代替功能受损的胰岛组织后，使胰岛素依赖性糖尿病得到根治；把干细胞分化成心肌细胞植入患者心脏，代替病变的心脏组织，治疗心肌受损的心脏病；干细胞分化成肝细胞，用于治疗肝硬化；干细胞分化成纯化的神经细胞，用于治疗神经细胞缺失所致的帕金森综合征、脊髓损伤等神经系统疑难疾病等。

（二）基因治疗和基因功能分析

干细胞是基因治疗的良好靶细胞，利用基因打靶载体使外源 DNA 与胚胎干细胞中相应部分发生重组或靶向破坏等位基因来治疗疾病，具有基因转移效率高、易于操作的特点。胚胎干细胞与基因打靶技术结合对人类胚胎干细胞进行基因重组、特定基因删除或突变，有助于人类基因研究。

（三）药物的筛选和毒性检测

利用干细胞可以分化成各种细胞系的特点，可以对不同药物进行不同细胞类型细胞水平的致畸实验和药物筛选，亦可选择某一细胞系进行新的治疗方法试验。使药物研制过程和新治疗方法应用更趋合理有效，并避免消耗大量实验动物。

（四）促进人体发育机制研究

研究干细胞分化过程中基因表达的时空关系，可以帮助我们认识人类发育中的复杂事件及基因控制。特别是近几年基因芯片、蛋白质芯片、组织芯片、细胞芯片等先进技术的使用,极大加深了对干细胞分化与基因表达之间关系的了解。此外,对干细胞分化机理的了解,有助于人类研究细胞癌变及先天性缺陷的成因。

三、人类胚胎干细胞研究的伦理问题

由于人类胚胎干细胞来源于人工授精中的多余胚胎、体细胞核移植技术制造的胚胎及死亡胎儿的尸体,因此,涉及关于人类胚胎的伦理地位——胚胎是不是人的问题。由于研究者的生活环境、文化背景和宗教信仰不同,对人类胚胎地位的认识就不同。目前有两种观点:一种认为人的生命是从受精卵开始的,人类胚胎实验就是对人的不尊重,是侵犯人权,毁坏胎儿就等于谋杀生命。因此极力反对人类胚胎干细胞的一切研究。另一种与之相对立的观点则认为人类胚胎并不具备现实生活中人的特征,特别是在胚胎早期阶段,它不具有意识和自我意识,只不过是没有独立道德地位的一团细胞,因此,进行人类胚胎干细胞的研究是完全允许的。综合以上两种观点,更多的研究者认为:人类胚胎尽管还不具备与人一样的社会学意义,但它已经具有了人的生物学意义,具有发展成人格生命的潜力。所以,它应该享有一定的伦理地位,并得到应有的尊重,其处置要符合一定的程序和要求。对于胚胎实验,不能超过卵子受精后14天,因为14天后胚胎逐步发育了神经感觉系统,具有了人格生命。所以前胚胎期(卵子受精后14天内)在严格管理调控下进行胚胎干细胞的研究,伦理上是可以接受的。

此外,人类胚胎干细胞研究还存在其他伦理问题。例如:捐献胚胎用于干细胞研究,捐献者能否知情或者捐献者是否充分知情? 以及使用捐献者的胚胎产生永久存活的干细胞株的可能性,来自捐献胚胎的科学发现的商业化可能性,捐献基因物质可能与捐献者隐私有关,等等。

四、人类胚胎干细胞研究的伦理原则

(一) 尊重原则

人类胚胎是人类的生物学生命,具有一定的价值,应该得到尊重,没有充分的理由不能随便操纵和毁掉人类胚胎。进行人类胚胎干细胞研究,必须遵守以下行为规范:利用体外受精、体细胞核移植、单性复制技术或遗传修饰获得的囊胚,其体外培养期限自受精或核移植开始不得超过14天;不得将前款中获得的已用于研究的人囊胚植入人或任何其他动物的生殖系统;不得将人的生殖细胞与其他物种的生殖细胞结合。

(二) 知情同意原则

进行人类胚胎干细胞研究,必须认真贯彻知情同意与知情选择原则,签署知情同意书,保护受试者的权益。研究人员应当在实验前,用准确、清晰、通俗的语言向受试者如实告知有关实验的预期目的和可能产生的后果和风险,获得其同意并签署知情同意书。

(三) 安全有效原则

必须设法避免给患者带来伤害。在使用人类胚胎干细胞治疗疾病前,必须先进行动物实验,在证明对动物安全有效后,方可进行临床试验。临床试验应严格执行政府有关药物临床试验和基因治疗的规范及相应的法律法规。从事人类胚胎干细胞研究的单位应成立包括生物学、医学、法学或社会学等有关方面的研究和管理人员组成的伦理委员会,其职责是对人类胚胎干细胞研究的伦理学及科学性进行综合审查、咨询与监督。

(四) 防止商品化原则

坚持自愿捐献的原则征集用于人类胚胎干细胞研究所需的组织和细胞,禁止买卖人类配子、受精卵、胚胎或胎儿组织。用于研究的人类胚胎干细胞只能通过下列方式获得:体外

受精时多余的配子或囊胚；自然或自愿选择流产的胎儿细胞；体细胞核移植技术所获得的囊胚和单性分裂囊胚；自愿捐献的生殖细胞。

第四节　器官移植的伦理规范

一、器官移植概述

器官移植（organ transplantation）是通过手术等方法，用健康的器官置换功能衰竭甚至丧失的器官，以治疗严重疾病、恢复生理功能、挽救垂危患者的治疗方法。根据受体不同，可分为自体移植、同种异体移植、异种移植；根据移植位置不同，可分为原位移植和异位移植。

19世纪人们便开始了器官移植的实验研究。20世纪以来，由于显微外科技术的不断提高、低温生物学不断发展、免疫抑制药物的产生及外科麻醉的进展，才使器官移植作为治疗某些疾病的手段运用于临床。1954年，美国波士顿医院的约瑟夫·默里（Murray）医生首次在一对孪生兄弟间成功移植肾脏，开创了人类器官移植的新时代；1963年，美国的斯塔兹尔（Starge）第一次在临床上施行原位肝移植；1967年，南非的巴纳德（Barnard）进行了首例临床心脏移植，将一位24岁女性的心脏移植到56岁男性的身上，使之存活了19天。目前各种类型的器官移植已成为人类医治某些疾病的有效手段，出现了大批5年、10年甚至20年以上移植器官功能完好、生活质量良好、精神状态正常的长期存活者。

我国器官移植较国外晚10年左右，但近些年发展很快，已陆续开展了肾、心脏、肝、肺、胰腺、胰岛、肾上腺、骨髓、脾、角膜、睾丸、胸腺、甲状腺及多器官联合移植等30多种移植技术，并且在某些领域具有自己的特色，居世界领先水平。

二、器官移植供体选择的伦理问题

器官移植是现代生命科学中最为引人注目的高新医疗技术之一，它的临床应用使许多本来难以恢复健康的患者得以康复，使许多不治之症患者获得了生的希望。但遗憾的是，器官移植在发展的道路上面临着重重困难：供体器官来源匮乏、器官难以长期保存、各种并发症难以预防、移植免疫问题复杂、手术难度大，等等。其中，供体器官奇缺是阻碍器官移植发展的最大障碍。因此，解决供体器官短缺问题便成了发展器官移植技术的首要问题。从医学角度看，人体器官是最佳的供体器官，而人体供体器官可来源于三种形式，即活体器官、尸体器官和胎儿器官。近年来，为了解决器官移植供不应求的现象，又发展了异种动物器官、人造器官等器官移植。不同来源的供体器官面临不同的伦理问题。

（一）活体器官的利用

围绕活体供体器官的争论来自于两个层面：一是少部分双器官（肾）、再生器官（骨髓）的器官移植。医学为了挽救一个患者而伤害一个健康人，这种伤害是否道德？二是心脏等体内生命必不可少的单一脏器的器官移植。这类器官移植等于用一个人的生命去换另一个人的生命，其供体器官能来自于活体吗？对此，存在两种不同的观点。

一种观点认为，对于受体来说，双器官（如肾脏）中的一个或单个器官中的一部分（如肝脏）进行活体器官移植比尸体器官移植有更高的存活率，也更有利于受体的生存利益。对于供体来说，在不危害自己的生命及降低自己的生活质量的前提下，自愿把自己的器官组织捐献给一个生命垂危的患者，并能使其生命得以拯救，这本身就是一种最大的利他行为。

另一种观点认为，人体的重要单一器官，如心脏、肺、脾，在任何时候出于任何理由在健康活体身上摘取都是不允许的,无论在伦理上还是法律上都是难以接受的。而成对器官(如活体肾)的移植主要以亲属间的移植为主。一般认为,活体器官移植无论对受体还是供体都存在难以避免的风险,在该项手术实施的过程中,使风险降到最低限度、恪守伦理原则是至关重要的。

（二）尸体器官的利用

使用没有生命的尸体器官,似乎不存在什么伦理问题。但恰恰相反,尸体器官的利用,存在着比活体器官更为复杂、更难解决的伦理问题。

1. "心在跳动"的尸体　使用活体器官的伦理问题,主要存在于肾移植和部分肝移植中,而使用尸体器官的伦理问题则由于心脏移植而引起。这是因为,心脏移植对供体的要求是特殊的,按人们的常识来说是极其矛盾的:①供体必须是已经死亡的尸体。心脏是人体极其重要的单一器官,从活体摘取,必然导致供体死亡。所以心脏移植与肾移植不同,器官供体只能是尸体而不能是活体。②供体的心脏必须还在跳动。心脏移植要求供体的心脏必须正常,而且在移植前要采取各种措施维持供体的生理血压,以保持心跳。供体只能是尸体,而这具尸体的心脏还在跳动,这对采用心肺死亡标准的人类常识来说的确是一个悖论。所以,脑死亡标准的确立成为尸体器官移植的关键。

2. 脑死亡标准的意义　从科学的角度讲,为了使移植手术成功,从摘除器官到实施移植手术的间隔时间越短越好,一般心脏是 4 小时以内,肝脏 20 小时以内,肾脏 48 小时以内,超过这个时间则成功率极小。新鲜而有活力的供体器官移植不仅可以提高器官移植的成功率,而且有利于患者的术后恢复和延长存活期。但如果按照传统心肺功能的丧失作为死亡的判断标准,呼吸循环停止后往往导致体内各个器官的损害。用这些器官进行心、肺和其他重要脏器的移植几乎是不可能的。脑死亡标准的确立可以为器官移植的开展和供体器官的来源提供可靠的保障。因为,大脑死亡后体内其他器官还可存活一段时间,或应用现代医学技术延缓其他器官的死亡时间而为移植所用。

（三）胎儿器官的利用

胎儿器官移植即把胎儿作为器官供体进行的器官移植。

（四）异种器官的利用

异种器官移植,即将动物的器官移植到人体上,以达到治病救人的目的。

异种器官移植引起了比同种器官移植更为敏感和复杂的伦理道德问题。其中至少有三个问题应特别引起人们的注意:第一,移植器官的种类应受到限制,部分腺体(如睾丸、卵巢)不能异种移植,否则将严重违背伦理。有些器官(如脑)也是不能移植的,其他器官能否移植,要以该器官移植后能否引起人的特性改变为伦理准则。第二,由于考虑器官功能和减少排斥反应,灵长类异种器官成为首选。但其中黑猩猩和狒狒属于受《动物保护法》保护的珍稀动物,因此,应将动物实验和临床试验的重点放在不受法律保护的容易得到的动物身上。第三,动物器官供体可能带有未知病原病毒,这些病原病毒可能通过感染被移植的患者而扩散到整个人群,引起流行病。

三、供体器官获取的途径及伦理原则

自愿捐献是人体器官最理想的收集方式。自愿捐献的道德合理性在于强调了鼓励自愿和充分知情同意前提下的利他目的。任何人在任何情况下,使用强迫的手段获取他人的器官,都是不道德的。1968 年美国制定的《统一遗体捐赠法案》(*Uniform Anatomical Gift Act*),体现了"自愿捐献"的伦理原则。该法的基本条款是:

1. 任何超过 18 岁的个人可以捐献他身体的全部或一部分用于教学、研究、治疗或移植

笔记栏

的目的。

2. 如果个人在死前未做此捐献表示,他的近亲属可以做出捐献决定,除非已知死者反对。

3. 如果个人已做出这种捐献表示,不能被亲属取消。

该法强调了"自愿"的原则。如果个人生前反对捐献尸体,死后任何人也不得捐献;同样,如果个人生前自愿捐献尸体,死后任何人也无权阻止。

四、器官移植受体选择的伦理标准

既然移植器官"供不应求",就必然存在如何分配的问题。器官移植受体选择的标准,可分为医学和非医学两个方面。器官移植受体选择的计算公式为:

$$P \times Q \times L/C$$

P:医学标准,主要指手术成功的概率;Q:患者术后的生命质量;L:患者术后的预期寿命;C:手术的代价。

比值大者,先选;比值小者,后选。

(一) 医学标准

医学标准所重视的是尽量保持手术的成功。主要包括以下几个方面:

1. 年龄适宜 高龄患者手术后恢复能力差,也容易出现并发症。所以,受者年龄一般应小于60岁。

2. 组织配型良好,无影响移植成功的疾病 全身严重感染、活动性结核病、肝炎、消化道溃疡等患者,不能耐受术后的免疫抑制治疗,会影响移植的成功率。

另外,不同器官的移植,还有其各自特殊的医学标准。

(二) 非医学标准

如果受体的医学标准都一样,就要以非医学标准来选择。在供体器官严重短缺的情况下,对选择起决定性作用的往往是非医学标准。

1. 预期寿命 即患者术后可能存活的时间。一般情况下,年轻人比老年人手术后存活时间长一些。所以,一般来讲,一位20多岁的患者会比一位60岁的患者优先得到器官移植的机会。

2. 生命质量 即患者术后可能的健康状况。患者术后是"痛苦异常,度日如年",还是幸福地生活,是衡量生命质量的依据。痛苦与生命质量成反比。痛苦越大,生命质量越低。器官移植追求的生命价值,不仅是生命的延长,更重要的是生命的质量。

3. 手术的代价 对非医学标准进行权衡时,应当考虑手术的代价。

(包玉颖)

复习思考题

1. 生命科学研究应遵循哪些伦理原则?

2. 基因治疗应遵循哪些伦理原则?

3. 器官移植的伦理问题有哪些?

扫一扫
测一测

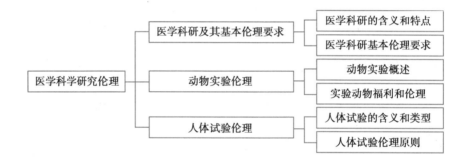

第十三章

医学科学研究伦理

学习目标

学习医学科研伦理对于培养医学人道主义精神、生命至上的医学理念、维护受试者利益、关爱动物都具有重要的意义。通过学习医学科学研究伦理规范，了解医学科学研究的基本特点，掌握医学科学研究的基本伦理准则和人体试验的伦理要求，熟悉动物实验的伦理要求，为从事医学科学研究，尤其是进行动物实验和人体试验奠定伦理理论基础。

【思维导图】

医学科学研究伦理
- 医学科研及其基本伦理要求
  - 医学科研的含义和特点
  - 医学科研基本伦理要求
- 动物实验伦理
  - 动物实验概述
  - 实验动物福利和伦理
- 人体试验伦理
  - 人体试验的含义和类型
  - 人体试验伦理原则

案例导入

塔斯基吉梅毒试验是美国公共卫生部自 1932 年起授权塔斯基吉研究所启动的一项人体试验，其全称为"针对未经治疗的男性黑人梅毒患者的试验"。在这项试验中，医生们以免费体检、免费治疗所谓"坏血病"、免费提供丧葬保险等条件，吸引当地 400余名黑人男子在未告知试验真正目的的情况下加入该"试验计划"，研究梅毒对人体的危害，以确定慢性梅毒的损伤哪些由感染引起，哪些由治疗引起（当时梅毒治疗应用的是重金属砷、汞等对人体有害的物质）。1945 年，青霉素已经广泛使用，在治疗梅毒方面既安全又有效。然而，原先的梅毒研究方式并未停止，依然在继续，直到 1971 年，一家媒体的记者揭露了此事，此项试验才被迫中止。当事人被隐瞒长达 40 年，大批受害人及其亲属付出了健康乃至生命的代价。

思考：如何按照医学科学研究的伦理要求进行人体试验？人体试验应遵循哪些伦理原则？

提示：医学科研的基本伦理要求是动机纯正、科学严谨，这项试验既违背了知情同意原则，也侵害了受试者的利益，其做法是不符合伦理要求的。

医学科学研究是探求人类自身生命活动的本质和规律及其与外界环境的相互关系,揭示疾病发生发展的客观过程,探寻防病治病、增进健康的途径和方法的活动。研究者在科学研究中应当自觉关注伦理问题,必须遵循科学研究服务于人类、造福于人类的根本伦理原则。遵守医学科研伦理要求是端正科研动机、把握医学科研方向的重要保障。

第一节　医学科研及其基本伦理要求

一、医学科研的含义和特点

医学科学研究是人们为了认识和掌握人类自身生命、健康、疾病及其防治中的本质和规律及与外界环境的相互关系,探索防病治病、提高健康质量的方法和途径而进行的一系列的实践活动。

医学科学研究的基本任务是认识和揭示人类生命活动的本质和规律及其与外界环境的相互关系,寻找疾病发生、发展和转归过程的规律,提出防治疾病、增进人类健康的有效措施和方法,提高医学科学水平,促进人类健康,保障社会的稳定、繁荣和发展。医学科研活动具有以下特点:

(一) 研究对象的特殊性

医学科学研究的对象是与自然、与社会均有联系的人,每个人不仅具有自然属性,而且具有社会属性,医学科研人员的研究需要考虑自然属性和社会属性两方面因素的影响。而且,人作为主宰世界的高等动物,生命只有一次,因此,医学研究人员在面对这样具有特殊性的研究对象时,应从多角度进行思考和研究,并慎重对待。

(二) 研究方法的多样性

医学科学研究的方法是多种多样的,既包括传统研究方法,又从其他学科吸收了很多的研究方法运用于医学研究中。如使用医学心理学中的观察法、实验法、测验法和临床评估法等;社会医学的现场调查法、社会考察法、社会实验法、流行病学法等;医学工程技术中的技术预测法、技术原理构思法、技术设计法、技术试验法等;在进行医学综合思维时使用分析法、综合法、信息法、反馈法、功能模拟法、黑箱法和系统规划法等。

(三) 研究内容的广泛性

现代医学包括基础医学、临床医学、预防医学、康复医学和社会人文医学等众多学科,各学科又有其专业领域和亚专业领域。同时,医学研究促使各专业间交叉渗透,形成交叉学科、边缘学科,使医学科学研究内容广泛,既有医学本身研究,也有医学与其他学科交叉渗透后形成的研究内容。另外,随着医学科学研究的不断深化,医学科学研究逐步冲破国界、跨越地域,国与国之间、不同地域之间的合作逐渐增多,开始走上全球化的道路。

(四) 研究结果的两重性

医学科学研究的目的是维护人的生命和健康,然而任何一项医学科学研究都具有两重性,利弊相生,会产生局部的或广泛的、近期的或远期的两重研究结果。因此,在使用医学科学研究结果时需特别慎重,必须以维护患者的最大利益为道德标准,一旦有充分事实说明弊大于利时,应立即停止使用。

二、医学科研基本伦理要求

医学科研工作的根本任务和意义在于认识和揭示医学领域内客观对象的本质运动规

笔记栏

律,认识和战胜疾病,探寻增进人类身心健康的途径和方法,从而达到维护人类健康和造福于人类的终极目的。为促进医学的发展,规范科研行为,必须制定科研道德,以规范医学科研工作者的行为,造福人类。

（一）动机纯正

医学科学研究的目标是推进医学发展,造福人类,因此,只有具有纯正的动机和目的,才能使医学科学研究服从和服务于国家、社会和人民群众的利益和需要。医学科学研究是一项复杂而艰巨的工作,纯正的动机和目的能激励医学科研人员勇于献身医学科研事业,发挥创造力,勇攀医学高峰,使医学科研人员在科学研究时,坚持以救死扶伤、防治疾病、促进人类健康为目标,以饱满的热情,不畏艰险、百折不挠地拼搏,接受各种挑战,终生为之奋斗。

（二）科学严谨

医学科学所揭示的是关于人的生命、健康、疾病的规律,这是任何个人的主观意志不能取代的,是要对人的生命、健康负责。所以,医学科学研究需要医学科研人员求实的工作态度,尊重医学科学的发展规律,实事求是。医学科研需要进行大量的试验,许多医学科学的成果都是在试验基础上,经过认真严密的综合、分析、概括总结后产生的。试验成为医学科学研究中一个十分重要的环节。试验取用的各种材料、数据等是否精确、可靠、真实,将影响试验能否顺利地开展及其结论的正确性,而且在临床使用时可能会影响患者的健康,甚至影响患者的生命安全。因此,在医学科研过程中,应以科学严谨的态度,严格按照试验设计的方案,完成全部试验步骤,不能以任何原因为借口取消或停止其中的项目或步骤,或者按照自己的主观愿望和要求,随心所欲地修改其中的数据,甚至伪造资料,撰写一些虚假的结果。总之,医学研究设计要科学,试验要规范,数据要准确,实事求是。

（三）团结协作

科研成果的取得离不开个人的作用。因此,个人在研究中的地位和作用应当得到充分的尊重和肯定。如果忽视和否定这一点,既不利于调动个人的积极性和创造性,也不利于医学科学研究的开展。在肯定个人作用的同时,也不能忽略集体的力量在医学研究中的作用,随着新知识、新技术、新学科的不断涌现,现代医学科学的研究需要多学科、多方面力量的通力合作,才能取得研究成果。团结协作的精神不仅表现为谦虚谨慎、互相尊重、和睦相处,而且表现为甘当配角、分工合作、互相配合、努力工作。对重大课题的攻关,往往需要数个单位和科室密切协作进行,其中必有主攻单位和协作单位之分;同一科室的科研人员也会有不同的分工,分工的不同,并无高低优劣之分,应按分工共同完成科研项目,互相配合,努力工作,才是应有的道德风尚。科研成果或科学著作、论文发表或成果公布的时候,项目的主要参加者和主要指导者应该排列首位,学术上的成果不应以职位的高低、资历的深浅作为标准。根据实际工作情况来确定署名的排列顺序,反对争名夺利。

（四）成果共享

医学科学研究是为人类健康服务的事业,它的每一个进展、发现和成果,都是为人类谋利益的,都是为了医学科学的发展和进步。从这个意义上讲,医学科学是公开的,是面向全世界、全人类的,没有绝对的保密。可是,由于现实社会生活和世界局势的复杂性,医学科研活动常常会受到社会、政治、经济等多种关系的影响和制约,医学科研都会在一定时期或一定范围内存在保密的问题。一些新发现、新成果,发明者对其拥有知识产权,应当给予保护,进行保密是完全必要的。因此,提倡互助原则,成果共享,协作单位或个人彼此间要互通信息、情报,在图书资料、仪器设备等方面互相提供方便,互通有无,无私合作,但也应尊重和保护知识产权。

第二节　动物实验伦理

　　动物实验是指在实验室内,为了获得有关生物学、医学等方面的新知识或解决具体问题而使用动物进行的科学研究。医学的动物实验用于医学研究及安全性测试,以动物作为人类的替代品或特殊疾病模式进行试验。动物实验伦理是一种指导人们合理协调和处理人类权利与动物权利关系,正确应用动物开展科学研究的行为规范。

一、动物实验概述

(一) 实验动物和动物实验的概念

　　实验动物是指经人工饲育,对其携带的微生物实行控制,遗传背景明确或来源清楚的用于科学研究、教学、生产、检定及其他科学实验的动物。动物实验即使用实验动物或其他动物开展的科学研究、教学、检定及其他科学实验。

　　生物医学的每一次重大发展与进步,几乎都与动物实验相关,动物实验在整个生物、医学发展的历程中具有举足轻重的作用。动物实验是人体试验的基础,只有在动物生命现象研究的基础上,才能进而对人体进行进一步的研究,探求人体疾病的发生、发展规律。因此,动物实验是生命科学研究中不得不使用的手段,对于生物医学、生物技术的发展起着非常重要的作用。

(二) 动物实验的效益和代价

　　目前,所有的国家都强调人体试验必须在动物实验的基础上才可开展。在医学科技发展日新月异的今天,限于某些无可替代性,动物实验这种传统的医学实验手段一直沿用至今。但由于动物实验是用活的动物进行实验,而动物与人类一样,都是自然界具有生命的物种,因此,用动物做医学实验始终存在着道德争论。

　　反动物实验者认为,自然世界是一个大家庭,它善待所有的生命,人的生命与自然万物是互相依存的,人应该对自然世界的呵护心存感激。大地、植物、动物也具有生命,在这一点上人类与大地、植物、动物没有区别,人类应该敬畏自然、敬畏所有的生命。所以,用活的动物做医学实验在道德和科学上都没有正当理由,以不会说话的动物进行实验是惨无人道的。

　　支持动物实验者则认为,牺牲动物的生命是为了救人,古人已经认识到了"两利相权取其重、两害相权取其轻"的行为准则,世上没有绝对的好和绝对的坏。因此,当人们难以进行行为决策,处于两难境地时,就可以按这个行为准则行事。对人体试验活动也可以认为是依照这种行为准则开展的。既然对人都可以做试验,为什么不能用动物做实验? 而且,以此逻辑推理,岂不是动物类食品也要禁止。

　　两种意见、两种倾向,但人类毕竟还是先要考虑自身的首位利益,道德评价也是人对世间万事做出的是非善恶判断。而且医学研究涉及的动物"数量虽小但至关重要",为了大多数患者的健康利益着想,人们在做人体试验之前还是要先进行动物实验,成功之后才可进行人体试验。

　　在这个问题上,需要辩证看待动物实验与动物保护。

　　一方面,在漫长的进化过程中,人类与其他高等动物在生命本质上并无区别。人类正是先通过动物实验等方式,才逐步对自身有所认识和了解的。人类的前进离不开实验动物与动物实验。今天任何一种新药的研制、开发和应用,都需要通过动物实验来验证其药理与毒

笔记栏

理性质。离开了动物实验,新药的研究与推广便寸步难行。动物实验是人类进行科学研究必不可少的方法和手段,在揭示生命现象的本质、提高人类的健康水平及满足人类生活需求等方面,发挥了重要作用。实验动物是生命科学研究中的"活的试剂",是食品、药品评价中的"活的天平",是医学、药学、航空航天、疾病防控研究中的"人类替难者",是人类健康与安全的"活的屏障",是药物应用于人体之前的"最后一道防线"。

另一方面,动物实验对动物存在一定伤害,动物实验确实是残酷的,它带给牺牲的动物生理与心理的巨大痛苦。就医学研究而言,目前尚无比动物实验更好的方法。只有设法减少实验用动物的数量,优化研究过程,避免大量动物成为人类实验的牺牲品。生命科学是一门实验科学,想在相关领域内完全排除动物实验是不可能的,这并非不同的学科发展所能代替的。动物权利论、动物福利法要求从爱护动物的立场出发,对实验动物的饲养和实验处理必须符合伦理要求,并尽可能减轻动物在实验过程中的痛苦,在实验结束后应及时施以安乐死。其实,上述要求也正是动物实验的科学性、重复性所要求的。

各种类型的科学实验都会给实验动物带来不同程度的疼痛和痛苦,这就需要科学、合理、人道地使用实验动物。从人道关怀的角度,实验动物为人类健康做出了巨大的牺牲,理应享有应得的福利,得到人们善待。从学术研究的角度,保证实验过程中的动物福利,可以使实验结果更真实和准确。最终在科学研究和动物福利伦理之间找到利益平衡,以当代社会公认的道德伦理价值观,兼顾动物和人类利益,在全面、客观地评估动物所受的伤害和应用者由此可能获取的利益的基础上,进行相关实验研究,这样既促进了科学的进步,又不违反动物福利伦理。

二、实验动物福利和伦理

实验动物福利是指人类保障实验动物健康和快乐生存权利的理念及其提供的相应外部条件的总和。实验动物伦理即人类对待实验动物和开展动物实验所遵循的社会道德标准和原则理念。

我国与实验动物相关的法律法规有《实验动物管理条例》(1988)、《实验动物质量管理办法》(1997)、《药物非临床研究质量管理规范》(2003)、《北京市实验动物福利伦理审查指南》(2006)、《关于善待实验动物的指导性意见》(2006)、《中华人民共和国动物防疫法》(2008),以及一些相关的国家标准或团体标准,如《实验动物机构 质量和能力的通用要求》(GB/T 27416—2014)和《实验动物 福利伦理审查指南》(GB/T 35892—2018)等。

我国科技部于2006年颁布了《关于善待实验动物的指导性意见》,这是我国在实验动物尤其在动物福利立法方面上迈出的可喜的一步,它不仅结束了我国没有专门制定动物福利法的历史,而且填补了我国在实验动物福利法上的空白。该意见共六章,在提出了与善待实验动物有关的行政措施的同时,分别就实验动物的饲养、使用和运输等环节的福利问题提出了具体意见。同时还着重具体规定了各级实验动物管理部门、生产及使用单位管理委员会及研究人员善待动物的责任。

《关于善待实验动物的指导性意见》的出台,不仅大幅度提高了我国实验动物管理工作的质量和水平,而且切实保护了实验动物福利,还确保了国内实验动物生产单位、使用单位能以更为人道的方式善待实验动物,并且尽可能地减少实验动物的使用数量,并在条件允许的情况下,将实验动物替代方法的研究作为研究的内容,并在实验中予以应用。同一年,北京市出台了《北京市实验动物福利伦理审查指南》。2018年,国家出台了《实验动物 福利伦理审查指南》(GB/T 35892—2018)国家标准,成为动物实验方面必须遵循的规范要求。根据这些规定要求,进行医学动物实验时,应该遵守实验动物伦理规则。

（一）实验动物福利五项自由

动物实验的伦理争议主要集中在实验动物的权利问题,主要观点来自动物权利主义和动物福利主义。动物权利主义是生态伦理学的一个流派,主张把道德关怀运用于非人类身上。认为动物也是生命的道德主体,与人拥有平等的权利,应得到尊重,以一种导致痛苦、难受和死亡的方式对待动物是错误的。动物福利主义认为人类应避免对动物造成不必要的伤害,反对和防止对动物的虐待,让动物在康乐的状态下生存。如何使动物权利主义和动物福利主义达到合理范围内的平衡,就需要强调对待实验动物的伦理原则。

从实验动物科学的层面上讲,动物保护的最佳做法是善待动物,给动物以良好的生活、生存条件,保证动物的健康。尽可能少地、科学合理地使用实验动物,规范地开展各种动物实验。同时,开展各种替代方法的研究。

通过提倡动物福利,保障动物处于舒适、健康、快乐等自然生活状态。实验动物福利五项自由包括:

1. 免于饥渴的自由　保障有新鲜的饮水和食物,以维持健康和活力。

2. 免于不适的自由　提供舒适的栖息环境。

3. 免于痛苦、伤害和疾病的自由　享有预防和快速的诊治。

4. 表达主要天性的自由　提供足够的空间、适当的设施和同类的社交伙伴。

5. 免于恐惧和焦虑的自由　保障良好的条件和处置,不造成动物的精神压抑和痛苦。

（二）动物实验 3R 原则

从 1966 年美国首次出台关于实验动物福利的法律以来,众多国家和国际组织也纷纷制定相关法律,明确对待实验动物的基本规定,归纳起来为 3R 原则,即减少(reduction)、优化(refinement)和替代(replacement),科学、合理、人道地使用实验动物。

1. 减少(reduction)　减少是指为获得特定数量及准确的信息,尽量减少实验动物的使用数量。通过使用适合的动物品种、品系和高质量的实验动物,改进实验设计、规范实验动物操作程序等,达到动物使用数量的减少。

从发展趋势上看,在生物医学研究中,全球实验动物使用总量正在逐年下降。

2. 优化(refinement)　优化是指对必须使用的实验动物,尽量减低非人道方法的使用频率或危害程度。改善动物的生存环境,饲养方式、方法符合动物习性;精心设计实验方案,优化实验操作技术,减少实验过程中对动物机体和情感的伤害,减轻动物的痛苦和应激反应,在处死时采用安乐死等。

3. 替代(replacement)　替代是指使用低等级动物代替高等级动物,或不使用动物而采用其他方法达到与动物实验相同的目的。常用的替代有相对替代和绝对替代。相对替代是使用比较低等的动物或动物的细胞、组织、器官等替代动物,绝对替代是指不使用动物,而是使用包括组织学、胚胎学、细胞学或计算机等方法取代整体动物实验。

总之,动物实验伦理要求对动物实验的应用范围和所用实验动物的数量有所限制;对必须进行的动物实验要改善动物的饲养环境、实验条件,应用必要的方法(如麻醉、镇痛等)减轻动物的痛苦,减少对动物的伤害,使动物所受的疼痛降到最低程度;只要有能替代动物实验的其他方法或材料,则必须采用。

（三）实验动物福利伦理审查原则

实验动物福利伦理审查指的是按照实验动物福利伦理的原则和标准,对使用动物实验的必要性、合理性和规范性进行的专门检查和审定。

实验动物福利伦理审查原则包括以下八项原则:

1. 必要性原则　实验动物的饲养、使用和任何伤害性的实验项目应有充分的科学意义和必须实施的理由为前提,禁止无意义滥养、滥用、滥杀实验动物。禁止无意义的重复实验。

2. 保护原则　对确有必要进行的项目,应遵守 3R 原则,对实验动物给予人道的保护。在不影响项目实验结果的科学性的情况下,尽可能采取替代方法,减少不必要的动物数量,降低动物伤害使用频率或危害程度。

3. 福利原则　尽可能保证善待实验动物。实验动物生存期间包括运输中尽可能多地享有动物的五项福利自由,保障实验动物的生活自然及健康和快乐。各类实验动物管理和处置,要符合该类实验动物规范的操作技术规程。防止或减少动物不必要的应激、痛苦和伤害,采取痛苦最少的方法处置动物。

4. 伦理原则　尊重动物生命和权益,遵守人类社会公德。制止针对动物的野蛮或不人道的行为;实验动物项目的目的、实验方法、处置手段应符合人类公认的道德伦理价值观和国际惯例。另外,实验动物项目应保证从业人员和公共环境的安全。

5. 利益平衡性原则　以当代社会公认的道德伦理价值观,兼顾动物和人类利益,在全面、客观地评估动物所受的伤害和人类由此可能获取的利益基础上,负责任地出具实验动物项目福利伦理审查结论。

6. 公正性原则　审查和监管工作应保持独立、公正、公平、科学、民主、透明、不泄密,不受政治、商业和自身利益的影响。

7. 合法性原则　项目目标、动物来源、设施环境、人员资质、操作方法等各个方面不应存在任何违法违规或违反相关标准的情形。

8. 符合国情原则　福利伦理审查应遵循国际公认的准则和我国传统的公序良俗,符合我国国情,反对各类激进的理念和极端的做法。

第三节　人体试验伦理

人体试验是医学基础研究和动物实验之后、常规临床应用之前不可缺少的中间环节。在研制一项新技术或新药物时,一般程序为选题、查阅文献、建立方法和指标等理论研究,然后进行反复多次的实验取证及动物实验等实验室研究,最后进行临床试验研究。任何一项新的医学成就,包括新技术和新药物,不论通过理论研究和动物实验创立了多少假说,也不管在动物身上重复了多少次实验,在应用到临床以前,都必须经过人体试验。这是由于人和动物有着本质的差异,人既有生物属性,又具有社会属性;既有生理活动,又有心理活动。而且,人体的生命现象和疾病现象是最高级、最复杂的物质运动形式,个体之间也存在着很大的差异。排斥人体试验,将没有经过临床研究的技术和药物应用到临床,将直接危害患者的健康和生命。人体试验是医学发展的客观需要,是保障人类健康的必要手段。

一、人体试验的含义和类型

人体试验是典型的涉及人的生物医学研究。涉及人的生物医学研究是指以人类受试者(包括利用可识别身份的人体材料和数据)为研究对象,为了解疾病的原因、发展和结果,改进预防、诊断和治疗而开展的活动,如临床试验、流行病学研究、利用医学记录或人的其他信息的研究、利用保存的人的生物标本的研究、卫生系统的研究等。

按照我国 2016 年国家卫生和计划生育委员会颁布的《涉及人的生物医学研究伦理审查办法》规定,涉及人的生物医学研究包括三大类:

1. 采用现代物理学、化学、生物学、中医药学和心理学等方法对人的生理、心理行为、病理现象、疾病病因和发病机制,以及疾病的预防、诊断、治疗和康复进行研究的活动。

2. 医学新技术或者医疗新产品在人体上进行试验研究的活动。

3. 采用流行病学、社会学、心理学等方法收集、记录、使用、报告或者储存有关人的样本、医疗记录、行为等科学研究资料的活动。

二、人体试验伦理原则

人体试验中存在许多伦理难题,必须通过伦理规范解决这些伦理矛盾,以保证人体试验符合人类伦理。为此,国际社会和许多国家非常重视对人体试验的规范,制定了大量的伦理规范文件。

《纽伦堡法典》是国际上著名的有关人体试验的伦理规范之一,是在第二次世界大战后提出的关于人体医学研究行为准则的第一个国际性公约。在第二次世界大战期间,德国纳粹分子借用科学实验和优生之名,用人体试验杀死了 600 万名犹太人、战俘及其他无辜者。德国战败后,在纽伦堡对德国法西斯首要战犯进行了国际审判,其中有 23 名医学方面的战犯。随后,纽伦堡国际军事法庭制定了人体试验的基本原则,作为国际上进行人体试验的行为规范,即《纽伦堡法典》。

《赫尔辛基宣言》是第一个由世界医学协会(World Medical Association,WMA)采用的、涉及以人体为对象的医学研究道德原则的伦理文件,于 1964 年 6 月在芬兰赫尔辛基第 18 届世界医学协会联合大会上正式通过,并经过多次修订,最新的版本是 2013 年版。目前,《赫尔辛基宣言》已成为人体试验医学研究的国际指南。

我国非常重视人体试验医学研究和相关技术应用的管理,卫生部依据《中华人民共和国执业医师法》和《医疗机构管理条例》的有关规定,于 2007 年 1 月 11 日颁布实施了《涉及人的生物医学研究伦理审查办法(试行)》。该办法规定,为了保护人的生命和健康,维护人的尊严,尊重和保护受试者的合法权益,涉及人的医学研究应进行伦理审查。2016 年,卫生和计划生育委员会颁布了正式的《涉及人的生物医学研究伦理审查办法》,成为涉及人的生物医学研究方面最重要的规范文件。

人体试验医学研究除必须遵守《赫尔辛基宣言》所一再肯定的医学人体试验伦理原则外,还应遵循医学伦理学和生命伦理学的"尊重""有利""不伤害""公正"等共同原则。这些原则体现在上述国际、国内的涉及人体试验医学研究的伦理和法律规范文件中,具体来讲,人体试验医学研究应包括以下几个具体的伦理原则:

(一)医学目的原则

医学目的是人体试验的唯一目的,医学目的原则是人体试验的根本原则,因此,人体试验必须是为了研究人体的生理机制和疾病的原因、机制,改进疾病的预防、诊治措施,维护和增进人民群众的健康。开展人体试验之前,必须严格审查其是否符合医学目的,凡是真正为了提高诊疗水平、改进诊疗措施、加深对疾病病因及机制的了解、增进人类健康的人体试验都是合乎医学道德的。医学目的原则是人体试验合乎伦理的必要条件,而出于政治、军事、经济、个人成功等非医学目的的人体试验,已经被历史证明是严重违背人类伦理的。

医学目的原则是人体试验研究合乎伦理的必要条件,但并非充分条件。维护受试者利益原则的首要性和至上性,决定着在具体的人体试验中,面对受试者利益与科学发展之间的伦理矛盾时,医学目的原则必须服从于维护受试者利益原则。

(二)科学性原则

科学性原则要求人体试验科学研究的设计、过程、评价等必须符合普遍认可的科学原理,要使试验的整个过程自始至终有严密的设计和计划。人体试验设计必须严谨科学,设计前必须充分查阅相关的文献资料。在此基础上,试验设计应符合随机、对照、重复和均衡等科学原则,试验程序的设计应得到科学的说明等。

人体试验前必须制定严密科学的试验方案,应在试验前详细了解患者的生理条件及心理条件,充分估计可能发生的突发事件及应急对策,应有周密严谨的医学监护和医疗保护措施。为保证实验的科学性,试验主持人和参与人应是具有较深厚医学专门知识,并且具有较高的医学科研水平的医学专家。

人体试验是医学科学研究中一个极其重要、极其严肃的科学实践活动。因此,必须以动物实验为基础,这是人体试验前的一个重要环节。经过动物实验并获得真实的充分科学依据,其中包括某项医疗方法、新药物或免疫制剂等,经证明的确对动物的机体无毒、无害时,才能推向人体试验阶段。

人体试验结束后必须做出科学报告,试验者在试验中探求真理、寻求规律,所做的试验完成后应当进行总结,得出科学的报告。在报告中,要尊重试验所得的各种事实和数据,力求数据的完整、准确、无误,忠于事实、忠于结果,所得科研资料要妥善保管。

采用对照试验方法是科学性原则的特殊要求,它是医学科学发展的需要。人体试验既受试验条件和机体内在状态的制约,也受社会文化、心理、习俗等因素的影响。设置对照组,进行科学对照,是为了消除偏倚和主观偏因,正确判断试验结果客观效应。在进行对照试验时,要特别注意对照组和试验组的齐同性和可比性。

(三) 维护受试者利益原则

维护受试者利益是人体试验的前提和必须遵循的最基本的原则。凡涉及人体试验的医学研究,首先考虑的是维护受试者的健康利益,必须有利于改进疾病的诊治和了解疾病的病因和发病机制。当这一原则与人体试验的其他原则发生矛盾的时候,应该遵循这一原则,把维护受试者利益原则放在高于科学与社会利益的位置。

根据维护受试者利益原则,人体试验在实施前必须进行受益与代价评估,对试验预计的风险和压力相对于预计的给受试者或他人的好处进行详细评估,只有当研究目的的重要性超过试验给受试者所带来的风险和压力时,涉及人体的生物医学研究才能得以进行。如果试验有可能对受试者造成身体上和精神上较为严重的伤害,那么无论这项试验的科学价值有多大,对医学的发展和人类的健康具有多么重要的意义,这项试验也不能进行,只有当研究结果有可能有益于受试者或医学发展时才是合理的。在实施人体试验前,必须首先进行毒副作用实验,只有在明确毒副作用后,才能进行有效性试验。

在人体试验过程中,必须有充分的安全措施,保证受试者在身体上、精神上受到的不良影响降到最低限度,这是"不伤害"医学道德原则的体现。当试验过程中出现严重危害受试者利益的情况时,无论试验多么重要,都应该立即终止。为了维护受试者的利益,人体试验必须在有关专家和具有丰富医学研究及临床经验的医生参与或在其指导下进行。

(四) 知情同意原则

知情同意原则要求人体试验研究者要尊重受试者的知情同意权。受试者知情同意权,是指受试者对人体试验研究的性质、目的、期限、经费来源、试验方法、采用的手段,以及任何可能的利益冲突、科研工作者与其他单位之间的从属关系、课题预计的好处及潜在的风险和可能造成的痛苦等信息充分知悉,并在此基础上自主、理性地表达同意或拒绝参加人体试验的意愿的权利。因此,研究者要向受试者提供关于人体试验的真实、完整信息,包括:①人体试验医学研究目的和方法;②受试者参加研究的时间;③合理地预期研究最终将给受试者和其他人带来哪些受益;④参加研究会给受试者带来哪些可预见的风险和不适;⑤对受试者可能给予的有益的替代治疗方法;⑥对能够识别出受试者的资料的保密程度;⑦研究者为受试者提供医疗服务责任的大小；⑧对因研究而导致的某些伤害所提供的免费治疗；⑨对研究而导致的残疾或死亡，是否为受试者本人、受试者家庭或其亲属提供赔偿；⑩受试者有权自由拒绝参加研究，可以在不被惩罚、不失去应得利益的情况下，随时退出研究；⑪视具体情况向受试者告知，如选择其作为受试者的特殊理由、研究设计的某些特征（例如双盲法、对照组、随机抽样）等，使受试者清楚地了解试验的目的、方法、过程及对其自身可能造成的各种影响。在充分知情的前提下，在没有任何外界影响的情况下，自主地选择自己的行为，必须禁止欺骗性试验、强迫性试验。

受试者知情同意有书面和口头两种形式，一般应采用书面形式的知情同意，无法获得书面知情同意者，应当事先获得口头知情同意，并提交获得口头知情同意的证明材料。对于缺乏法律上的行为能力，身体和精神上无能力同意的受试者或未成年受试者，必须按照法律规定从合法代理人处获取知情同意。

社会伦理学的利他原则要求社会成员要有勇于牺牲个人利益造福公众的精神，但这并不意味着无视个人的基本权益和尊严。知情同意原则强调受试者有权参加或者拒绝、退出人体试验，他们享有完全的自主权利。医学科学研究人员必须尊重这种权利，不能因此对其进行任何非难或歧视。

（五）伦理审查原则

人体试验的医学目的原则、科学性原则、维护受试者利益原则、知情同意原则是实体性伦理原则，伦理审查原则是程序性伦理原则，通过这个程序性伦理原则才能保证实体性伦理原则得以实现。伦理审查的目的是保护人的生命和健康，维护人的尊严，尊重和保护受试者的合法权益。人体试验的伦理审查应遵守国家法律、法规和规章制度，以及公认的生命伦理原则，伦理审查过程应当独立、客观、公正和透明。

伦理委员会是一个由医学、药学及其他相关学术背景人员组成的委员会，其职责是通过对研究方案及其修正案、获取受试者知情同意的方法和书面文件等材料进行独立的审查、同意或提出建议，并对研究进行跟踪审查，以确认研究所涉及的人类受试者的权益和安全受到保护。伦理委员会应按照审查程序，对人体试验报告进行审查，包括：①研究者的资格、经验是否符合试验要求；②研究方案是否符合科学性和伦理原则的要求；③受试者可能遭受的风险程度与研究预期的受益相比是否合适；④在办理知情同意过程中，向受试者（或其家属、监护人、法定代理人）提供的有关信息资料是否完整易懂，获得知情同意的方法是否适当；⑤对受试者的资料是否采取了保密措施；⑥受试者入选和排除的标准是否合适和公平；⑦是否向受试者明确告知其应该享有的权益，包括在研究过程中可以随时退出而无须提出理由且不受歧视的权利；⑧受试者是否因参加研究而获得合理补偿，如因参加研究而受到损害甚至死亡时，给予的治疗及赔偿是否合适；⑨研究人员中是否有专人负责处理知情同意和受试者安全的问题；⑩对受试者在研究中可能承受的风险是否采取了保护措施；⑪研究人员与受试者之间有无利益冲突。

经伦理审查后，伦理委员会可以做出同意、不同意或做必要修正后同意的决定。没有获得伦理委员会审查同意的人体试验研究项目，坚决不得开展。人体试验医学研究项目进行结题验收时，应要求项目负责人出具经过相应的伦理委员会审查的证明。在医学期刊发表涉及人体试验的医学研究成果时，研究人员应出具该项目经过伦理委员会审查同意的证明。

《涉及人的生物医学研究伦理审查办法》规定，涉及人的生物医学研究伦理审查应当符合以下伦理原则：

1. 知情同意原则　尊重和保障受试者是否参加研究的自主决定权，严格履行知情同意程序，防止使用欺骗、利诱、胁迫等手段使受试者同意参加研究，允许受试者在任何阶段无条件退出研究。

2. 控制风险原则　首先将受试者人身安全、健康权益放在优先地位,其次才是科学和社会利益,研究风险与受益比例应当合理,力求使受试者尽可能避免伤害;在项目研究过程中,项目研究者应当将发生的严重不良反应或者严重不良事件及时向伦理委员会报告;伦理委员会应当及时审查并采取相应措施,以保护受试者的人身安全与健康权益。

3. 免费和补偿原则　应当公平、合理地选择受试者,对受试者参加研究不得收取任何费用,对于受试者在受试过程中支出的合理费用还应当给予适当补偿。

4. 保护隐私原则　切实保护受试者的隐私,如实将受试者个人信息的储存、使用及保密措施情况告知受试者,未经授权不得将受试者个人信息向第三方透露。

5. 依法赔偿原则　受试者参加研究受到损害时,应当得到及时、免费治疗,并依据法律法规及双方约定得到赔偿。

6. 特殊保护原则　对儿童、孕妇、智力低下者、精神障碍患者等特殊人群的受试者,应当予以特别保护。

(赵　丽)

复习思考题

1. 医学科研的基本伦理要求有哪些?

2. 实验动物福利和伦理有哪些?

3. 人体试验的伦理原则有哪些?

推荐阅读

扫一扫
测一测

第十四章

卫生管理伦理

PPT 课件

学习目标

　　社会主义医学职业道德品质与规范修养,是健全卫生管理、合理配置资源的内在驱动力,是医务人员履行时代使命与责任担当的行为体现。通过学习卫生管理的伦理原则、卫生体制改革、卫生资源配置和医药管理方面的伦理内容,了解国家卫生政策,培育良好的医学道德品质,遵循卫生管理和资源配置的伦理原则,助力我国医药卫生体制改革,推动医药卫生事业的发展,提高对卫生管理行为的正确思辨和践行能力。

【思维导图】

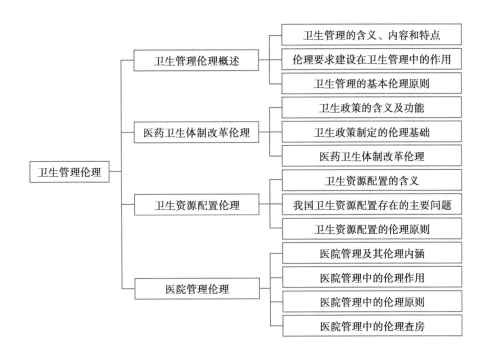

案例导入

　　某医院某病区患者张某,是一位冠心病患者,常年口服药物,今年冬天她感觉活动后心前区憋闷疼痛的症状更加严重,于是前往医院寻求规范治疗。令她大吃一惊的是,这次的住院经历与她 5 年前首次确诊冠心病时的住院过程截然不同。这次刚一入院,就有专职护士热情地称她为"张阿姨",并且耐心地为她采集信息、登记伙食,还给她一份详细的宣教单。有一次,病房还来了一批特殊的医务人员,他们不仅询问了张阿姨的病情,还询问她此次就诊的感受和对医务人员及医院的满意度,对于医院所告知的内容是否真的了解。这一次的住院经历让张阿姨的心里暖暖的,症状也在医务人员的精心治疗下很快得到缓解。

思考:张阿姨本次住院接受的查房与以往有什么不同?伦理学查房有何意义?其具体做法有哪些?

提示:医学伦理查房可以及时发现和纠正医疗活动中存在的伦理学问题,检验医护人员的质量和水平,让人文关怀落到实处,营造和谐的医患沟通氛围。

卫生管理是通过科学的管理活动来制定卫生政策,健全各项制度、法规与标准,合理配置卫生资源,加强组织机构和队伍的建设,提高医务人员的积极性与创造性,促进医疗卫生事业的发展。它有利于在有限资源条件下最大限度地保障人民健康。

第一节　卫生管理伦理概述

一、卫生管理的含义、内容和特点

(一) 卫生管理的含义

卫生管理是指运用现代管理理论和方法,以及国家行政、经济和法律等手段,对卫生领域的人力、物力、财力、信息、时间等要素进行计划、组织、协调和控制的行为。

卫生管理的目的是通过科学的管理活动来制定卫生政策,合理配置卫生资源、加强组织机构和队伍的建设,提高医务人员的积极性、创造性,健全各项制度、法规、标准,促进医疗卫生事业的发展。也就是要在有限的资源条件下,创造出最大的效益,最大限度地保障人民健康。

(二) 卫生管理的内容

卫生管理主要分为政策管理、组织管理和资源管理三大部分。卫生政策是国家和社会为保障国民的健康而制定的一系列方针、措施和法律等。卫生政策管理涉及公共政策、公共管理、政府与卫生政策的制定、分析、评价等。卫生组织是贯彻实施卫生政策的主体,组织管理包括组织机构与设计、组织文化、组织环境、组织绩效、组织变革与创新、组织再造等。卫生资源是指提供各种卫生服务所使用的投入要素的总和,包括人力、物力、财力、信息等资源。卫生资源管理包括卫生人力资源管理、卫生投资决策、卫生预算管理与财政补贴、医疗设备和医疗技术准入与管理、卫生信息管理等。

(三) 当前我国卫生管理的特点

1. 专业技术性　无论是卫生政策的制定、卫生改革的推行,还是医院具体的管理,都和医学科学技术紧密联系在一起。卫生管理学已成为一门独立的学科,对卫生管理专业人才的培养受到社会的高度重视。

2. 社会服务性　我国的卫生事业是政府实行一定福利政策的社会公益性事业,总目的是增进全体社会成员的健康水平,所以卫生管理要着眼全社会成员并从中确定目标、任务及举措,是一项很强的社会服务性管理。

3. 手段多样性　卫生管理需要综合运用行政、经济、法律、教育的手段进行综合管理。

同时还需借助现代信息技术来进一步提高管理效能。

4. 卫生管理体制处于不断探索完善阶段　目前我国正在加快探索卫生服务体系、医疗保障体系、药品生产流通体系、疾病预防体系、卫生监督体系、医院经营机制、人才管理体制等的改革。卫生管理职能已从强化计划、分配职能转变为主要发挥规划功能、准入功能、监管功能、经济政策调控功能和信息发布功能。

二、伦理要求建设在卫生管理中的作用

管理本身就是一种伦理价值选择活动,其顺利实施必须有伦理要求的牵引与约束。而医学和道德从来是相依相伴的,道德性是医学的内在属性,它决定了医学的伦理价值是一切价值的基础,因此,卫生管理更是不能没有伦理属性。历史上,人们一直把道德作为卫生管理的目标和手段。早期的医院曾是患者和穷人的收容所,尽管时世变迁,但在卫生管理中,人道主义精神永恒。卫生事业的性质和宗旨决定了在卫生管理中不仅需要规章制度的硬约束,更需要伦理要求的软约束。

(一)伦理要求建设决定卫生管理的价值取向

我国卫生事业的目标是增进全体社会成员的健康水平,提高全民族的健康素质,促进经济和社会协调发展。这一目标高度集中地反映了我国当代卫生服务所具有的伦理本质。因此,卫生政策、法规、标准的制定,卫生改革的推行,卫生资源的分配,都应以"防病治病、救死扶伤,实行社会主义的人道主义,全心全意为人民的身心健康服务"的伦理宗旨为出发点和归宿。评判卫生政策的好坏、卫生改革的成败、卫生管理的效能都要看是否符合社会主义医德宗旨。

(二)伦理要求建设是卫生管理的主要内容

管理的目的是协调各方利益,合理配置资源,提高效益。抓好伦理要求建设,有助于提高诊疗效果,构建良好的医患关系,促进社会和谐。虽然医疗质量的高低有赖于医学技术和设备,但是如何运用技术和设备,使它们发挥最大的效能,则取决于医务人员的医德水平。卫生管理水平的提高和伦理要求建设的程度密切相关。因此,各级卫生行政主管部门都应该抓好医德医风建设和精神文明建设。

(三)伦理要求建设是卫生管理的重要手段

卫生管理功能的发挥和提高需要依靠有效的管理手段。卫生管理除了要依靠行政、经济、法律的手段外,还要依靠伦理要求教育的手段。在各种管理政策、管理制度的执行中,伦理要求的作用是非常重要的,它是贯彻执行规章制度的重要前提和基础。医务人员的高尚医德是实现卫生管理手段的内在动力,否则,制度只能是一纸空文。在卫生管理中充分运用伦理要求手段,有助于协调各种利益关系,增进组织内部的凝聚力,保持良好的工作秩序。

三、卫生管理的基本伦理原则

(一)公益原则

我国卫生事业是政府实行一定福利政策的社会公益事业,其目标是让全体社会成员共同受益,具有非盈利性。这就要求在卫生管理中坚持以人为本,把维护人民健康权利放在第一位。无论是改革方案的设计、卫生制度的建立,还是服务体系的建设,都必须遵循公益原则,把基本医疗卫生制度作为公共产品向全民提供,着力解决群众反映强烈的突出问题,努力实现全体人民病有所医。坚持公益原则,要求制定的医药卫生政策应为谋求大多数人健康利益的一种公正选择;医药卫生改革应着眼于满足社会最广大人民的根本利益;医院管理应着眼于推动人人享有基本卫生保健目标的实现。公益原则是卫生管理最基本的道德要

求,也是衡量任何一种卫生政策、卫生改革和管理制度是否合理、是否成功的道德尺度。

（二）公正原则

医疗卫生保健的公正性,是指每个社会成员在卫生保健权利上能得到公正的对待,即每个人都能够得到其应该得到的医疗资源。但公正绝不等同于绝对平均主义,区别主要在于是否需要。在卫生管理中,公正原则的要求是人人享有健康的权利,人人享有基本的医疗保障,有同样医疗需求的患者应该得到同样的医疗待遇,在医学服务中应公平正直地对待每位患者。实现公正原则,主要要求政府肩负起主要责任,构建全面覆盖、结构合理、功能互补的医疗保健格局,使各层次的医疗服务需求者各得其所。目前在我国,坚持卫生管理中的公正原则就应该优先发展和保证基本卫生服务,大力发展城市社区卫生服务,巩固农村"三级卫生网",因地制宜,分类指导,努力缩小地区间的卫生事业发展差距。

（三）效益原则

我国卫生发展面临的一个突出问题是卫生资源的缺乏,而利用和管理不善,将进一步造成有限卫生资源的浪费。因此,卫生管理一定要注重对效益的追求,尽可能地达到卫生资源的有效配置和合理利用,让有限的资源尽可能地满足人民群众的健康需求。卫生管理的效益包括经济效益、技术效益和社会效益。提高卫生事业效益并开展综合效益评价,树立效益型的卫生发展观,已成为卫生管理部门的重要职责。目前,在社会主义市场经济体制下,还要注意不要单纯追求经济效益或技术效益,忽略社会效益,应把社会效益放在首位,这是由我国卫生服务的性质和特点决定的。

第二节　医药卫生体制改革伦理

一、卫生政策的含义及功能

（一）卫生政策的含义

卫生政策是整个国家政策体系中的重要组成部分,属于公共政策的范畴。卫生政策是指国家或政府为了满足人民的健康需求而采取的行动方案和行为依据。世界卫生组织在其制定的卫生发展管理程序中把卫生政策定义为"改善卫生状况的目标,这些目标中的重点,以及实现这些重点目标的主要途径"。

（二）卫生政策的功能

1. 导向和教育功能　卫生政策对社会卫生行为及观念具有重要的引导和教化作用。卫生政策的导向功能体现在确立卫生工作的目标和重点并指明发展方向和实现路径上。卫生政策的教育功能体现在对公众的健康指导上,告诉人们应以什么为标准,统一认识。

2. 协调和控制功能　卫生事业发展过程中,不同的利益群体之间一定会产生矛盾冲突,卫生政策就是政府协调利益各方,控制消解矛盾冲突的有效武器。卫生政策可以有意识地调控人与人、人与自然、人与社会的关系,保证卫生管理的有序和公众健康利益的最大实现。

3. 组织和分配功能　通过制定与实施卫生政策,政府实现卫生组织结构的合理化和对卫生人员的管理,并对卫生资源进行公平、有效的分配,使有限的卫生资源发挥最大的功能,真正维护人类健康利益。

二、卫生政策制定的伦理基础

医学伦理是卫生政策制定的基础和追求目标,伦理要求和政策在调节社会关系中分别担负着不同的职能。一定的政策总是建立在一定的伦理要求基础之上的,而一定的伦理要求又总是体现着一定政治制度下的政策。两者相辅相成,缺一不可。

(一) 卫生政策制定的目的和类型

1. 卫生政策制定的目的 使已有的卫生资源尽可能地合理分配,控制先进的医疗技术在治疗个人时对社会和经济的影响,利用医学知识来推进有利于人类的集体利益和社会理想。

2. 卫生政策的类型 一是社会需求导向型,其管理活动均以改善社会卫生状况和人人健康为目标来展开;二是卫生资源导向型,其管理活动主要考虑卫生资源,视卫生资源为卫生事业发展的主要标志;三是需求加资源的混合型,其发展目标既指向卫生资源又考虑卫生需求,这是包括我国在内的许多发展中国家采用的一种发展模式。

(二) 卫生政策制定中的伦理选择

在制定卫生政策的过程中,决策者会面临诸多伦理的选择。如卫生政策的目标选择上,是为社会所有成员的健康服务,还是为社会的某一部分成员服务;卫生资源的配置上,是优先发展高精尖技术,还是优先发展初级卫生保健;医院在经费严重不足的情况下,如何处理社会效益和经济效益之间的矛盾。伦理要求价值取向在卫生政策制定中的作用主要体现在三方面:一是可以在不同的决策间选择,如生育政策,可以选择严格控制,也可以选择放任;二是可以在不同的决策者间进行选择,如是选择医学专家来做决策,还是选择行政干部来做决策;三是卫生政策赖以建立的医学事实也在很大程度上取决于一定的伦理价值观念。医学本身是中性的,但却是多种多样的,有时甚至是互相冲突的。决策者强调和选择哪些事实作为决策依据,直接受到伦理价值观念的影响。

(三) 卫生政策分析的伦理评价

卫生政策分析是一种科学系统的分析方法,它帮助决策人员在研究、制定卫生政策时,对所面临的问题寻找解决方案,并对各种方案进行系统的比较分析。卫生政策分析的特点是重视把工作与规划的目的及产生的效果等联系起来加以研究。

卫生政策分析的伦理评价主要有以下几个方面:

1. 合理性评价 对卫生政策是否符合社会经济发展的需要,是否与社会经济发展的总目标、总政策相一致,卫生政策与卫生目标是否体现了人民群众最根本的健康利益,卫生政策是否兼顾了国家、集体、个人三者的利益等进行伦理要求评价。

2. 情实性评价 对卫生政策是否符合国情、民情进行伦理要求评价。

3. 适宜性评价 对卫生政策人民群众的接受程度和承受能力进行伦理要求评价。一项政策尽管是合理合情的,但如果人民群众的思想意识跟不上,在心理和感情上不能接受,那么这项卫生政策就很难在实践中行得通。

4. 效用性评价 考察卫生政策在符合伦理的条件下所获取的社会效益和经济利益的大小,获利越大,效用就越高,在伦理上就应该给予肯定。

三、医药卫生体制改革伦理

(一) 医药卫生体制改革的伦理意义

医药卫生改革的目的在于增强医药卫生事业发展的活力,充分调动医药卫生机构和医务工作者的积极性、主动性和创造性,不断提高医药卫生服务的质量和效率,从而更好地体现"救死扶伤"的医学人道主义精神,更好地为人民健康服务。医药卫生改革本身就是一种道德行为,具有重要的医学道德意义,可以促进医学道德的进步和发展。

1. 有利于满足人民群众多样化的健康需求 在医药卫生改革中,建立城镇医疗保险制度、农村合作医疗制度和大力发展社区服务,既扩大了覆盖面,又实现了社会互济、风险分担,从而更有利于人民群众享受方便而快捷的医疗服务,符合人民群众的根本利益。

2. 有利于提高卫生资源的配置效率 目前的医药卫生资源条块分割、重复建设且结构不合理,造成卫生资源短缺与浪费并存。医药卫生事业改革将打破卫生机构的行政隶属关系和所有制界限,逐步达到实施全行业管理,有利于节约卫生资源和有效遏制卫生费用的不合理上涨。

3. 有利于医药公正的逐步实现 在卫生改革中实施广覆盖的医疗保险,使更多人获得医疗保障;将农村卫生工作作为重点,加大农村贫困地区和少数民族地区财政转移支付力度或卫生扶贫,缩小地区及城乡差距;药品采购中采取招标,减少中间环节等改革措施都有利于医药公正的逐步实现。

4. 有利于调动机构和员工的积极性 在医药卫生改革中引入竞争机制,如参保人员可以选择若干定点医院,患者就诊时可以选择医生,医院改革人事制度采取竞争上岗等,有利于调动各级医疗机构和医务人员的积极性,从而提高行业整体服务水平和效率。

5. 有利于社会主义精神文明建设 通过医药卫生事业改革,加强对医务工作者的职业道德教育和医学人文素养的培养,树立窗口形象和端正行业作风,有助于推动和谐社会建设和精神文明建设。

(二)我国医药卫生体制改革目前存在的主要问题

我国医药卫生改革已取得了很大进展和成就,但仍存在诸多问题,"看病难、看病贵"的矛盾尚未从根本上缓解。

1. 卫生投入不足 目前我国卫生总投入还不能满足人民群众日益增长的健康需求,医药费用上涨过快,个人负担太重,人民群众反映强烈,医药卫生事业的公益性质没能得到充分体现。相比西方发达国家,我国的卫生投入明显不足。

2. 医疗机构的角色定位有偏差 我国医疗体制改革从一开始就确立了市场化的改革方向。市场化的经济运行方式可以实现社会资源的合理配置和提高经济效益,但是也使得政府淡化了自己对医疗卫生行业的监管责任。用改革国有企业的方法来改革医疗卫生行业,将医疗卫生机构视同于一般的企业,自主经营、自负盈亏,势必会削弱其服务于保护公众基本健康权利的角色定位。

3. 医疗保障制度不健全 目前我国的医疗保障制度还不能覆盖全体社会成员。据调查,无论是农村还是城镇,都有部分人群没有任何形式的保险来保障他们的基本健康。

4. 医德约束机制脆弱 医院忽略医德医风建设,医患关系日趋物化,"红包""回扣"屡禁不止,服务态度生硬,救死扶伤的医学人道主义精神淡化,医德行为失范。

(三)医药卫生体制改革伦理价值取向

1. 以人为本 卫生服务直接以人为服务对象,且大多是生理或心理上需要帮助的人,所以"以人为本"应是卫生改革中占主导地位的价值取向。"以人为本",就要求制定卫生政策时,不能单纯以卫生资源及其增减作为卫生事业发展的主要衡量指标,片面强调发展卫生资源的必要性,盲目攀比卫生资源的高指标,而应优先发展和保证有利于人民健康的基本医疗卫生,重视卫生资源的外部性和社会性效益,使卫生资源发挥为人民健康服务的作用。"以人为本",就要求衡量卫生机构和部门的服务效率不是片面追求经济收益,而应着重考察其卫生资源利用和收支结构的合理性,以及卫生服务提供的合理性和服务效果,重视卫生事业的社会性和公益性。

2. 公平优先、兼顾效率 在我国当前卫生事业的改革中,基于卫生事业公益性的要求,应将公平性放在首位。因为公平对社会的稳定和谐发展会起到重要的促进作用。以公平为价值取向的卫生政策,应引导卫生资源向中西部地区、农村及基层配置,统筹安排城乡居民的医疗卫生服务;应首先保证全体国民获得最基本的医疗卫生保健服务,重点关注弱势群体;应构建基于国情的城乡医疗保障制度,提高医疗保障可及性,公平地提高全体国民的健康水平。当然,强调公平原则,并不意味着忽视效率,因为效率是社会发展的基础,没有效率,公平也只能是低层次的公平。

3. 公共利益最大化　卫生问题涉及每个社会成员的利益。因此,卫生政策应以公共利益的维护和实现为价值导向,按照公共利益和公共服务的要求,保证最大多数人的意志和利益进入政策议程,协调整合多元复杂的利益冲突,为社会全面协调发展提供政策基础。在卫生事业改革中,应建立良好的利益均衡机制,保证医疗卫生服务机构有效运转;在制约违规行为及控制利益冲突等方面,始终坚持兼顾医疗卫生服务供方与需方利益的原则,加强和改善监管措施,杜绝医疗卫生服务供方和其他社会利益集团利用信息等优势损害患者的利益;满足民众不断变化的卫生服务需求,从而实现公共利益的最大化。

第三节　卫生资源配置伦理

随着社会经济和科技的发展,人们对健康的认识更深刻,对卫生服务的要求也更高,如何让有限的卫生资源尽可能满足不断增长的卫生需求,是世界各国政府共同面对的难题,也是一个日益凸显的社会伦理问题。

知识拓展1

知识拓展:
《深化医药
卫生体制改
革 2020 年
下半年重点
工作任务》

一、卫生资源配置的含义

卫生资源指社会在提供卫生服务的过程中所占用或消耗的各种生产要素的总称,包括卫生人力资源、卫生物力资源、卫生财力资源和卫生信息与技术资源等。

卫生资源配置是决定在何处筹集、组织和消耗卫生资源的一种决策过程。卫生资源的配置实际上就是在社会的各个卫生机构中合理并有效地分配卫生资源,以满足社会对卫生资源的需求,达到尽可能满足需求的目标。

卫生资源配置有两种类型:一是宏观卫生资源配置,是各级立法和行政机构所进行的资源分配,解决的是确定卫生保健投入占国民总支出的合理比例,以及此项总投入在预防医学与临床医学、基础研究与应用研究、高新技术与适宜技术、基本医疗与特需医疗等各层次、各领域的合理分配比例的问题。二是微观卫生资源配置,是由医院和医生对特定患者在临床诊治中的卫生资源进行分配,在我国目前主要指住院床位、手术机会及贵重稀缺医疗资源的分配。

二、我国卫生资源配置存在的主要问题

我国目前是一个卫生资源总体不足,卫生发展落后于经济发展的国家,卫生资源在配置上存在诸多问题。

(一) 卫生资源配置的结构和布局不合理,城乡发展不平衡

卫生资源多集中在大中城市的大中型医院及经济发达的地区,社区、农村等基层医院和经济落后的地区资源不足。

(二) 卫生资源的投向存在重医轻防的问题

医院在利益的驱使下,往往追求高精尖技术,忽略了基础治疗,使一些本符合人群健康需要、具有更好的社会利益的预防保健和基本卫生保健服务,因资源短缺而导致基础仍然薄

弱,限制了其健康发展。在医疗设备配置上,忽视常规设备投入,重复购置大型设备,造成有限的卫生资源闲置和浪费。

（三）卫生资源的利用率不高

目前,人们就医通常首选大医院,造成大医院人满为患而基层卫生资源闲置的状况。一些常见病、多发病可以在基层医院以低成本诊治,却因为患者盲目地向大医院集中,而使基层医疗机构的卫生资源闲置、浪费,大医院也因接诊了这些患者而变得效率低下,甚至有些患者因过长时间的排队挂号而延误病情。另外,由于大医院的各种成本比基层医院高,患者在大医院就医所产生的医药费也相对较高,这也是产生浪费的另一个原因。

（四）医疗费用增长过快,医疗收入不合理

随着市场经济的建立和完善,政府对卫生事业的投入下降,宏观调控能力减弱,医疗机构只有通过提高业务收入来维持生存和发展,从而导致竞相购买大型医疗设备、乱收费和开大处方等现象,这使医疗费用明显增加,药物费用也居高不下,加重了"看病难、看病贵"的问题。

（五）基层卫生技术人员的素质不高,结构不合理

基层卫生技术人员素质不高,特别是乡镇卫生院的卫生人力素质不高更为突出。基层卫生服务技术人员学历、职称、专业结构不够合理,高层次人才短缺。具有大学及以上学历和中级职称以上人员的比例较低,与世界卫生组织倡导的中等发达国家人力资源配置标准高级、中级、初级职称人员的比例为 1∶3∶1 相比,仍存在较大差距。目前,在基层卫生服务机构,全科医生所占比例依然较小。据统计,美国的全科医生占医生总数的 34%,英国和加拿大的全科医生比例达 50%。截至 2018 年,我国拥有全科医生 30 余万人,离政策目标仍有一定差距,且水平偏低,队伍不稳定,难以满足人群健康需求的变化和健康管理模式转变的需要。

我国卫生资源配置上的种种不合理情形,严重影响了人人享有基本卫生保健服务目标的实现,影响了社会主义公平原则的实现。社会成员在享有社会提供的卫生保健服务上权利不平等、机会不平等、规则不统一、结果差异过大,部分社会成员过度消费有限的卫生资源,而大量农村人口得不到基本的卫生保健服务,基层医疗机构的医疗物资贫乏,诊疗设备落后,药品配备不足,有限的卫生资源没有得到合理有效的利用。

三、卫生资源配置的伦理原则

卫生资源配置的关键是如何妥善处理公平与效率的关系问题。医疗卫生领域的公平指卫生服务应按照居民的实际健康需要来进行分配,而不是取决于消费者的地位和收入。效率是指卫生资源的单位投入所获得的卫生服务产出量,所投入的单位卫生资源获得的卫生服务产出越大,说明卫生资源的使用效率越高。

效率与公平应作为一种平衡关系共同促进,卫生资源合理配置的原则应围绕着医学的目的来确定,只有最大限度地达到医学目的的卫生资源配置原则才是正确的。因此,合理配置的原则应是"公平和效率"两者的有机结合。如果没有公平,效率的追求只会使社会误入歧途。不能实现医疗卫生服务的公平性,就不能促进和谐社会的建设,从而难以实现社会的进步和人的全面发展,也难以体现社会主义制度的优越性。当然,不讲效率的公平是平均主义的公平,这种公平也是难以持久的,公平必须靠效率来保障,靠效率来不断地积累卫生资源,从而把公平推上一个新的更高的台阶。

（一）宏观卫生资源配置的伦理原则

1. 保证初级卫生保健的原则　初级卫生保健是 WHO 提倡、得到许多国家认可的重大

卫生决策。把有限的卫生资源分配到初级卫生保健工作中去,让更多的人享受和利用,从而战胜疾病、恢复健康,这不仅符合"人人享有健康"的全球卫生策略,也能更有效地利用有限的卫生资源。

2. 照顾卫生服务不足和经济能力较弱的人群的原则　WHO 指出,各成员国应"根据需要重新分配现有的资源,或者如果不能这样做,则至少重新分配额外资源,将资源拨给初级卫生保健,特别是服务不足的人口群组"。在配置卫生资源时,要重视那些经济不发达、卫生条件差而又迫切需要医疗服务的人群;应向农村、边远山区、经济欠发达地区、弱势贫困人群倾斜。

知识拓展:
互联网 + 医
疗健康

3. 重视预防的原则　预防比单纯的治疗能更有效地促进健康,并能节约资源,增加效益。因此,在分配资源时,应把预防放在重要地位加以考虑。

4. 可持续性原则　要对后代全面负责,为后代保留一定资源,对涉及人类未来健康的研究及保健项目分配足够的资源,以利于人类更健康地生存、延续和发展。

5. 实施国际援助的原则　在卫生资源上实施国际援助是各国政府的道德义务,是医学人道主义精神的体现。

（二）微观卫生资源配置的伦理原则

1. 基本权利人人平等的原则　在享受卫生保健方面是人人平等的,但这并不意味着把卫生资源拿来进行平均分配。在任何制度环境下,卫生资源相对于人们的健康期望和医疗服务需要来讲都是稀缺的,因而卫生资源优先次序的配置应坚持公平优先的原则。在卫生资源的微观分配上要做到现实的公平,就应该允许一定的差等分配存在,在需要相同的情况下,平等对待所有患者,一视同仁,尊重所有患者的基本权利,既要综合平衡,又要保证重点。

2. 按照医学标准和社会价值标准分配的原则　生命价值论强调人的生命价值大小取决于人的生物学价值和社会学价值两个方面,判断生命价值不仅要重视生命的生物学价值,更应重视生命存在的社会意义。坚持生命价值论原则,体现在卫生资源的微观分配上,应当对生命个体的生物学价值和社会学价值进行判断,据此来决定卫生资源的投向和分配。分配稀有卫生资源时,要求医方依次按照医学标准—社会价值标准—家庭角色标准—科研价值标准—余年寿命标准综合权衡。一般而言,应当对生命价值高的生命给予更多的支持和救助,如果将卫生资源大量运用于严重先天畸形、生命质量十分低下、不可逆转死亡的生命个体上,不仅降低了卫生资源的效益,而且对患者、家庭和社会均无法体现道德价值。

总之,卫生资源配置与卫生伦理有着密切的关系,要实现对卫生资源的公平合理配置,就需要对伦理问题及基本伦理原则有合理的把握,只有这样才能使卫生事业符合增进人民健康的根本道德目的。

第四节　医院管理伦理

一、医院管理及其伦理内涵

医院管理是指按照医院工作的客观条件和客观规律,运用现代管理理论和方法,合理地组织医院的全部医疗经营活动,对人、财、物、信息、时间等资源进行计划、组织、协调、控制,充分发挥整体运行功能,以取得最佳综合效益的管理活动过程。医院管理的基本内容有人员的组织管理、医疗技术工作的管理、各种物质设备的管理、财务经济活动管理、信息交流发布管理等。医院管理的基本目标在于提高医疗质量、保证患者的生命安全、维护患者的正当利益、促进广大人民群众的健康和发展医学科学。

医院管理伦理就是研究管理与伦理的关系，研究管理过程中的道德现象，特别是研究与医院有关的人际道德关系，并从中引伸有关医院管理道德的各种原则、规范、范畴等道德要求。医院管理伦理的任务是以医院管理活动中的道德现象作为研究对象，以社会规范、法律法规、道德规范、传统习俗等评价医院管理活动中的人与事，协调各种利益关系，辨别善恶，规范服务行为，实现医疗工作维护人民身心健康的宗旨。

二、医院管理中的伦理作用

(一) 具有导向作用

医院管理伦理具有判别善恶、扬善惩恶的作用，规范、引导着医院管理者与被管理者的行为。对符合社会规范、体现"应当"的行为予以弘扬；而对于在管理活动中违背道德规范，出现"不应当"的行为，则从舆论上、精神上、物质上予以惩罚。

(二) 具有动力作用

医院管理的有效进行和各项医疗工作的正常运转离不开完善的规章制度，而规章制度又是在医院管理伦理的指导下建立起来的，其目的必须是维护患者利益。同时，规章制度还要靠医务人员以良好的道德信念去遵守和维护。良好的医德是贯彻实施规章制度的内在动力，如果离开了医务人员的道德自律，再好的制度也将是一纸空文。

(三) 具有保障作用

医院管理目标的实现取决于三个因素，即精湛的医疗技术、先进的医疗设备和良好的医疗道德，其中医疗技术和医疗设备是物质前提，医疗道德是精神保障。离开了人的觉悟，医疗质量的提高、技术和设备作用的发挥都将是一句空话。良好的医德是保障患者安全与利益必不可少的内在因素。

(四) 具有调节作用

医院管理伦理是协调医患关系的基础。一个道德素质好、对患者热情友善、视患者如亲人的医务人员，能获得患者及其家属的认同和信任；相反，就有可能产生医患矛盾或纠纷，不利于医疗服务工作的正常开展。医院管理伦理也是构建良好医际关系的基础。团结协作、互学互助、保障及时、运转协调的良好的医际关系，能充分调动医院员工的积极性，协调一致、齐心合力地履行为人类健康服务的责任。

(五) 具有增值作用

医院管理伦理遵循公平公正的准则协调各方利益，有利于在医院内创造一个人人平等竞争的优良环境，充分调动医院员工的积极性和创造性；有利于在社会上树立良好的医院形象，从而增强医院的综合竞争力，吸引更多的患者，也增加医院的收益，使医院的资产增加。

三、医院管理中的伦理原则

(一) 以患者为中心

医务工作者要尊重、理解、关怀患者，将患者利益置于首位，想患者之所想，急患者之所急，努力了解患者的体验，对患者及时做出回应，注意倾听他们的呼声，重视与他们的交流，给予情感上真诚的关注和抚慰。在医疗技术服务过程中，要注重医疗工作流程是否方便患者，医院的治疗环境和生活条件是否周全、安静、卫生、有序。

(二) 以员工为本

以员工为本，要求管理者要在态度和意识上尊重员工，而不是仅把他们视作创造价值的人力资本。医院应以所有员工的利益为重，营造鼓励员工开拓创新的氛围，建立公开、公正的业绩考核评价机制和收入分配机制,激发员工潜能。员工是医院的主体,人力资源是医院核心竞争力的重要组成部分,而且医院员工大多是受过高等教育的知识分子,因此在医院管理上更要突出人性化。

(三) 以和谐为要义

首先强调医院内部要构建和谐的人际关系,形成一种荣辱与共的协作精神、团队精神。这就要求管理者在决策中尤其要注意公平性和民主性。营造公平竞争、民主决策的氛围。更重要的是要构建医患之间的和谐,力争做到以优良的技术让患者放心、以优质的服务让患者称心、以优美的环境让患者舒心。同时,提倡一种诚信的文化理念,在经营过程中,切实减轻患者的负担,规范开药、合理检查,严禁"红包""回扣""大处方"和开单提成,严格执行国家医疗收费标准,增加收费透明度。

(四) 以医疗质量为第一

在医院管理中,要树立医疗质量第一的观念,要教育全院职工在工作中增强质量意识,明确医疗质量是医院的生命线,医疗质量的优劣直接影响患者的健康和安危,关系到医院的生存和发展。医院的各个方面、各个部门和各类人员的工作都要以医疗质量为核心来协调运作,各司其职,同心同德。在医院管理中要严格执行规章制度,强化安全意识,坚持医疗质量标准。

(五) 以社会效益优先

医疗卫生服务的基本目标是社会公众利益的最大化,具体来说在医院就是患者效益最大化,优先满足广大群众对这种利益的追求,是卫生服务中始终应该占主导地位的价值取向。我国卫生事业的性质是具有福利性的社会公益事业,全心全意为人民健康服务是其根本宗旨,不能以盈利为目的。但医院在为患者服务的过程中又必须得到适当的经济补偿,以便促进医院的发展,激发医务工作者的工作积极性和创造性,提高医疗质量。因此,在医院管理中,必须坚持经济效益和社会效益统一、社会效益优先的原则。

四、医院管理中的伦理查房

(一) 开展伦理查房的背景和意义

随着经济全球化、科技网络化及文化多元化的全面渗透,医学的高科技化发展带来了诸多生命伦理难题,使生命科学与医学的诸多领域充满了道德纷争和伦理挑战。为了规范医学科学技术发展,提高医疗服务质量,促进卫生事业科学发展,医学伦理委员会应运而生。医学伦理委员会是一种建立在政府、医学科研单位和医院等医疗保健组织中的独立机构,由医学和非医学人员组成,根据医学伦理学理论与原则来审查、指导、研究、咨询医学科研和医疗实践的伦理问题,以确保医学科研和医疗实践符合道德要求。

20 世纪 60 年代以来,一些国际组织制定了有关医学伦理的原则和指南,提出建立医学伦理委员会的建议。1976 年,美国新泽西州最高法院在判决卡伦·昆兰案时,建议医学伦理委员会在未来的案例中担任咨询角色,由此开创了成立医学伦理委员会的先河。1984 年,美国医师学会做出了每个医院建立一个医学伦理委员会的决定。到 20 世纪 80 年代末,美国 60% 以上的医院建立了医学伦理委员会。荷兰、澳大利亚、加拿大、西欧国家的医院也相继建立起这类组织。1985 年,日本有 37 所医学院校设立了医学伦理委员会,到 1992 年,日本已有 80% 以上的医学院校和 50% 以上的医院成立了伦理委员会组织。

目前,我国相关部门出台的一些法律法规中明确规定生物医学研究、新药临床试验、人工辅助生殖技术开展、人体器官移植等医学科研和医疗活动,必须成立医学伦理委员会进行伦理审查和监督,以确保患者和社会整体利益。我国关于伦理委员会的规定最早见于 1995

年《卫生部临床药理基地管理指导原则》,经过 20 多年的发展,我国关于伦理委员会制度的法律规定不断完善,主要体现在《人体器官移植条例》《涉及人的生物医学研究伦理审查办法》《人类辅助生殖技术和人类精子库伦理原则》《药物临床试验伦理审查工作指导原则》《药物临床试验质量管理规范》等法规中。2019 年 10 月 29 日,国家卫生健康委医学伦理专家委员会发布《涉及人的临床研究伦理审查委员会建设指南(2020 版)》,进一步对我国医学伦理委员会的组织与管理、职权、审查内容及要求、审查方式和类别、需要材料以及准备工作、审查会议、管理政策等方面提出明确要求,促进了医学伦理委员会的规范化建设。

在医院管理中开展伦理查房是进行医学伦理委员会建设的重要工作手段。医学伦理查房主要就医生在工作中是否以患者为中心、尊重患者的自主权主动优化医疗服务、改善医患关系等进行考察和评价。进行伦理查房的主要意义在于:一方面,通过伦理查房可以及时发现和纠正医疗活动中存在的伦理学问题,更深层次地检验医护的质量和水平,对医护人员的伦理要求起到监督、约束和指导作用,进一步保证患者的权利;另一方面,伦理委员会工作以伦理查房为抓手,进一步让人文关怀落到实处,加强医学人文建设,营造和谐的医患沟通氛围,提高医院的竞争力。伦理查房既不是医疗查房的延续,也不等同于精神文明查房;查房的对象不仅是病区,还深入到医院各部门的实际工作中,在护理部的查房、在医院信息化的设计和实践中,都从伦理学的角度检查,来改善医患关系、保护患者的权益。

(二)开展伦理查房的具体做法

医学伦理查房由医院伦理委员会组织实施,查房人员主要为医院伦理委员会的组成人员,包括医院的临床业务骨干、资深教授、社会人士、法律专家、科研和管理人员等,他们从不同的专业背景和角度来实施查房。伦理查房的主要程序包括:①伦理委员随机抽取一组病区,查房前开预备会;②旁听病房医师查房;③观察医护人员治疗、检查等医疗行为及病区的医疗环境;④分组进行访谈:伦理委员会委员分成与医务人员访谈组、与患者及其家属沟通交流组、查看病史资料文本组三组,根据各组的评价表分别进行查房,从不同角度详细了解医患双方对于伦理问题的认知度及具体做法;⑤各组委员根据查房汇总各组发现的优缺点,针对问题提出改进措施;⑥发出伦理查房的评价和建议通知单。

(三)医学伦理查房的具体作用

1. 于细微处提供人性化服务　通过伦理查房,首先改进的是患者入院宣教、床头卡书写、患者的称谓及设置屏风等细节。患者住院听取入院宣教后,每人手里同时多了一份宣教单,供患者闲暇时仔细阅读;医师、护士查房及治疗时,会注意为患者拉上遮帘;床头卡上疾病的诊断不见了,医务人员不再呼唤患者的床号,代之以的是"老张""王老伯""李老师"等亲切称呼。伦理查房查的这些似乎都是些小事,然而,正是这些小事从伦理学的高度体现了人性化服务。

2. 理清医患各自的权利和义务　要处理好医患关系,必须研究医患各自的权利与义务。对患者强调有平等的医疗权、知情同意权、隐私保护权、医疗监督权、医疗资料获取权及损失索赔权,也强调有尊重医务人员、遵守医院规章制度、积极配合治疗、恢复和保持健康、支持医学科学发展的义务。对医师强调有减轻患者痛苦、帮助患者知情、保护隐私等道德义务,也有受到尊重、具有特殊干涉权、获得正当经济报酬的权利。

伦理委员会将上述工作融入医学伦理查房的活动中,及时、有效地发现和纠正医疗行为中的伦理学问题,对医患履行各自的权利和义务起到监督、约束和指导作用。

3. 让患者的权利获得更多保障　伦理查房中要求医生不再当着患者的面分析病情;患者有对自己疾病的知情权,并有参与制订治疗方案的决策权;医护人员要通俗地向患者解释医学术语,等等。经过多次医学伦理查房后,医务人员对医疗行为中的伦理要求会有越来越多的认知,从而患者的权利更能获得保障。

（王传明）

笔记栏

复习思考题

1. 卫生管理包括哪些内容? 当前我国的卫生管理具有哪些特点?
2. 伦理要求建设在卫生管理中发挥怎样的作用?
3. 卫生管理需要遵循哪些伦理原则?
4. 医药卫生体制改革的伦理意义是什么?
5. 我国卫生资源配置存在哪些主要问题?
6. 医院管理中的伦理具有哪些作用? 需要遵循哪些原则?
7. 何为伦理查房? 其意义何在? 具体有哪些做法?

推荐阅读

扫一扫
测一测

PPT 课件

第十五章

医学伦理审查

学习目标

　　医学伦理学是医务人员通过理论学习、实践操作,把生命伦理学基本原则与国家和国际法规指南相结合,通过理论学习和临床研究实践,逐渐从法规约束转化为个人医学科学素养的过程。通过学习医学伦理审查的操作流程、伦理审查原则和要素,培养良好的医学研究伦理素养,将医学伦理学的基本原则和医学研究的内涵转化为自身应有的科研素质,提高对医学研究的正确设计和实操能力。

【思维导图】

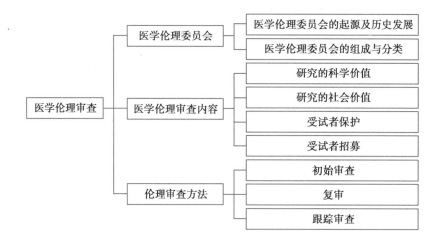

案例导入

　　某病毒在一个贫穷且医疗条件较差的地区广泛流行,在发病 1 年中大约有 100 万人感染,该病毒有很强的致命性和传染性,且目前没有公认有效的治疗方法。一家国外的公司开发了一种药物,在动物实验中显示对该病毒有很好的疗效。因为该地区病情发展迅猛,该药物获得了 FDA 的加快通过,可以直接在人身上进行试验,并且伦理委员会通过紧急会议审查通过了该项目,但该药物的审查复杂、原料紧张,故短期内只能提供 1 万名受试者的治疗用药。

　　思考:在目前的受试者招募方式中,针对该临床试验,选择哪种受试者招募方式比较好? 为什么?

　　提示:目前的受试者招募方式主要有五种:从医疗活动中招募、公开招募、第三方

180

招募、通过邮件招募和通过数据库招募。由于该地区比较贫穷且疾病的研究时间不长没有系统的数据库可以使用,故后两种招募方式不可用于本研究。进一步分析招募方式:①从医疗活动中招募:对于此种招募方式,医疗机构的选择非常重要,否则因为药少患者多,会造成招募不公平。所以可以从所有的医疗机构的分布上进行公平选择,选择不同生活区域的医疗机构,并对研究者进行培训,以尽可能保证不同社会、经济、文化背景的受试者纳入该研究。②公开招募:可以在不同地区的公共区域、医疗机构的候诊厅张贴招募广告,指定联系人,进行招募。这样的招募,可以迅速招募到合适的患者,但招募广告务必以当地易懂的语言书写,以保证文化水平低的人群也能够获悉该试验,尽可能使受试者的纳入公平、无压力。

第一节 医学伦理委员会

一、医学伦理委员会的起源及历史发展

随着生命科学研究的发展,世界各国涉及人体的临床试验相继展开,由此引发的一系列伦理问题也日益凸显,医学伦理委员会应运而生,根据其工作职责,又被称为"伦理审查委员会""研究伦理委员会"等。能否切实肩负起保护受试者的重任,对医学伦理委员会的工作质量起到决定性作用。

在全球化进程中,中国已经成为临床研究的重要基地,日益增多的合作性研究的开展、国际对临床研究质量和数据安全的要求、多中心研究中"双重标准"问题、国际期刊发表文章的伦理要求需要等,使我国的伦理审查工作和质量保障体系面临很多挑战,在我国科研实力不断与国际先进水平接近的同时,伦理委员会的发展也必须融入国际发展潮流,才能与科技发展水平相匹配。

但是,国内伦理委员会起步较晚,发展不平衡。20世纪90年代,北京、天津等地区成立第一批医学伦理委员会以来,我国伦理委员会的建设发展已走过了20年的历程,从数量到质量,从政策层面、理念层面到操作层面,均取得了飞速的发展。目前根据我国法规要求,凡开展临床研究的医疗机构必须拥有合格的医学伦理委员会。各个医学伦理委员会审查的规范化与审查质量的保证,已成为确保我国生物医学研究符合科学和伦理标准的关键,也是临床研究与国际接轨、研究结果被国际认可的关键。

医学伦理委员会和伦理审查的主要职责是保护受试者。

所有涉及人的生物医学研究项目在开展之前须经伦理委员会对其科学价值和伦理学上可辩护性进行审查,获得伦理委员会批准后方可实施。伦理委员会在临床研究实施过程中根据需要对项目做进一步的跟踪复审,监督研究过程。

我国的医学伦理委员必须遵守国家卫生与计划生育委员会颁布的《涉及人的生物医学研究伦理审查办法》(2016)、国家药品监督管理局和国家卫生健康委员会联合颁布的《药物临床试验质量管理规范》(2020)、国家中医药管理局颁布的《中医药临床研究伦理审查管理规范》(2010),以及世界医学会制定的《赫尔辛基宣言》(1964)和国际医学科学组织理事会(The Council for International Organizations of Medical Sciences,CIOMS)制定的《涉及人的健康相关研究国际伦理指南》(*International Ethical Guidelines for Health-related Research Involving Humans*)(2016)等国际、国内通用伦理准则,并需要建立所在医疗机构医学伦理委

员会的标准操作规程,以保证伦理委员会的审查管理工作符合相关法规政策和操作规范。

二、医学伦理委员会的组成与分类

(一) 伦理委员会审查原则

1. 尊重和保障预期的研究受试者是否同意参加研究的自主决定权,严格履行知情同意程序,防止使用欺骗、不当利诱、胁迫(包括变相胁迫)等不当手段招募研究受试者,允许研究受试者在研究的任何阶段撤销对参加研究的同意而不会受到不公正对待。

2. 对研究受试者的安全、健康和权益的考虑必须重于对科学知识获得和社会整体受益的考虑,力求使受试者的风险最小化,并获得尽可能大的受益。

3. 尽可能免除研究受试者在受试过程中因受益而承担的经济负担。尊重和保护研究受试者的隐私信息,如实告知涉及研究受试者隐私信息的保存和使用情况(包括未来可能的使用)及保密措施,未经有效授权不得将涉及研究受试者隐私和敏感的个人信息向无关第三方或者媒体泄露。

4. 确保研究受试者受到与参与研究直接相关的损伤时得到及时免费的治疗和相应的补偿。

5. 对于丧失或者缺乏维护自身权益能力的研究受试者、患严重疾病无有效治疗方法的绝望患者,以及社会经济地位很低或文化程度很低者等弱势人群,应当予以特别保护。

6. 开展生物医学临床研究应当通过伦理审查。国家法律法规和有关规定明令禁止的,存在重大伦理问题或风险较大的,未经临床前动物实验研究证明安全性、有效性的生物医学新技术,不得开展临床研究。

(二) 伦理委员会的组成

医疗机构应当设立直接隶属于医疗机构、独立行政建制的伦理委员会办公室,确保伦理委员会能够独立开展伦理审查工作。伦理委员会应由多学科专业背景的委员组成,可以包括医药领域和研究方法学、伦理学、法学等领域的专家学者。应该有一名不属于本机构且与项目研究人员并无密切关系的委员(同一委员可同时符合这两项要求)。人数不少于7名。必要时可聘请特殊领域专家作为独立顾问。

伦理委员会的组成成员大多不是伦理学的专业人士,这些医学背景、法律背景、社区管理背景的委员往往需要接受培训后进行伦理审查,并且在担任委员期间不断接受培训来提升在伦理审查实践中的运用能力,以便更好地进行伦理审查,提高伦理审查质量。

(三) 伦理委员会的分类

通常医学伦理委员会根据其审查范围和职能,可以分为多个伦理委员会,如审查临床研究、医疗新技术、动物研究、生殖、器官移植、干细胞研究等不同的伦理委员会,也可以根据不同审查类别的相关法规要求,建立一个能够满足多个审查类别要求的医学伦理委员会,来满足不同伦理审查类别的要求。

第二节 医学伦理审查内容

一、研究的科学价值

1. 医疗机构对拟议的临床研究设计的科学性已经进行了充分的专业评审,确认该研究设计在科学上合理,并可能产生有价值的科学信息。科学性的评审意见应在伦理委员会的文档中备案。

2. 研究设计并不导致受试者承担不必要的风险,对受试者可能造成的风险最小化。

3. 安慰剂使用的科学设计要求和必要性说明。

二、研究的社会价值

1. 为了满足伦理学上的要求,所有临床研究,包括对临床病例信息、临床诊断医疗剩余的人体组织或样本数据信息的研究都必须具有社会价值,包括临床研究拟产生科学信息的质量,以及与重大临床问题的相关性;是否有助于产生新的临床干预方法或有助于对临床干预的评价、有助于促进个人或公共健康等。

2. 评价研究社会价值的关键要素是临床研究是否产生有价值的,且无法用其他方法获得的科学信息。例如,研究的目的只是为了增加医生开具与研究相关的处方,则属于伪装成科学研究的营销行为,不能满足临床研究社会价值的要求。

3. 国际合作研究的目的应当着眼于解决受试人群需要优先考虑的医疗健康问题,关注研究成果所产生的干预措施是否能使本国本地区人群获益,以及研究成果的可及性问题。

三、受试者保护

1. 科学价值和社会价值　是开展研究的根本理由,但研究人员、研究申办者、伦理委员会都有道德义务确保所有研究受试者的权利得到尊重和保护。

2. 研究的科学和社会价值　不能成为使研究受试者受到不公正对待的伦理辩护理由。任何情况下,医学科学知识增长的重要性和未来患者的健康利益,都不能超越当前受试者的安全和健康福祉。

四、受试者招募

1. 受试者的招募应当出于科学原因,而不是因其社会、经济地位,或绝望中患者所处的健康脆弱地位易于招募。

2. 研究受试人群应尽可能包括能够反映年龄、性别与民族多样性的不同群体,以便研究成果能被普遍应用于所有相关人群。

3. 将脆弱人群排除在受试者之外,曾被视为最便捷的对他们的保护方式,但这样的保护方式使脆弱人群无法享用研究成果,影响这些群体疾病的诊断、预防和治疗,因此导致对他们的不公正。应当鼓励脆弱受试者参与临床研究以纠正这些不公正。

4. 当部分或全部被招募的受试者为易受不当影响的脆弱人群(如儿童、智力障碍和精神障碍者,或者绝望中的患者等)时,研究方案中需包括额外附加的保护措施以维护这些脆弱受试者的权益。

5. 伦理委员会需要对受试者招募广告和招募信函进行审查。在研究进程中,伦理委员会亦可要求对招募广告和招募信函加以必要的修订。

6. 作为通用的伦理原则,不应使受试者承担验证临床研究的安全性及疗效所产生的费用。选择资助临床医学发展的机构,应该承担验证安全性及疗效所产生的所有费用。

第三节　伦理审查方法

一、初始审查

初始审查制度是针对首次向伦理委员会提交的审查申请,医学伦理委员会应对初次递

笔记栏

交的送审材料进行审查,获得批准后研究方可实施。

1. 伦理审查的主要内容应符合《药物临床试验伦理审查工作指导原则》及《涉及人的生物医学研究伦理审查办法》相关规定:医学伦理委员会的主审委员和委员应根据评审表内容对研究方案的科学性和伦理合理性进行全面审查。

2. 伦理审查研究项目的科学性应符合《赫尔辛基宣言》第 21 条规定:涉及人类受试者的医学研究必须遵循普遍接受的科学原则,必须建立在对科学文献和其他相关信息的全面了解的基础上,必须以充分的实验室研究和恰当的动物实验为基础。并应酌情考虑动物实验,必须尊重研究中所使用动物的福利。

3. 国际医学科学组织理事会(CIOMS)《涉及人的健康相关研究国际伦理指南》规定:涉及人的健康相关研究的伦理合理性在于其具有科学和社会价值,可能产生保护和促进人类健康所需的知识和方法。所用研究方法应合乎研究目的,并适用于研究的阶段与类型。

4. 研究人员的资质符合《赫尔辛基宣言》第 12 条规定:惟有受过适当伦理和科学教育、培训并具备一定资格的人员方可开展涉及人体受试者的研究。针对患者或健康受试者的研究需要由胜任且有资质的医生或其他卫生保健专业人员负责监督。

5.《药物临床试验质量管理规范》规定:伦理委员会应当对研究者的资格进行审查。

二、复审

当医学伦理委员会审查意见为"必要的修改后同意",根据《药物临床试验质量管理规范》的规定,即将以往的"作必要修正后同意"和"作必要修正后重审"一同归为"必要的修改后同意"的决定,医学伦理委员会应对修改之后再次送审的方案进行再次审查,故称为"复审",也有一些文件中称为按审查意见修正方案的复审。

三、跟踪审查

伦理跟踪审查指的是获得伦理审查批件同意开展研究的项目负责人须提交的各类审查,包括年度/定期持续审查、修正案审查、严重不良事件的审查、不依从/违背方案审查、暂停/终止研究审查和结题审查。

1. 年度跟踪审查　伦理委员会初始审查时应根据研究的风险程度、研究周期决定年度/定期持续审查的频率,至少每年 1 次,伦理委员会在审查研究进展情况后,应再次评估研究的风险与获益,以判断跟踪审查频率是否需改变。即当研究风险非常高时,伦理委员会可以讨论并决定将持续审查的频率缩短,但随着研究的开展,每次持续审查时,伦理委员会将对研究风险和获益再次评估后延长或缩短审查频率。

2. 修正案审查　项目经伦理委员会批准开展后,主要研究者或申办方因任何原因需要修改经伦理委员会批准的研究方案、知情同意书或相关研究组织实施的其他文件及信息时,必须向医学伦理委员会提出修正案审查申请,伦理委员会应对修正案进行审查。经伦理委员会审查批准后的项目才能以新版本的方案进行研究,并应使用新版本的知情同意书获得受试者的知情同意。

3. 安全性数据的审查　医学伦理委员会应对批准的研究方案在执行过程中发生的严重不良事件(SAE)和可疑且非预期严重不良反应(SUSAR)报告进行审查,在 2020 年的《药物临床试验质量管理规范》中被称为"安全性数据报告"。一般在多中心临床研究中重点审查本研究机构发生的严重不良事件和非预期不良事件,对其他中心发生的事件进行关注并会上通报,如有委员提出异议,可对该项目进行会议审查。根据《药物临床试验质量管理规范》结合药品审评中心《药物临床试验期间安全性数据快速报告的标准和程序》,伦理

委员会对研究者 / 申办者递交的 SAE 或 SUSAR 报告进行审查。

4. 违背方案审查 医学伦理委员会应对已批准的研究方案（包括知情同意书等）在研究实施过程中发生的所有不依从 / 违背事件进行审查，这种不依从 / 违背没有获得委员会的事先批准，或者违反了人体受试者保护规定和医学伦理委员会的要求。这种情况下，不依从 / 违背方案审查报告通过伦理委员会审查。伦理委员会应根据不依从 / 违背方案事件的性质、影响范围、程度，审查该事件对受试者安全和权益的影响。应审查该事件所产生的后果，是否给受试者造成了不必要的风险，是否侵犯了受试者的知情同意权；应审查不依从 / 违背方案事件对研究的科学性所产生的影响，是否影响研究数据的完整性、真实性，是否影响研究结果的可靠性。伦理委员会审查后意见可包括：不采取更多措施，研究继续进行；修正方案和 / 或知情同意书；对不依从 / 违背方案事件实施调查；重新培训研究者；在高年资研究人员指导下工作；限制研究者参加研究的权利；拒绝受理来自该研究者的后续研究申请；重新获取知情同意；暂停已批准的研究；终止已批准的研究。

5. 暂停 / 提前终止研究审查 医学伦理委员会应对申办方和 / 或研究者暂停 / 提前终止研究的申请进行审查。伦理委员会如发现研究项目出现重大问题或研究项目启动后 2 年内并未开展任何工作，可以以医院伦理委员会伦理审查意见的形式要求研究者 / 申办者暂停或提前终止临床研究。

伦理委员会审查时应注意：①研究者未与申办者商议而终止或者暂停临床试验，研究者应当立即向临床试验机构、申办者和伦理委员会报告，并提供详细的书面说明。②申办者终止或者暂停临床试验，研究者应当立即向临床试验机构、伦理委员会报告，并提供详细的书面说明。③伦理委员会终止或者暂停已经同意的临床试验，研究者应当立即向临床试验机构、申办者报告，并提供详细的书面说明。

（陈晓云）

复习思考题

1. 某公司发起体外诊断试剂的研发，需要在医院进行比对试验，方案中提出利用院内血液检验后剩余的血液样本对试剂准确性进行检测，并申请免知情同意，这样是否可以？

2. 对于二次利用临床样本，有人提出医院血标本存储系统与生物样本库相似，那么，临床标本的再利用与生物样本库的知情同意过程是否有区别？

3. 某医院的一项研究者发起的研究项目获得伦理委员会批准已 2 年，跟踪审查时主要研究者回复因各种原因还未开展，主审委员该用何种审查方式？如何审查决定？

推荐阅读

扫一扫
测一测

笔记栏

PPT 课件

◆◆◆　第十六章　◆◆◆

医学伦理难题与医学伦理决策

🔺 学习目标

　　通过本章的学习,了解医学伦理难题和医学伦理决策的概念、类型、产生原因,理解解决医学伦理难题时应依托的理论前提和应遵循的基本原则,熟悉解决医学伦理难题的具体途径和基本流程,并内化进自身价值系统,从而培养在实践中正确做出医学伦理决策的能力。

❤ 思政元素

培养马克思主义人学观审视生命

　　在学习解决医学伦理难题和正确进行医学伦理决策理论知识的过程中,培养用马克思主义人学观审视生命的价值、意义和尊严,同时训练用中医整体观和唯物辩证法来分析和解决实践中的医学伦理难题,培养在道德两难情境中做出正确决策的能力,体验"大医精诚"的道德情感。

【思维导图】

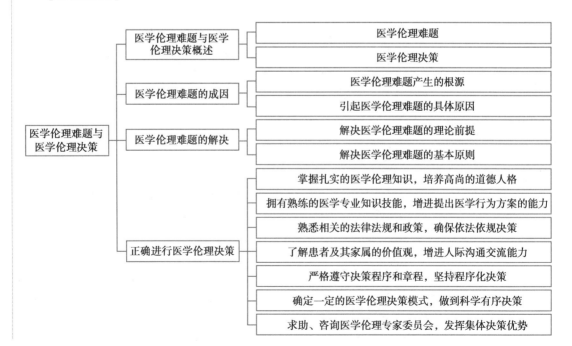

案例导入

　　患者,男性,76 岁,离休干部。因与家人争吵过度激愤而突然昏迷,迅速被送至某医院急诊。经医生检查仅有不规则的微弱心跳,瞳孔对光反射、角膜反射均已迟钝或消失,血压 210/150mmHg,大小便失禁,面色潮红,口角歪斜,诊断为脑出血昏迷。经三天两夜的抢救,患者仍昏迷不醒,且自主呼吸困难,各种反射几乎消失。

　　面对该患者,是否继续抢救? 医护人员和家属有不同的看法和意见。医生 A 说:"只要患者有一口气就要尽职尽责,履行人道主义的义务。"医生 B 说:"病情这么重,又是高龄,抢救仅是对家属的安慰。"医生 C 说:"即使抢救过来,生活也不能自理,对家属和社会都是一个沉重的负担。"但是,患者长女说:"老人苦了大半辈子,好不容易才有几年的好日子,若能抢救成功再过上几年好日子,做儿女的也是个安慰。"表示不惜一切代价抢救,尽到孝心。儿子说:"有希望抢救过来固然很好,如果确实没有希望,也不必不惜一切代价地抢救。"并对医护人员抢救工作是否尽职尽责提出一些疑义。

　　思考:"救"还是"不救"? 对于终末期患者"不惜一切代价抢救"是仁慈还是残忍?

　　提示:"救与不救"表面看是一种行为选择,实质反映的是背后的医学伦理决策。医学伦理决策从来不是一件容易的事情,需要决策者从判定医学伦理情境、遵循决策原则、遵从决策流程、坚持以人为本、尊重患者及其家属价值观等方面综合权衡,从而正确做出医学伦理决策。

　　医疗卫生管理、诊疗、护理等行为同时又是医学伦理行为。医疗卫生管理人员、医生、护士等医疗人员在工作中常常会遇到医学伦理难题,需要进行医学伦理决策。无论是医疗卫生管理人员的管理决策,还是医务人员的诊疗护理决策,医学伦理和医学道德是不可缺少的考虑因素,因而从广义上都可以纳入医学伦理决策的范畴。一般情况下,管理人员和医务人员应该合乎伦理地进行管理决策和诊疗护理决策,在遭遇医学伦理难题时,管理人员和医务人员更应学会分析和解决这些难题,合乎伦理地进行伦理难题决策。医务人员应该为自己的医学伦理决策创造条件,从而从容应对医学伦理难题,正确进行医学伦理决策。

第一节　医学伦理难题与医学伦理决策概述

一、医学伦理难题

(一)医学伦理难题的含义

　　所谓医学伦理难题,是指医务人员在进行医学伦理决策时面临两种或多种相互矛盾的行为方案,而每一种行为方案都有其合理的医学伦理理由,使医务人员的行为决策发生了困难,其实质是伦理两难或多难情境。这种"两难或多难"情境,就是医学伦理难题。

　　可见,医学伦理难题是医务人员在伦理决策时遇到的特殊问题:一般情况下,医务人员需要做出医学伦理决策时遇到的医学伦理难题,并不是需要在"合情、合理、合法"与否上做出取舍,而更可能需要在相互矛盾而又分别合理的两种或多种行为方案中进行"两难或多难"选择。正确理解医学伦理难题这个概念,需要注意以下几点:

1. 医学伦理难题不仅仅是两难选择,而且可能是多难选择。

一般认为,医学伦理难题是医务人员面对伦理冲突情境的"两难"选择,但实际上医学伦理难题不仅仅是"两难"选择,很多时候往往可能是"两难"以上的"多难"选择。

由于医学伦理决策情境的复杂化、决策主体的个性化、利益主体的多元化、价值观念的差异化等多方面因素的影响,医务人员对遭遇到的医学伦理难题进行决策时往往不仅仅是"两难"的选择,而是需要综合权衡各种利弊,提出备选方案,协调各方利益关系,进行"多难"的选择。医学伦理难题之所以"难",就在于它要求的并不是决策者在"善"与"不善"之间做出伦理选择,而是要在人们认为的"善"与"善"之间做出最优化选择。由于现实中人们往往存在立场不同、标准不一、看待问题的角度不同、价值观念不同、利益关注点各异等情况,因此针对医学伦理难题所提出的行为解决方案往往是不可能尽善尽美的,而是有利有弊的,存在需要根据一定标准和原则做出取舍的"两难"或"多难"情境。

2. 医学伦理难题不同于一般难题,也不同于一般伦理难题。

医学伦理难题不同于一般难题。一般难题主要侧重于一般性问题的解决,英文对应的词可用"problem"来表示。如想要创作一副十分有价值的抽象派画作,这是一个难题,它侧重于对美的追求;求解一道难度很高的数学题或解决一项困难的实践问题,都属于一般性难题,体现了对求真的追求。而医学伦理难题则更多地聚焦于"求善"的目标,常常面对的是两难或多难的伦理选择困境,因此往往与英文"dilemma"对应。可见,医学伦理难题实质上是面对两难或多难困境进行医学伦理行为选择的难题。而医学伦理行为,则是指在医学理论探索和实践操作过程中做出的"一种和他人或自己有利益关联的行为选择"。由于这种选择事关社会、集体、他人、自己等多方利益,因此相对于一般难题,医务人员在面对医学伦理难题需要做出伦理决策时,往往也更加重视、审慎和困难。

另一方面,医学伦理难题也不同于一般性的伦理难题,而是一种特殊的伦理难题。其特殊之处在于医学虽然是以研究人类生命过程以及同疾病做斗争为目标的一门科学,但归根到底医学并不是一种像数学、物理学那样纯粹的科学,而是一种"人学",是与每一个具体的人紧密相关的事业。医学行为本质上是服务于人的,医学伦理要求我们,人永远只能是目的,而不能是达到某种目的的手段。因此,权衡解决医学伦理难题的医学行为方案时必须时刻坚持以人为本,充分考虑医学行为服务对象的特殊性和治病救人的实践特点,充分认识到医学作为一门技术的局限性。生命是神圣的,医学不是万能的,生命过程是值得敬畏的,当医学在践行"为受到伤病折磨的生命服务"的誓言时,从容应对医学伦理难题并做出正确医学伦理决策就显得尤为重要。

(二)医学伦理难题的类型

根据不同的分类标准,可以讲医学伦理难题划分为不同的类型。

1. 根据医学伦理难题发生的领域划分 可以分为医学科学研究难题和医疗卫生实践难题。

医学科学需要进步,就必须要持续地推进研究,而在医学理论研究中经常会出现医学伦理难题。随着时代的发展,这些难题突出地体现在当代生命医学研究中。随着生命医学技术的突飞猛进,生命科技迅猛发展已经使医学面临着许多前所未有的医学伦理难题,并对传统的医学伦理观念提出了全新的挑战。医学研究在面对人类辅助生殖技术、克隆技术、基因工程技术、死亡控制、器官移植等全新领域的技术发展导致的医学伦理难题时,必须重新思考"我们应该怎么做"这个基本的伦理问题,并做出明确的"合乎伦理"的回答。

在具体的医疗卫生实践中,医学伦理难题更是时有发生。这些医学伦理难题广泛地发生在医务管理、医疗工作、预防工作、药事工作、器官捐献、医学人体试验等诸多医疗卫生实践领域。

2. 根据医学伦理难题的性质划分　可以分为具体的医学伦理难题和抽象的医学伦理难题。

所谓具体的医学伦理难题,是指发生在医务管理和医疗实践中有明确细节、实实在在发生的医学相关伦理难题,它常常与一定的医务人员和具有特殊性和个别性的医学行为相关。医学伦理决策就是要在具体的医学行为中直面医学伦理难题,在两个或多个相关甚至相互矛盾的行为方案中做出取舍,进行最优化选择。

而抽象的医学伦理难题则是抽离了一定的医务人员和具体情形,在普遍化和概括化意义上讨论的医学伦理难题,如人们对于安乐死的一般性态度。它不是某个医务人员在某个医疗情境中遇到的具体伦理难题,而是在一般意义上发生的医学伦理难题,具有一般性、普遍性、概括性的特点。抽象的医学伦理难题常常会引起人们在哲学上的审思和辩论。

二、医学伦理决策

(一) 医学伦理决策的含义

医学伦理决策的概念有广义和狭义之分。广义的医学伦理决策,是指卫生行政主管部门、医疗卫生单位或医务人员个人基于医学伦理学的方法和理论、医学伦理原则和有关医学道德规范文件,确定医学伦理行为的目标,拟定医学伦理行为方案的过程。而狭义的医学伦理决策,专指医师基于医学伦理学的方法和理论、医学伦理原则和有关医学道德规范文件,确定诊疗目标,拟定诊疗方案的过程。简言之,就是医生基于一定的伦理规范对具体的医学伦理行为进行决策的过程。本部分主要从狭义角度阐释医学伦理决策。理解这一概念需要厘清以下几个要点:

1. 医学伦理行为是医学伦理决策的根本和体现。

从本质上讲,医学伦理决策就是对医学行为进行伦理决策,目的是在众多备选医学行为方案中决策出最优化的医学伦理行为。所谓医学伦理行为,是指医师在道德意识支配下的诊疗行为,即医师有意识地"为了什么"所进行的诊疗活动。这里的"道德意识"是指具体体现为医德伦理价值的思想意识。也就是说,基于伦理道德原则选择最优化的医疗伦理行为是医学伦理决策的根本与体现。

2. 医学伦理行为具有动机与效果、目的与手段、过程与结果等不同结构。

由于诊疗行为是客观的,而思想意识是主观的,因此,医学伦理行为就不可避免地包含了主观因素和客观因素:主观因素是驱使医师进行某种诊疗行为的思想意识,即所谓的诊疗行为动机;客观因素是医师实施的某种诊疗行为,即所谓的诊疗行为效果。另一方面,医学伦理行为又包括诊疗行为目的和诊疗行为手段:目的是医师有意识地为了达到的诊疗行为结果;手段则是医师有意识地用来达到诊疗行为结果而在诊疗行为过程中所采取的方式和方法。因此,"诊疗行为动机与诊疗行为效果""诊疗行为目的与诊疗行为手段"及"诊疗行为过程与诊疗行为结果"是医学伦理行为的三种不同的结构。

3. 进行医学伦理决策时需要对医学伦理行为三种不同结构进行合理区分。

首先,"诊疗行为过程与诊疗行为结果"是基于医学伦理行为的客体性行为结构,是诊疗行为的自然结构。其次,"诊疗行为目的与诊疗行为手段"是基于诊疗行为主体的行为结构,是诊疗行为的主体性结构,是基于医师"诊疗行为过程与诊疗行为结果"的更为复杂的结构:目的是达到诊疗行为结果,手段是在诊疗行为过程中所采取的方式和方法。最后,"诊疗行为动机与诊疗行为效果"则是医学伦理行为的主客观结构,是基于医师"诊疗行为目的与诊疗行为手段"的最为复杂的结构:诊疗行为动机是对诊疗行为目的和诊疗行为手段的思想和意识；诊疗行为效果则是诊疗行为动机所引发的实际出现的诊疗行为目的与诊疗行为手段。

这样看来，一方面，"诊疗行为效果"与"诊疗行为结果"不同：诊疗行为效果是诊疗行为动机的实际结果，不仅包括实际存在的诊疗行为结果，而且包括实际存在的整个行为过程。另一方面，"诊疗行为动机"与"诊疗行为目的"不同：诊疗行为动机是对诊疗行为目的和诊疗行为手段的思想和意识，因而不仅包括预想的诊疗行为目的，而且包括预想的在诊疗行为过程中将采取的方式和方法。

（二）医学伦理决策的类型

按照不同的分类标准，医学伦理决策可以分为不同的类型：

1. 按照决策范围和重要程度，可分为宏观决策和微观决策，或分为战略决策和战术决策。

宏观决策和战略决策是先整体性地确定一个普遍的伦理法则或设立一个不可突破的决策伦理框架，比如基于"人只能是目的，而不能作为达到某种目的的手段"做出的一个总体性决策，就是一个宏观决策或战略决策。微观决策和战术决策则是在某个特定的伦理决策情境中决策者根据一定的伦理规范做出的医学行为决策。

2. 按照决策主体，可分为团体决策和个人决策。

在医师的医学伦理决策中，应特别注意个人决策和团体决策。所谓个人决策，是指由医师自己做出的医学伦理决策。在通常情况或紧急情况下，大多需要医师通过个人决策来选择诊疗方案；医师也应该能够为自己的诊疗行为决策进行伦理辩护。所谓团体决策，是指医疗机构组成一个团体，例如医学伦理委员会，经过团体讨论之后才做出决定。对于非常复杂的诊疗情况，或涉及团体利益的时候，需要多专业背景的专家及利益相关者代表集思广益，通过团体的智慧进行决策。

3. 按照决策过程，可分为初始决策和追踪决策。

初始决策是决策者根据一定的医学伦理原则，对未开始的医学行为所进行的决策，主要确定该医学行为的方向、目标、方针及方案。追踪决策则是在初始决策的基础上对医学伦理行为的方向、内容或方式重新调整进行决策。是在原来医学行为方案已经实施，并发现环境发生了重大变化或与原先认识的环境有重大区别的情况下进行的。追踪决策必须从回溯分析开始，即对初始决策的形成机制与环境进行客观分析，列出失误的原因，以便有针对性地采取调整措施。对初始决策中正确合理的部分应保留。追踪决策所选的方案，不仅要优于初始决策方案，而且要在能够改善初始决策实施效果的各种可行方案中，选择最优化医学伦理行为方案。

4. 按照决策是否重复，可以分为程序化决策和非程序化决策。

程序化决策是针对经常重复发生的问题，已依据伦理原则和要求拟定了一般性常规处理方法，使再次出现这类医学伦理难题时能依据标准化程序快速做出决策，有章可循。非程序化决策则是指面对的医学伦理难题具有大量不确定性因素，无常规可循，无法依据标准化程序进行决策，需要决策主体发挥主动性和智慧进行特殊处理。

5. 按照决策目标数量的不同，可分为单目标决策和多目标决策。

如果在选择一个医学行为方案时，只需要考虑一个目标进行医学伦理决策，就属于单目标决策。而现实中的医学伦理决策很少有这种理想化的情况，往往需要在善与不善、善与更善等几个备选方案甚至相互矛盾的医学行为方案中做出选择，决策时需要同时考虑多个目标的达成，即系统方案的选择取决于多个目标的满足程度，或称为多目标最优化方案。这类问题决策类型称为多目标决策。

第二节 医学伦理难题的成因

随着时代的日新月异和科技的迅猛发展,特别是现当代生命科技的突飞猛进,使医学伦理难题日益凸显,同时也使面对各种新型医学伦理难题的决策变得更加困难。理清医学伦理难题产生的根源和具体化原因,有利于医务人员更有效地进行医学伦理决策。

一、医学伦理难题产生的根源

马克思主义认为,道德不是人的自然本质固有的"善良意志",而是建立在一定社会经济基础上的思想关系,是一种特殊的社会意识形态或上层建筑。也就是说,伦理道德本质是一种社会意识形态,归根到底是由经济基础决定的,是社会经济关系的反映。因此,探讨医学伦理难题产生的根源,就必须把目光转向一定社会和阶级的经济基础,必须聚焦不同主体间的利益矛盾。从本质上讲,医学伦理难题之所以产生,是由医学伦理关系中道德行为主体利益的复杂矛盾所决定的。也就是说,利益是道德的基础,医学伦理难题产生的根源就在于医学行为中不同的道德主体间存在着复杂的利益矛盾。它主要体现在医学伦理关系主体的复杂化和医学道德行为主体间利益的多元化两个方面。

(一) 医学伦理关系主体的复杂化

传统的医学伦理关系比较简单,主要涉及个体的医患关系和医际关系,医学伦理关系的主体主要是"个体的医生"和"个体的患者"。随着时代的发展,现代的医学伦理关系主体出现了复杂化的趋势,不仅包括个体与个体间的医患关系和医际关系,还包括个体与群体、群体与群体间的医学伦理关系。比如个体或群体的医学伦理行为主体与服务对象之间、个体或群体的医学伦理行为主体相互之间及由医学伦理行为主体调整的服务对象相互之间的个体或群体的医学伦理关系。这里的"医学伦理行为主体"不仅包括个体或群体的医务人员,而且包括医疗卫生单位、各级政府、国家,甚至整个国际社会(因为医疗卫生单位提供的医疗服务、国家和政府制定的医疗卫生政策及国际社会制定的医学伦理规范都具有伦理学意义);这里的"服务对象"也不仅包括个体或群体的患者,而且包括个体或群体的健康人、单位、法人、国际社会等。也就是说,这里的"医患关系"和"医际关系"中的"医"不仅指医生个体,而且包括护士、医技人员、预防人员、医学管理人员、医学后勤人员、医学教学人员和医学科研人员等;不仅包括个体,而且包括单位、政府乃至国际社会等群体。这里的"患"也不单单指个体的"患者",还包括患者家属、健康人、单位、政府甚至国际社会。由此可见,现代社会的医学伦理关系主体众多,呈现出十分复杂的关系模式。

(二) 医学道德行为主体间利益的多元化

既然利益是道德的基础,那么医学道德调节的就是道德主体之间的利益关系。"所谓利益,就是好处"。传统的医学道德更多地强调患者的利益,主要体现为对患者的救治。如儒家传统认为"医乃仁术",医生的天职就是治病救人、救死扶伤,体现为"无伤也,是乃仁术也"。元代王好古在《此事难知•序》中也说:"盖医之为道,所以续斯人之命,而与天地生生之德不可一朝泯也。"进一步把"医道"提升到"天地大德"的高度。唐代名医孙思邈更是在其名著《备急千金要方》中专章论述"大医精诚"的思想,明确要求"凡大医治病,必当安神定志,无欲无求,先发大慈恻隐之心,誓愿普救含灵之苦","医人不得恃己所长,专心经略财物,但作救苦之心"。被称为"西方医学之父"的希波克拉底也提出了"有利而无害于病人"的伦理原则,如作为医学生誓言经典的《希波克拉底誓言》就指出:"我之惟一目的,为

笔记栏

病家谋幸福,并检点吾身,不作各种害人及恶劣行为……"可见,尽管医生的利益是不可回避的,但古老的医德传统认为,医患之间一旦发生利益矛盾,医务人员必须把患者的利益放在首位。

随着时代的发展与医学技术的进步,医学伦理关系主体出现了多样化复杂化的趋势,医学实践中道德行为主体间的利益关系也呈现出多元、多样、多变的复杂状况。随着医疗卫生的职业化和行业化程度不断加深,医学道德行为主体间的利益关系范围也日益拓展,不仅包括传统的服务对象的"利益",同时也包括医学行为主体的"利益",既包括个体的"利益",也包括群体的"利益"。即使在服务对象的"利益"方面,也不仅限于对"患者疾病的救治",而且包括对服务对象健康的维护、实现其生命质量的提高、满足其心理需求、减少痛苦、降低诊疗费用支出等各种"利益"。对于医疗行为主体而言,也应关注其合情合理的"利益"诉求,如医务人员工资、福利、荣誉、职业晋升途径、医疗卫生单位的经济收益和社会效益等,以及卫生行政主管部门、政府、国家制定的卫生政策的国内外良好评价等,都是面对医学伦理难题时必须慎重考虑、综合权衡的医学道德行为主体间多元化的复杂利益关系。

二、引起医学伦理难题的具体原因

(一) 生命科技的迅猛发展

自 20 世纪 70 年代以来,人们应用分子生物学基础理论,在生物工程研究上取得了激动人心的进步,生物技术得到了突飞猛进的发展,基因工程和细胞工程成为生物工程最前沿的技术,并且深刻地改变着这个世界的面貌。进入 21 世纪,生命医学科技的迅猛发展,如细胞克隆技术、基因编辑和修饰、人体器官移植等高新生命科学技术的高速发展和进步,一方面,使医学专业人员大大增加了用于治疗疾病和维护人类健康的知识和力量,以前医学束手无策的病种如今已经或即将被一一攻克,很多以前被医学判"死刑"的患者获得了"新生",众多生命垂危的患者得到了有效救治;但另一方面,科技又是一把"双刃剑",这些迅猛发展的"高、精、尖"医学科技和科学创造活动,使人们面临着众多前所未有的伦理挑战,出现了许多意想不到的伦理学、法学、社会学、心理学等两难或多难的道德选择。很多以前技术上无法办到的事情现在可以解决了,如可以通过 DNA 诊断技术判断一位孕妇腹中胎儿出生后患有特定疾病的风险非常大,需要指出的是,这里的"风险"指的是可能性而并非必然性,那么作为医务人员,能不能或者应不应该建议该孕妇放弃胎儿的生命去做引产手术? 再比如,克隆羊"多莉"的诞生曾成功吸引了全世界的目光,然而当 1998 年初,美国哈佛大学理查德·希德宣布了他的克隆人计划,立即招来了全世界的反对,人们不仅变得愤怒,还变得更加惶恐不安:假如克隆人真的出生了,人类该怎样面对?

(二) 医学伦理观念的急剧变化

随着经济、政治、思想、文化、科技的迅速发展和人类社会的不断进步,人们的思想观念也发生着翻天覆地的变化。具体到医疗卫生领域,体现为医学伦理观念相对于传统伦理观念而言发生了很大的变化,对同一个医学伦理问题,不仅不同的人有不同的看法,而且同一个人与他过去的观念也可能不尽相同,甚至有些伦理观念与传统的伦理观念格格不入或相互矛盾,于是就产生了众多的医学伦理难题。比如,以前认为医学的目的在于"救死扶伤、治病救人",人的生命是最宝贵的,传统的医学伦理观念要求无论什么情况下都必须不惜一切代价挽救人的生命,然而如今的医学已经发展到能够通过医疗辅助手段延长人的生命,我们不禁要问:"我们有没有权力这样做? 应不应该这样做?"随着时代的发展、社会的进步和人们伦理观念的转变,特别是对于生命和死亡观念的变化,人们对于"医学的目的"进行了新的伦理审思。

（三）医学伦理理论的多样化和多变化

20 世纪以来,随着医学伦理学学科的迅速发展,各种医学伦理理论如雨后春笋般迸发出来,世界范围内形成了许多公认的医学伦理思想。从传统的医学美德伦理发展到规范医学伦理,再到对于生命伦理的普遍关注,医学伦理体系经历了飞速的发展,医学伦理理论呈现出多样化和多变化的趋势。单就生命伦理而言,从传统的生命神圣论发展到注重生命质量的生命价值论,形成了生命神圣、生命质量和生命价值理论。具体到医学伦理理论,出现了美德论、人道论、人权论、义务论、后果论等众多医学伦理学基础理论,后果论又进一步分化为个体义务论、功利论、公正论、公益论等不同的理论。在医学伦理原则方面,出现了对于医德基本原则和具体原则的探讨。如生命伦理的基本伦理原则包括"不伤害、有利、尊重、公正"四大原则。这些医学伦理理论、思想和基本原则得到了国际社会的普遍接受,构成了评价医学行为是非曲直的伦理框架。

但在具体复杂的医学伦理决策情境中,这些理论、思想和基本原则相互之间却可能发生矛盾和冲突,从而产生具体化的医学伦理难题。比如"诚实"和"说真话"是公认的伦理原则,但当医务人员面对一个检查出绝症的患者,要不要告诉他实情,情况就没有想象的那么简单了。道义论(义务论)强调行为本身的道德性和正当性,而不关心行为后果的影响,因此认为"对人诚实"是绝对的义务,医生只能如实相告,这也是"尊重原则"的要求。而后果论则强调行为后果的效用,据此来判断行为的价值,因此认为要不要告诉患者得了"不治之症"的事实,不能草率决定,而应根据这一行为的后果来做出判断。对一个心理脆弱的患者而言,告诉他这一实情可能会超出其情感和心理可以承受的范畴,或会给其带来沉重的精神打击,导致其就医依从性降低、病情迅速恶化或失去活下去的勇气,甚至导致轻生的严重后果。因此,根据后果论的伦理原则,在这种情境下就不应该告诉其真相,可能此时医生一个"善意的谎言"更有利于患者的利益。由此可见,医学伦理理论的多样化和多变化在客观上导致了医学伦理难题的产生。

（四）医学伦理文化的国际化和多元化

当今社会,随着互联网、云计算、大数据、5G 技术等的迅猛发展,世界越来越像一个地球村,人们日益突破了时空的限制,相互间的联通和交流达到了前所未有的便利和频繁。医学作为一门人文学科,虽然各国医学发展历程不同、程度不一,但道本一体,其目的都是为了"治病救人",维护人类的健康,因此医学更有可能突破意识形态的分歧和社会制度的界限,更加富有成效地参与国际交流。随着医学交流的日益加深和对医学伦理问题的全球性关注,医学伦理文化呈现出国际化和多元化的趋势。一方面,国际化、多元化医学伦理文化的形成,是人们在面对当今日益复杂的医学伦理难题时,寻求全球化智慧和国际共识的产物;另一方面,由于各国国情的不同和人们思想观念的差异,医学伦理文化的国际化和多元化又进一步催生了各式各样的医学伦理难题。比如对待"安乐死"这个医学伦理难题,各国在法律和观念的层面都存在不同的看法,人们对待"安乐死"的态度也相距甚远,甚至相互对立。像荷兰、比利时、美国的俄勒冈州及华盛顿州及澳大利亚维多利亚州等国家和地区,通过立法允许医务人员为需要的人实施"安乐死"。俄勒冈州在 1994 年通过了一项法令,允许医生为只有半年存活期的绝症患者提供他们要求的致死药物。但在包括我国在内的其他一些国家"安乐死"却是不合法的,人们普遍担心"安乐死"可能会引致"故意杀人",如果"安乐死"合法化,可能会被一些人利用,用于非法剥夺他人的生命。因此,我国《刑法》规定,医护人员或家属即便应患者请求帮助其结束生命,也属于"帮助自杀"的行为,涉嫌"故意杀人罪"。医学伦理文化领域的国际化、多元化导致的这些相互对立的观点和文化冲突,催生出众多的医学伦理难题。

（五）医药卫生体制的改革与发展

中华人民共和国成立以来，由于党中央、国务院始终高度重视卫生健康和医改工作，我国医疗卫生事业稳步发展，深化医药卫生体制改革成绩斐然。经过长期努力，我们不仅显著提高了人民健康水平，而且逐步形成一条符合我国国情的医改道路。围绕分级诊疗、现代医院管理、全民医保、药品供应保障、综合监管五项制度建设和建立优质高效的医疗卫生服务体系，着力在解决看病难、看病贵问题上持续发力，推动深化医改取得重大阶段性成效。

然而，我们也应看到，医药卫生体制改革不可能一蹴而就，当前的医疗卫生服务水平与人民对美好健康生活的向往还存在很大差距。特别是在一些具体的医药卫生领域，还存在各级政府医疗卫生投入不足、医药资源分布不均、初级医疗卫生服务体系不健全、社会医疗保障体系不完善等一系列难以在短期内解决的难题。这种医药卫生体制的不完善导致各方利益博弈，也成为医学伦理难题产生的一大具体原因。

（六）医疗卫生法制建设

法律是人们行为的下限，一旦行为突破了这一下限就要受到法律的制裁。在当前全面依法治国的背景下，推进医疗卫生法制建设显得尤为重要。2019年，《国家卫生健康委办公厅关于进一步加强医疗卫生事业单位法治建设的通知（试行）》明确指出："加强医疗卫生事业单位法治建设，是践行全面依法治国的内在要求，是实施健康中国战略的坚实支撑，是医疗卫生事业健康发展的重要保障。"中华人民共和国成立以来，党和国家励精图治，全国人大常委会相继颁布了多项行政法规，卫生行政部门制定了多项部门规章，现行有效卫生标准1 000余项，我国的卫生领域基本上做到了有法可依，卫生事业走上了法制化的轨道。

但另一个方面，当前我国医疗卫生领域的法制化建设还存在很多不完善的地方，相对于我国经济社会的迅猛发展，医疗卫生法制建设的步伐还相对滞后。在一些具体的医疗卫生领域，由于医疗卫生法制建设的相对滞后，就可能存在"无法可依"的现状，从而导致医学伦理难题的产生。

第三节　医学伦理难题的解决

一、解决医学伦理难题的理论前提

医学伦理难题的解决，离不开对构成医学伦理学体系的基本理论的掌握。这些医学伦理学的基本理论主要包括医学后果论、医学义务论和医学美德论，它们构成了解决医学伦理难题的道德理论前提。

（一）医学后果论

医学后果论是以医学行为后果作为评判医学行为道德标准与否的理论，它是解决医学伦理难题的最根本的医学伦理学理论。医学伦理难题，要么是在具体医学行为中发生的伦理矛盾，要么是医学行为所遵循的医学伦理规范之间发生的冲突，而医学伦理难题最终解决的医学伦理理论依据是医学后果论，因为医学后果论既是检验或判断某一医学行为是否道德的标准，又是制定、认可或评价医学伦理规范的标准，以及医务人员在现实中执行医学伦理行为应遵循的标准，要解决医学伦理行为矛盾和行为所遵循的伦理规范之间的冲突，就必须依据医学后果论。

（二）医学义务论

医学义务论也称医学道义论，是关于医学界道德义务和责任（康德称之为"绝对命令"，即这些义务和责任是绝对的、需要无条件遵从的)的理论,义务论认为道德上应当采取的具体行动或行动准则的正确性,不是由行为的后果所决定的,而是由这一行为或这种行为准则的自身固有特点所决定的。医学义务论自诞生以来,为人们提供了大量的医学道德原则规范,这些医学道德原则规范是人类文明的成果,是人类医学伦理文化的积淀,是今天制定表达医学道德规范的文化基础。

医学义务论描述了医学领域关于"什么是对的"理想化的伦理准则,它有三个显著特征:①强调行为动机的重要性。认为只要行为的动机是善的,不管结果如何,这个行为都是道德的。②强调原则的超验性。以人的理性为基础,而不进行感性经验的证明。③立足于全体社会成员的普遍性,而不是从个体的利益出发提出准则。

医学义务论是医学伦理学的重要组成部分,为医务人员成功解决医学伦理难题提供了理论依据。医学义务论注重揭示医德义务,非常明确地提出社会对医学界的伦理道德要求,对医学行为具有重要的道德规范和指导意义。由于有明确具体的伦理道德规范,使医务人员对自己在医学行为中"应该做什么"和"不应该做什么"有着非常清晰的认知,从而明确一个合乎伦理的医务人员应该遵循哪些医学道德义务。在具体的医务和医疗实践中,医学义务论又常常和医学后果论权衡利弊、相互协调,增进解决医学伦理难题的效用性。比如,通过医学后果论可以对医学义务论中提出的普遍性的医学道德规范进行论证,使其更适合具体情境。当这些医学道德规范与时代与现实发生矛盾时,可以用医学后果论进行调整;当这些医学道德规范之间在现实情境中发生冲突时,可以运用医学后果论进行协调,通过医学后果论论证辩护的医学道德规范,成为解决医学伦理难题的直接医学道德依据。

(三)医学美德论

医学美德论是有关医学美德(医德品质)的理论体系,它是医学伦理学的重要内容,也是医学伦理学的最终归宿。医学美德论为医学界提出优良美德的价值标准,成为医务人员医德修养的目标和方向,有利于医务人员塑造自己的完美人格。中医强调的"医乃仁术""大医精诚""德不近佛者不可为医"等观念,就是医学美德论的现实体现。

要使医学道德规范真正在每一个医务人员身上发挥作用,必须使外在的医学道德规范内化为医务人员内在的医学道德品质。医学美德论通过对医务人员应该形成怎样的品德的描述,提供了医学美德的内容,如严谨、公正等。很显然,医务人员具有良好的医学美德,有利于其用内化的价值系统自觉遵循医学道德规范,有利于其自觉运用医学伦理规范解决医学道德难题。

需要指出的是,医学后果论、医学义务论、医学美德论都是医学伦理学的有机组成部分,共同构成医学伦理学的完整体系。三者既有区别,又有联系。医学美德的养成是医学伦理学的归宿,医学义务、规范的践行是医学美德养成的前提,而医学后果则是确证医学义务和体现医学美德的重要依据。

二、解决医学伦理难题的基本原则

在医学伦理学基本理论的指导下,要解决现实中的医学伦理难题,还必须遵循下列一般化的基本原则。

(一)比较选择原则

比较选择原则也叫最优化原则,是对医学行为伦理方案的权衡和优选。现实中的医学伦理难题往往头绪众多、错综复杂,涉及多个利益主体间伦理利益关系的博弈,而且具有随情境变化而变化的特点,既具有一般性,又具有特殊性。因此,要解决医学伦理难题,做出各方都能接受的医学伦理决策,就必须坚持比较选择原则,也就是既要遵循一般性的伦理规范要求,又要具体问题具体分析,从综合成效出发,对相互冲突的医学伦理规范的道德价值进行比较,在多个备选的医学行为方案中进行选择,总体的依据是"两利相权取其重,两害相权取其轻",以达成"最优化"的目标。

（二）必要代价原则

心理学家多拉德和米勒把冲突情境分成四类,即双趋冲突、双避冲突、趋避冲突和多重趋避冲突。双趋冲突指两个目标均对主体有利,主体都想选择,但只能选择其一的冲突情境;双避冲突指两个目标对主体均有害,主体都想避开,但必须选择其一的冲突情境;趋避冲突则指对于主体而言,某个目标既有有利的一面,又有有害的一面,因此对于同一个目标,主体既想趋近又想逃离的冲突情境。两种以上的趋避冲突情境交织在一起就形成了多重趋避冲突情境。很明显,相对于双趋冲突或双避冲突而言,趋避冲突情境对于主体的影响更大,在这种冲突情境中做出选择决策的难度也更大。

现实中的医学伦理难题大多涉及多方利益博弈,各方利益关系盘根错节,由于各方知识储备不同、情感体验不同、看待问题的角度也不同,再加上可能存在价值观迥异的情况,导致协调各方利益的难度非常大,使决策者经常处于趋避冲突甚至多重趋避冲突中。在这种情况下,任何一个备选的医学行为方案都可能有有利的一面,也有有害的一面,或者对于某个主体更有利,而对另一个主体更有害,这就需要遵从必要代价原则,即为了获得最终最好的后果,有时不得不付出一定的代价,这个代价是必要的,从而医学行为主体在尽量协调各方利益和遵从伦理规范的前提下,选择最优化的医学行为方案,做出正确的医学伦理决策。比如,对于某个癌症患者实施手术切除及术后的放、化疗,所产生的手术创伤和放、化疗的副作用就是"必要的代价"。

（三）优先选择原则

在医学伦理冲突情境中,经常会出现医学行为主体所秉持的伦理理论倾向或所依据的价值理念存在矛盾,就必须遵从优先选择原则,即医师面对医学伦理难题决策,必须有意识地确定不同价值间的优先层级,在相互矛盾和冲突的价值中选择其一,从而选择最值得选择的那一种价值。基本遵循:内在价值优于外在价值、精神价值高于物质价值;永恒价值优于短暂价值、长期价值高于短期价值;生命价值高于健康价值;积极思考的价值优于被动接受的价值等。

（四）分级量化原则

医师可以把医学道德规范分成若干层次等级,在权衡医学伦理行为价值的前提下,采用分级量化原则,解决由于依据不同道德规范为标准而引发的医学伦理难题。现实中常以"终极医学道德优于其他医学道德、道德原则优于道德规则、特定道德优于共同道德"为依据,采取以次从主、以小顺大、顾全大局的方式进行医学伦理难题决策。

第四节　正确进行医学伦理决策

医务人员在面对复杂的医学伦理难题时,要在多个备选的医学行为方案中选择最佳的方案,冷静从容、科学准确地做出医学伦理决策,这是一项重要的综合能力。要正确进行医学伦理决策,不仅需要决策者具备扎实的医学伦理基本理论和熟练精深的医学专业知识技能,而且要有高尚的道德人格及辩证思维能力、信息整合能力、人际沟通能力、情感共情能力等综合素质,同时还要熟悉相关的法律法规和政策,遵循一定的决策程序和决策模式,坚持依法依规决策,必要时还可以积极求助、咨询医学伦理专家委员会,利用集体的智慧保证医学伦理决策的权威性和科学性。

一、掌握扎实的医学伦理知识，培养高尚的道德人格

医学伦理学基本理论和基础知识是保障正确进行医学伦理决策的先决条件。作为一名医务人员，掌握扎实的医学伦理知识，具有基本的医学伦理意识，是正确进行医学伦理决策的前提。医学伦理学作为一门学科有其自身的道德规范体系，包括医学道德的基本原则、规范和范畴，这些基本原则、规范和范畴都来源于医学实践，是从医学实践中抽象概括出来的，同时又反过来指导医学实践，它是全面培养医学生及医务人员医学道德素质的重要内容。

高尚的道德人格为医务人员正确进行医学伦理决策提供了内在的价值尺度。因此，在正确进行医学伦理决策的过程中，医务人员除了要掌握扎实的医学伦理知识外，还应勤于思考、勇于实践，注重培养自己高尚的道德人格。只有拥有了高尚的道德人格，才能自觉地把外在的医学伦理规范要求内化为自身价值系统的道德需要，才能自觉秉持以"大医精诚""仁心仁术"作为主体的价值追求，才能自觉以人为本、以患者为中心、以患者利益为优先利益，以是否有利于疾病的康复、是否有利于人类健康为道德评价标准，才能正确处理个人利益和集体利益、社会利益之间的关系，做到先公后私，甚至是大公无私，在面对复杂的医学伦理难题时正确做出医学伦理决策。

二、拥有熟练的医学专业知识技能，增进提出医学行为方案的能力

医学伦理决策不同于一般性伦理决策的特点之一，在于它涉及医学的专业性。正确做出医学伦理决策的关键，就是要求医务人员面对存在复杂冲突的医学伦理难题时，能够专业、快速提出几种高质量的医学行为解决方案，以供决策时权衡利弊选择。可以说医务人员依据临床诊疗的具体实际情况提出的医学行为备选方案，是保障正确做出医学伦理决策的基石。一般来说，医务人员提出的医学行为备选方案质量的优劣，在一定程度上会直接影响医学伦理决策的科学性和正确性。因此，医务人员只有拥有广博精深的医学专业知识和熟练的医学专业技能，才能在复杂的医学行为实践中，面对多重的医学伦理冲突情境，准确判断某个医学行为方案可能导致的医疗效益和可能产生的不利结果，明晰各种医学行为方案的优劣所在，提出符合科学和伦理要求、接近各方利益诉求的专业性医学行为备选方案，从而保证在实践中正确做出医学伦理决策。

三、熟悉相关的法律法规和政策，确保依法依规决策

熟悉和自觉遵守医事法律及国家其他相关法律法规是正确进行医学伦理决策的底线要求。党的十八大开启了法治中国建设的新时代，随着依法治国战略的推进，我国的医事法律体系日益完备，目前已经颁布了大量的医疗卫生法律、法规，制定了许多政策、规章和制度，而且还在根据现实情况的变化不断调整、充实、完善和发展。这些法律、法规、政策、规章、制度等成为医务人员进行诊疗行为的依据，基本形成了有法可依、有法必依的良好格局。面对医学伦理难题，医务人员必须熟悉国家的医事法律、法规和相关的政策、规章、制度，做到心中有法、自觉用法，确保依法依规决策，在此基础上进行正确的医学伦理决策。

四、了解患者及其家属的价值观，增进人际沟通交流能力

价值观是指人们在认识各种具体事物的价值的基础上，形成的对事物价值的总的看法和根本观点，常常表现为价值尺度和准则，成为人们判断事物有无价值及价值大小的评价标

准。由于人们的生活经历不同、思想观念各异,对于同一个事物,往往会有不一样的价值尺度和评价标准,因此对该事物价值大小的判断也常常出现不一致的情况。比如,对于自体器官捐献的态度,有些人认为自己身故后的器官能够为他人带来希望,是一件很有价值的事情,因此愿意在死后捐献自己的器官;有些人却持"身体发肤,受之父母,不敢毁伤"等价值观念,不接受器官捐献。无论是何种态度,都是个人的选择,没有道德上的优劣之分,只是不同的人秉持不同的价值观念而已。

在具体的医学实践中,医生和患者及其家属由于社会经济地位、知识体系和人生经历等都有很大的差异,因此他们的价值观系统也必然不尽相同,甚至会存在严重分歧。这就需要医务人员在进行医学伦理决策时,一方面,要能够秉持同理心,做到换位思考,充分了解、尊重和考虑患者及其家属不同的价值观和具体的利益诉求,以患者为中心、以疗效为依据,多从患者的角度思考,既要考虑科学的严谨性与专业性,又要重视人文关怀,既要考虑具体医疗利益,又要考虑社会影响价值,从而提出专业科学、合乎伦理的医学行为解决方案。另一方面,又要掌握一定的人际交往技巧,增进语言组织表达和人际交流沟通能力,在尊重患者及其家属的价值观、利益诉求和客观现实情况的基础上,把专业精深的医学行为解决方案用通俗简洁、重点突出、条理分明的方式向患者或其家属解释,阐明每一个医学行为备选方案的利弊,在医学伦理规范框架内尽量平衡各方利益,选择最优化医学行为解决方案,从而正确做出医学伦理决策。

五、严格遵守决策程序和章程,坚持程序化决策

医学伦理学作为应用伦理学具有程序性特征,一定的决策程序与决策章程是保证正确做出医学伦理决策的操作规范化要求。通过一定的医学伦理决策程序,可以使很多医学伦理难题迎刃而解。比如在临床医疗工作中经常会遇到"知情同意"与"对患者保密"的伦理难题:一方面,应该尊重患者的知情权,要求医师应该告知患者病情;另一方面,当发现患者得了某些不治之症时,对于有关信息,医师对患者保密又是一个古老的道德传统。既要求医师如实告知,又要求保密,无疑是一个医学伦理决策难题。

按照生命伦理学的理论,可以遵循如下程序来解决上述医学道德难题:根据决策人的价值观及不同处理可能带来的后果,将不同的人的权利按轻重缓急排队以确定先后次序;如果难以排队则按两害之中取其轻的二级原则处理;在两个权利相争不相上下时,采取互相让步、宽容合作的态度,寻找第三条出路。可见,通过严格遵守决策程序和决策章程,坚持程序化决策,可以为解决医学伦理难题、正确做出医学伦理决策提供思维逻辑性保障和程序规范化保障。

六、确定一定的医学伦理决策模式,做到科学有序决策

将医学伦理决策纳入一个既定的框架,即确立一定的医学伦理决策模式,对正确做出医学伦理决策是十分有利的。它可以使医务人员在实践中按照一定既定模式进行医学伦理决策,做到科学有序决策,有利于提高医学伦理决策的效率。20世纪后期以来,诸多学者提出了不同的伦理决策模式。如柯廷(Curtin,1978)伦理决策模式、阿洛斯卡(Aroskar,1980)伦理决策模式、海因斯(Hynes,1980)伦理决策模式、汤普生(Thompson,1981)、德沃尔夫(DeWolf,1989)伦理决策模式等。

借鉴上述不同决策模式,结合我国实际,医务人员可以按照如下模式进行伦理决策(图16-1):

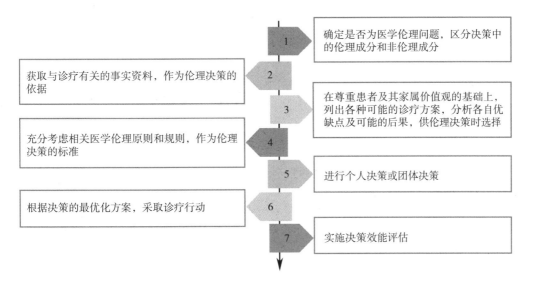

图 16-1　医学伦理决策模式示意图

七、求助、咨询医学伦理专家委员会,发挥集体决策优势

一般来说,日常性的医学伦理决策在通常情境中或紧急情况下都是由医务人员自己根据现实情况、权衡各方利益后独立做出的个人决策,医务人员也应能够为自己做出的医学伦理决策和诊疗方案提供伦理辩护。但在实际的医学伦理决策过程中,面对多重的医学伦理冲突情境和复杂的医学伦理难题,或者涉及多学科专业知识的情况下,医务人员还可以通过求助、咨询医学伦理专家委员会,来共同解决医学伦理难题。医学伦理专家委员会往往由不同专业背景、行业经历的专家学者组成,具有明显的学科交叉优势和专家团队优势,医学伦理难题经过专家团队的集体讨论,能够使医学伦理决策更为可靠和科学。通过求助、咨询医学伦理专家委员会,有利于借助专家团队的专业智慧,发挥集体决策优势,从而更有利于正确做出医学伦理决策。医务人员也可以积极创造条件加入医学伦理专家委员会,就有机会更多地参与到更加复杂的伦理冲突情境的决策过程中来,通过与专家们的观点交流、思想碰撞和团队讨论,更利于提高自己的伦理决策能力和水平。

● (吴寒斌)

推荐阅读

复习思考题

1. 什么是医学伦理难题? 产生医学伦理难题的具体原因有哪些?

2. 什么是医学伦理决策模式? 根据我国的实际情况,如何确定一般性的医学伦理决策模式?

3. 作为一名医学生或医务人员,应该如何提升自己做出正确医学伦理决策的能力和水平?

扫一扫
测一测

❖❖❖ 第十七章 ❖❖❖
医德教育、评价和修养

✎ 学习目标

通过学习医德教育、评价和修养,培育良好的医学道德品质,将医德的基本原则和规范内化为自身信念,提高对医学行为的正确思辨和践行能力。

❧ 思政元素

感动中国十大人物梁益建事迹及颁奖词

梁益建,医学博士,四川省成都市第三人民医院骨科主任。梁益建多年前学成回国,参与"驼背"手术 3 000 多例,亲自主刀挽救上千个极重度脊柱畸形患者的生命,成为国内首屈一指的极重度脊柱畸形矫正专家。

尽可能地为患者着想,是梁益建的工作守则。到医院求治的患者,很多经济条件不好。为了让患者尽快得到治疗,他不仅处处为患者节省费用,还常常为经济困难的患者捐钱,四处筹款。遇到有钱的朋友,他会直接开口寻求帮助,甚至尝试过在茶馆募捐。2009 年,梁医生在凉山州木里县遇到一个年轻患者刘正富,当即许诺:"你等着,我帮你找到钱就回来接你。"1 年后,梁益建驱车 7 小时,去木里县接刘正富,并为他实施了手术。

为了给这些贫困患者赢得更稳定的求助渠道,梁益建博士团队从 2014 年开始与公益基金合作。据不完全统计,目前获得帮助的患者接近 200 位,金额近 500 万元。

颁奖词:自谦小医生,却站在医学的巅峰,四处奔走募集善良,打开那些被折叠的人生。你用两个支架,矫正患者的脊柱,一根是妙手,一根是仁心。

【思维导图】

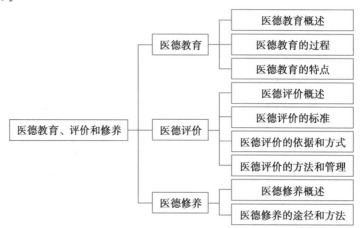

案例导入

　　某医院护士,在一次给住院患者打针时,误把3床患者的青霉素给2床"青霉素皮试阳性"的患者注射了,她发觉错误后,立即报告护士长,及时采取补救措施,患者没有出现过敏反应,事后她在日记中写道:"我的心乱极了,怎么也不能原谅自己,平时护士长批评我工作马虎,自己很不服气,而今天的教训使我明白了护士工作一定要有高度的责任感,稍一疏忽就是人命关天的大事。我决心从错误中汲取教训,加强责任心,绝不再发生类似的差错。"

　　思考:什么是医德评价? 医德评价的标准、依据、方式是什么? 医德评价对医务工作者有什么作用?

　　提示:这种发自内心的自我谴责,对自己的医护行为进行自我批判,说明了医德意识、医德评价只靠外在的约束、强制还不够,还必须通过内心体验才能真正起作用。

　　医德的评价、教育和修养属于医学道德实践的范畴,是医德学的重要组成部分。医疗基本原则和规范要转化为医务工作者的医德品行,医德的评价、教育和修养是必要途径。它对于树立良好的医德作风,促进社会主义精神文明建设,构建社会主义和谐社会具有十分重要的意义。

第一节 医 德 教 育

一、医德教育概述

　　医德教育是医学道德实践的重要内容,是培养医学道德品质的外在条件,其贯穿于医学生学习和医务人员医疗实践的始终,有助于建立正确的医学道德关系、道德意识和道德行为,培养崇高的医学道德境界,培育德才兼备的医学人才。

　　(一) 医德教育的含义

　　医德教育指一定的社会医疗卫生机构通过有目的、有计划、有步骤的医学道德基础理论和基本知识的系统教育,同时在医疗实践过程中不断施加优良医德医风熏陶的过程。

　　(二) 医德教育的意义

　　1. 医德教育是培养德才兼备医学人才的重要基础　医学道德是提高医务人员素质、完善知识结构不可缺少的组成部分,是医学院校培养合格医学人才的重要阵地。在医学教育过程中,重视对医学生的医德教育,与向社会提供合格的医学人才有着密切的关系。医德教育告诉医学的实践者应做什么,不该做什么。医学生只有具备了良好的医德,才能真正发挥救死扶伤的医学人道主义精神,树立全心全意为人民服务的思想,真正成为保障人民群众身心健康的白衣天使。我们正在建设有中国特色的社会主义伟大事业,要求新一代医学人才不仅具有精湛的医术,还要有为发展医学事业、为人类健康献身的精神。医德教育能帮助医学生认识医疗卫生事业的意义,培养其全心全意为患者服务的优秀职业品质。因此,医德教育是医学生岗前的基础教育,是培养德才兼备医学人才的重要基础。

　　2. 医德教育是形成良好医德医风的重要环节　医德医风是医学生、医务人员在医疗卫生保健实践中的医学道德和工作作风的展现,是医疗卫生保健机构精神文明的窗口。医务人员的医德品质不是生来就有的,也不会自发形成,只有通过坚持不懈的医德教育,才能使医学道德的基本原则和规范转化为医学生和医务人员的个人品质、道德信念和行为指南。实践证明,良好的医德教育能有效增强医务人员的医德意识,形成医疗单位良好的医德风尚,极大地促进医院工作和改善医患关系,不断提高医疗卫生保健工作质量;而忽视医德教育,则容易滋长自私自利、见利忘义、遇事推诿、贪图安逸等不良风气,这极不利于医院的正常管理,也会导致医患关系恶化、医疗质量下降等问题。因此,进行医德教育是医务人员从业的起点,是医疗卫生单位进行行风建设的重要环节。

3. 医德教育是发展医学科学的重要措施 医学科学在 20 世纪下半叶和 21 世纪初取得辉煌成就的同时,也伴随产生了许多新的医学课题,如人类的生存环境日益恶化,癌症、烈性传染病、心血管疾病和糖尿病等逐年增加,每年造成千百万人失去生命。再有,随着医学科学的迅猛发展,在医学研究和应用中产生了许多医学道德和生命伦理问题,如人类辅助生殖技术和克隆技术的伦理问题、安乐死的伦理难题等。医学科研人员如不重视这些问题,其研究成果要么不被社会所接受,要么危害人类的生存和发展。因此,医务人员要攻克医学难题,为医学科学的发展做出贡献,不仅要有广博的知识、精湛的医术、顽强的意志、团队精神及为医学发展献身的决心,还要有"以人为本"的人文情怀,较强的医德意识和分析、判断伦理问题或难题的能力。这些都需要通过医德教育来实现。可见医德教育是医疗卫生和医学科研单位推进科学研究的重要措施。医德教育只有常抓不懈,才能为医学科学的发展提供不竭动力,为医学科学顺利进行、健康发展保驾护航。

二、医德教育的过程

医德教育过程是指对医德认知、医德情感、医德意志、医德信念和医德行为与习惯等基本要素的培养提高和发展过程。换而言之,即通过知、情、意、信、行等环节,从提高医德认知开始,进而培养医德情感,锻炼医德意志,树立医德信念,最终养成良好的医德行为和习惯。

(一) 提高医德认知

医德认知是医学生、医务人员对医德关系及调节这些关系的原则、规范和范畴的认识、理解和接受。认知是行动的先导,提高医学生和医务人员的医德认知水平是医德教育的首要环节。通过医德教育,强化医德理论、知识传授,使医学生和医务人员建立对医学道德基本理论和方法的系统认知和应对能力,帮助医学生和医务人员认清什么是社会主义医德的原则和内容,并能依此来判断自己和别人的思想和言行的是与非、善与恶、美与丑、荣与辱。

(二) 培养医德情感

医德情感指医学生、医务人员在医疗卫生事业及医疗实践中对职业及对象的爱憎、喜恶态度及其履行职责后的内心体验和自然流露。医德情感是产生行为的内在动力,提高医学生和医务人员的医德情感是医德教育的重要环节。通过医德教育,帮助医学生和医务人员树立救死扶伤的医学人道主义精神,激发他们的责任感和事业心,培养其对医学事业和患者的深厚感情,并从内心认同和感受医学道德的尊严和价值。心地善良、心路清晰、心灵平静的良好医德情感一旦形成,具有相对的稳定性,自然会促使医务人员在医疗实践中严格遵循医务工作职业准则,积极践行医务工作职业规范,心系患者,主动为患者着想,不计个人得失,全心全意为患者服务。

(三) 锻炼医德意志

医德意志指医学生、医务人员为了履行医德义务而自觉克服内心障碍和外部困难的毅力和能力。医德意志是行为的杠杆,锻炼医学生和医务人员的医德意志是医德教育的关键环节。在医德实践活动中,会因习惯势力、个人惰性及医疗卫生服务的特殊性等多方面原因产生一定的阻力,遭遇一些困难和挫折,而面对市场经济大潮的冲击,难免使医学生、医务人员陷入拜金主义、享乐主义思潮,甚至出现错误的功利至上价值观和合理利己主义的价值取向。通过锻炼医德意志,可以促使医学生和医务人员树立正确"三观",达到一定的医学道德境界,自觉主动地在医疗实践活动中排除困难、知难而进、锲而不舍,始终不渝地承担医学道德责任,履行医学道德义务。

(四)树立医德信念

医德信念指医学生、医务人员对已形成的医德认识的真诚信仰和发自内心的强烈责任感。它在医德的"知、情、意、行"中处于核心地位,是医德品质结构中的主导内容,是推动医学生、医务人员产生医德行为的动力,也是医德认识转化为医德行为的中心环节。通过树立医德信念,帮助医学生和医务人员坚定医学道德意志和正确行为取向,其坚定性、稳定性和持久性的特点,能够持续实现医学生和医务人员自觉地、坚定不移地对医德言行进行自我监督、自我控制,在迷茫困惑时,不忘初心,坚韧不拔、百折不挠,方得始终。

(五)养成良好的医德行为和习惯

医德行为是医学道德的外在表现,是医学生和医务人员在一定医德认识、医德情感、医德信念和医德意志的共同作用下所表现出来的行为;医德习惯指医务人员在日常工作中形成的一种经常性、持续性、无需施加任何意志力和外界监督的自然而然的行为习惯。医德行为和习惯是医德教育的目的,是衡量医学生、医务人员医德水平高低、医德品质好坏的客观标志,也是医德教育的最终环节。通过医德教育,可以使医学生和医务人员自觉按照医学道德的基本原则和规范行事,自觉将良好的医学道德行为转变成医学道德习惯,坚定不移地以良好的医德行为履行医德责任。

从医德教育的整个过程来看,这五个过程相互促进、相互制约、相互渗透:提高医德认知是医德教育的前提和依据,培养医德情感和锻炼医德意志是必备的内在条件,确立医德信念是医德教育的核心和主导,养成良好的医德习惯是医德教育的目的。医德教育必须做到晓之以理、动之以情、炼之以志、导之以行、持之以恒,这样才能达到培养和提高医学生和医务人员医德品质的目的。

三、医德教育的特点

医德教育具有实践性、长期性和多样性的特点。

(一)医德教育的实践性

理论是行动的指南,缺乏医德理论教育,医学生、医务人员的行为就只能止步不前,跟不上社会和医学科学发展的需要。而医德教育本身具有很强的实践性,离开实践的医学道德规范是空洞的规范,离开医学道德规范的实践是盲目的实践。在医德教育过程中,要坚持理论联系实际的原则。

1. 明确教育目的 医德教育必须要有明确的目标,否则就会迷失方向。医德教育要适应时代和社会发展的客观要求,围绕培养具有高尚医德、全心全意为人民身心健康服务的医务人员的社会主义医学道德教育目的,结合中国特色社会主义市场经济、医药卫生体制改革及现代科学技术条件下医学道德面临的新课题,深入探讨,正确处理,自觉履行医学道德义务。

2. 理论联系实际 医德教育如果脱离了社会,离开了医学实践,就失去了教育的目的,不能有的放矢地解决问题。只有将医德理论同医德实践紧密结合,才能使医务人员在工作实践中得到切实有效的帮助,让医学道德的原则、规范变得更为具体,并从思想和行为上产生深刻的影响,进而深化和巩固医德认识,真正实现医德教育的目的。

3. 适应医学发展　随着医学科学的发展,医学道德领域出现了许多新问题,医学生和医务人员必须适应医学的发展,正确认识,恰当选择,要主动顺应医学模式的转变,进一步规范医学道德行为,不应仅停留在关心疾病的治疗,还要关注社会、心理因素对患者的影响等。

（二）医德教育的长期性

古人云:"无恒德者,不可以作医。"医德教育是一项长期性的工作。良好的医德品质形成是一个由浅入深、不断积累、长期教育的过程。医德认识需要由浅至深,由片面到全面,医德情感和医德信念需要持续积累、不断增强,医德习惯更需要长期坚持,逐渐养成。医学生和医务人员良好医德品质的塑造,不可能一蹴而就,而需要持之以恒,长期教育。面对社会环境中存在的非道德行为和道德困惑所带来的负面影响,也需要医学生和医务人员把医德教育作为长期战略任务,坚持不懈,常抓不怠。

（三）医德教育的多样性

医疗工作的复杂性决定了医德教育的多样性。医疗实践活动会因地区、环境、民族、宗教信仰、个人生活经验及社会习俗等不同而受到一定影响,医德教育的主导内容和主要方法应相应变革。医德教育内容要富有时代特色和具有极强的针对性和渗透力,医德教育方式则应多渠道、多方式结合,不断增强医德教育的说服力、吸引力和影响力。

1. 理论教育　通过课堂讲授、专题报告、电化教学、案例分析、参观访问等形式,充分传授医学道德的基本理论、原则和规范,提高医学生和医务人员的理论水平和认知能力,从而自觉地履行医德原则和规范。

2. 榜样示范　学习古今中外医德高尚的榜样事迹,使医学生和医务人员在精神上受到感染和熏陶,产生学习和仿效的愿望和行为,促进形成良好的医德品质。

3. 舆论扬抑　在医德教育中借助健康的集体舆论导向扬善抑恶的作用,形成鲜明的是非善恶观念和良好的医德医风氛围,促使医学生、医务人员自觉接受医德教育,不断反省和调控自己的医德行为,更好地履行道德责任。

4. 知行统一　把医德教育与医德实践紧密结合起来,将理论知识运用到医疗实践中,做到知行统一。通过有计划、有目的、有针对性的医德理论教育和实践教育,使医学生、医务人员更深刻地掌握医德知识,在实际医疗活动中培养良好的医德行为和习惯。

5. 自我教育　充分调动医学生、医务人员的积极性和创造性,通过主动学习、自我总结评价、自我反省修养等方式来提高自身的医德认识和医德觉悟。

6. 自我约束　随着互联网技术的日新月异,微博、微信平台传播应用广泛,也给医德教育带来新的问题,如利用互联网技术开展科普宣传、进行患者病情讨论、暴露患者隐私等情况。对此,医学生、医务人员要增强自我约束力,避免新的医德问题出现。

第二节　医德评价

一、医德评价概述

医德评价是医学道德实践活动的重要形式,是促使医务人员形成正确的医德观念和高尚的医德品质的重要社会因素。它也是一种无形的精神力量,对于提高医德品质、形成高尚的医德风尚、促进医学科学发展和推进社会主义精神文明建设有着重要的意义。

（一）医德评价的含义

医德评价是人们依据医德理论、原则和规范对医疗卫生机构及医务人员的医德行为所做出的善恶评判。根据评价主体不同,医德评价分为社会评价和自我评价两种。社会评价是患者和社会其他人员对医务人员行为、医疗卫生保健单位活动的道德评价。自我评价是医务人员对自身及其医疗卫生保健单位的道德评价。

（二）医德评价的作用

1. 裁决作用　医德评价是维护医德原则和规范的权威,它依据一定的医德原则和规范,对医务人员的行为进行善恶、荣辱的评判和裁决,促使医务人员自觉地拒恶从善。

2. 调节作用　医务人员在受到社会舆论的赞赏时会感到荣幸,受到批评时会感到痛苦;当自我评价问心无愧时会自豪欣慰,受良心谴责时则感到无地自容。每一次心理上的荣幸或痛苦、自豪或不安,都将对医务人员以后的医德行为产生调节作用。

3. 教育作用　医德评价活动是一种生动、具体的医德教育活动。通过医德评价,不仅能够使医务人员明确自己的责任,掌握衡量行为善恶的标准,了解作为善恶依据的动机、效果及其相互关系,而且能够使其从中深刻了解怎样克服某些医德缺陷,自觉选择符合医学道德的行为。

4. 促进作用　医德评价使医务人员个体和群体的医德水平得到提高,这有利于促进良好医风的发展。同时,医德水平的提高,有助于医务人员实现医疗技术与伦理的统一,从而有效解决在医学科学发展过程中遇到的伦理难题,进而促进医学科学和医疗卫生事业的不断发展。

二、医德评价的标准

医德评价标准是衡量医疗机构和医务人员医疗行为的善恶及其社会效果优劣的尺度和依据。新形势下,医务人员因所处的地域环境、受教育水平不同,加之个人道德认识和道德修养不同,在医德评价上存在很大差别。但是,是与非、善与恶总是有一定客观标准的,这种客观标准是根据广大人民群众的健康利益和社会进步而确定的。目前我国医德评价的客观标准主要有以下三条:

（一）疗效标准

即医疗行为是否有利于患者的康复或疾病的缓解和根除。这是衡量医疗行为是否符合道德的重要标准,也是医德评价标准中最主要的客观尺度。

（二）社会标准

即医疗行为是否有利于人类生存环境的保护和改善。随着社会的进步和医学科学的发展,人们对医学的需求越来越高,这就要求医务人员着眼于社会进步和发展,不仅要重视疾病的治疗和预防,还要重视对人类生存环境的保护和改善,重视群众卫生保健和人类的优生优育。

（三）科学标准

即医疗行为是否有利于医学科学的发展和进步。医学是保护人的生命、增进人类健康的科学。医学的发展对防病治病、促进健康起着重要作用。医务人员应该刻苦钻研业务,不畏艰险、不图名利,团结协作,大胆创新,不断攻克医学中的难题,促进医学科学的不断发展。

以上三条标准是相辅相成、不可或缺的有机整体,其中心和实质是维护患者身心健康利益,在根本上是一致的。

三、医德评价的依据和方式

（一）医德评价的依据

医德评价的依据指评价主体对照医德评价标准对医学行为或医学现象进行评价的若干根据。评价标准是评价进行的前提,评价依据则是评价标准所衡量对象的决定性因素。医

笔记栏

德评价依据主要包括动机与效果、目的与手段的辩证统一性。

1. 动机与效果的统一 动机与效果既相互对立,又相互联系、相互转化。医德动机是指医务人员在医疗活动之前的主观愿望和医疗活动过程中支配这一系列行为的动因,是行为的起点。医德效果在医疗实践中表现得最直接、最明显,是人们可以感知的客观事实,容易被人们所认识。马克思主义伦理学认为,在医德评价上坚持动机与效果辩证统一的观点,既要看动机,也要看效果,要把动机和效果统一到客观实践中。在医疗实践活动中,医务人员的动机以是否符合社会主义医德原则而分为医学动机和非医学动机。医学动机单纯为了防病治病,致力医学发展,服务人民群众身体健康;而非医学动机则往往会出现谋图私利、追逐名利等不良倾向。虽说好的动机产生好的效果,坏的动机产生坏的效果,但是在医疗实践活动中,由于医务人员个人医德修养、技术水平、工作作风等参差不齐,以致出现动机良好、效果不佳,动机不同、效果一样,或者动机相同、效果各异等多种复杂情况,这就要求人们在评价医务人员的动机与效果时,必须深入分析整个医疗过程,避免片面强调动机或效果,必须坚持动机与效果的辩证统一,才能得出真正客观、真实、准确的医德评价。

2. 目的与手段的统一 目的与手段是相互联系、相互制约的。医学目的是指医务人员在医疗实践活动中期望达到的目标。医学手段是指医务人员为达到某种目标所采取的方法和途径。目的决定手段,手段为目的服务,两者是辩证统一的。在医疗实践活动中,要按照医德原则的要求,严格遵循有效性、最优性、一致性、社会性原则,确立正确的医学目的,选择适合、恰当的医疗手段。所选择的医疗手段必须经过科学实践证明是有效的,具有最佳效果的,与患者病情发展变化相一致的,没有社会后果的。同时,必须坚持个人与集体统一的原则,服从集体利益高于个人利益,依靠集体力量,倡导团队精神,坚持集体智慧。当然,也要重视个人的力量和作用。在进行医德评价时,要始终坚持目的与手段的高度统一。

(二)医德评价的方式

医德评价的方式主要包括社会舆论、传统习俗和内心信念。社会舆论、传统习俗是医德评价的客观形式,内心信念是医德评价的主要形式。

1. 社会舆论 社会舆论是指公众对某种社会现象、事件或行为的看法和态度。可分为两类:有组织的正式舆论和非正式舆论。社会舆论是医德评价的客观方式,在医德评价中起着重要作用。但是社会舆论并非都是正确的,特别是非正式舆论。因此,在运用时要识别正误,区别对待,做到具体情况具体分析。

2. 传统习俗 传统习俗是人们在长期社会生活中逐步形成和沿袭下来的一种稳定的、习以为常的行为倾向。在种种传统习俗中,只有那些涉及患者健康利益、体现医务人员职业道德价值观念的习俗,才是医德评价时应该考虑的。

3. 内心信念 内心信念是人们对某种观念、原则和理想等所形成的真挚信仰。医务人员的内心信念指发自内心地对医德原则、规范和医德理想的正确性和崇高性的笃信,以及由此产生的实现医德义务的强烈责任感。它通过道德良心发挥自律作用,能促进医务人员自觉地进行善恶评价和行为选择。

在医德评价中,内心信念是个人走向更高道德境界的内在推动力。而以上三种方式在医德评价中是相辅相成、相互补充和相互促进的,只有综合运用,才能在医德评价中发挥更好的作用。

四、医德评价的方法和管理

(一)医德评价的方法

医德评价的方法可以分为定性评价和定量评价两种类型。

1. 定性评价 医德定性评价是指在一定范围、环境、条件或时限内,通过社会评价、同行评价、自我评价等方式,对医务人员的医德行为给予定性评价。

社会评价指社会、患者及其家属通过意见簿、意见箱、举报信箱、投诉电话等多种形式对医务人员或医疗单位的职业行为进行善恶判断。这种评价方式最为直接、具体和普遍。它依靠社会舆论的力量,表明倾向性态度,能很好地调整医务人员道德行为,增强医务人员内心信念,促进医学道德风尚的形成。为增加社会评价途径,增进社会评价效应,目前各医疗单位纷纷搭建平台,建立了医务公开制度、投诉制度、社会监督制度、患者座谈会制度、重患帮扶制度及开通医患沟通热线等,认真受理群众来信来访和投诉举报,倡导人性化医疗服务理念,全力构建相互信任的医患关系。同行评价指医务人员对同行的医疗行为所做的道德判断。这种评价方式专业性强、明晰度高、客观准确。它一般以科室为单位,结合日常检查、问卷调查、患者反映、投诉举报、表扬奖励等日常记录,采用同事间相互评价、科室负责人综合评价、医德考核评价小组最终评价的方式进行。自我评价指医务人员根据医德考评的内容和标准,对自己实际工作表现给予的评价。这种评价方式特殊,具有很强的针对性和增效性,能有效激励医务人员的精神力量,激发其崇高的医德责任感,实现医德评价的调节作用。

2. 定量评价 医学道德定量评价是指把医德所包含的医务人员的服务思想、服务态度、敬业精神、遵章守纪情况及医疗技术水平等具体内容加以量化,经过系统分析得出较为客观的评价结果。一般可采取"德、能、勤、绩"评价、百分制评分、模糊综合评价等多种方法。

"德、能、勤、绩"评价法是对医务人员的政治水平、政策态度、法制观念、组织纪律、职业道德、社会公德、学术技术地位、学术技术深度、科研能力、处理和解决难题能力、履职尽责能力,以及事业心、责任感、勤奋精神、协作精神、工作作风、遵守劳动纪律和规章制度、培养人才、立功受奖、工作绩效等方面分别进行评价,最终结论性判断定量评价结果。百分制评分法是将医德医风有关的内容以百分形式分项设置分值,并另列奖罚项目,分项考核计分,综合评分考核。模糊综合评价法是以模糊数学为基础,针对评价对象在定性和定量评价上的模糊性,应对模糊关系合成的原理,根据多个评价因素对被评判事物隶属等级状况进行综合评价的一种方法。在医疗实践活动中,可利用计算机编程,将满意、比较满意、一般满意、不满意、未表态等梯度标尺用于考核医务人员的服务思想、服务态度、工作作风、敬业精神、廉洁行医等,通过将上述内容列成矩阵,求取模糊数学的解,做出综合性的定量评价。

(二) 医德评价的管理

国家卫生行政部门先后出台了多项关于规范医疗机构从业人员行为、加强医务人员医德考评制度的指导意见,要求改变单一式考核评估现状,将评估方式融入日常医院管理细节,建立科学的评价指标,完善评价组织体系和操作程序,以互动式评价实现更加真实、准确、全面的医德评价。

1. 建立科学的评价指标体系 通过确定评价指标体系、组织落实和实施奖惩等环节对医务人员的医德进行准确评价,这是保证医务人员医德评价结果客观、准确、合理的重要条件,也是评价工作流程中不可缺少的关键环节。评价指标需要具备针对性、实践性、导向性、可评性、可比性、可操作性六个条件。

2. 完善评价的组织体系和操作程序 对医德评价实行归口管理,坚持实事求是、客观公正原则,坚持定性评价与定量评价相结合,平时考核与年度考核相结合,将考核纳入医院管理体系,纳入各岗位责任制,实行逐级考核评价。医疗单位医政、人事、纪检监察部门应与本级医德评价小组协作配合,建立健全组织领导、工作措施和台账资料,共同完成医德考评工作。其具体操作可采取建立医风医德档案、逐级负责、月考年累计的方法进行。同时,还要建立健全医学道德监督机制,通过医院医风办定期巡查和不定期抽查的方式实现内部监督,通过设立医德医风投诉专线和意见箱、走访患者、举办患者座谈会等实现患者监督,通过以聘请医德医风监督员实现社会监督等多种形式,确保医德评价的客观、公正。

第三节 医 德 修 养

一、医德修养概述

随着医学科学的迅猛发展和医药卫生体制改革的不断深化,研究医学道德修养、提高医务人员医学道德品质已成为医学伦理学的一项重要课题。医德修养是一种特殊的职业道德修养,具有独特的内容和要求,包括医德认识的提高、医德情感的培养、医德意志的锻炼、医德行为的训练和医德习惯的养成等。

(一)医德修养的含义

"修养"一词本意指通过内心反省,培养和陶冶性情,以达到完善人格。其在现代则包含多层意思:一是指有涵养的待人处事的态度;二是指"修身养性"的方法;三是指在政治、思想、道德品质和知识技能等方面经过长期锻炼和培养达到一定的水平。

医德修养是医务人员依照医德原则和规范进行自我教育、自我磨练,把社会主义医学道德基本原则和规范转化为个人医学道德品质,经过长期医疗实践的磨炼所达到的能力和思想品质。

(二)医德修养的境界

医德修养的境界是指医务人员经过医德修养达到的程度。目前,我国医务人员的道德境界主要有四种。

1. 极端自私的道德境界 这种医德境界是私有制的产物,这种境界的人的人生观是自私自利的个人主义,把私利当作神圣不可侵犯的东西,一切都以是否有利于私利为转移。他们把医疗职业作为获得个人私利的手段、谋取私利的资本,对患者的态度完全取决于自己获得利益的多少。这种人的医德境界是同社会主义医德义务的要求相违背的。尽管这种医务人员只是极少数,但危害很大,影响极坏,必须予以重点教育,促其转变。

2. 先私后公的道德境界 这种医德境界是非社会主义道德的表现,这种境界的人往往把个人利益看得很重,服务态度不稳定,责任心和服务质量时好时坏。当患者、集体和社会的利益与个人利益相一致时,尚能考虑患者、集体和社会的利益;而当患者、集体和社会的利益与个人利益发生矛盾时,就会把个人利益放在首位。这种境界的人在我国现阶段医务人员中占有一定比例,直接影响医疗服务质量。如不及时进行医德教育和引导,极易滑向极端自私的道德境界中。

3. 先公后私的道德境界 这种医德境界是社会主义道德的体现,也是我国现阶段大多数医务人员的道德境界。处于这种医德境界的医务人员能够正确处理个人、集体和他人三者的利益。他们虽然也关心个人利益,但能够做到以集体利益和他人利益为重,做到先集体、先他人,后个人。他们关心患者疾苦,对工作认真负责,愿意多做奉献而不计较报酬。处于这种道德境界的医务人员,只要坚持医德修养,就可以向高层次的道德境界转化。

4. 大公无私的道德境界 这是医德境界的最高层次,是共产主义道德的体现。处于这种医德境界的医务人员虽然是少数,但是代表了医德修养发展的方向,具有榜样的示范和导向作用。他们以有利于患者、集体和社会的利益为行为准则,对患者极端热忱,对工作极端负责,对技术精益求精,工作中全心全意为人民的健康服务,时时、事事、处处体现出毫不利己、专门利人的精神,甚至为了患者、集体、国家的利益,毫不犹豫地做出自我牺牲,其高尚的医德行为达到了"慎独"的境界。"慎独"是我国伦理学特有的范畴。儒家《礼记·中庸》中记载:"莫见乎隐,莫显乎微,故君子慎其独也。"伦理上所讲的"慎独",就是凡是不应该做的事,在个人独处的情况下,即使在很隐蔽的地方或微小的事情上,也要谨慎从事,自觉坚守道德信念,遵守道德原则和规范。"慎独"在医德修养中尤为重要,既是医德修养的一种方法和境界,也是一种自律。

以上四种不同的医德修养境界是客观存在的,但并不是一成不变的,经过不断的医德教育和自身修养,医务人员的医德修养境界可以由较低层次上升到较高层次;相反,放松教育和要求,则必然导致医德修养境界的下滑,甚至出现违纪犯法行为。

（三）医德修养的意义

1. 有助于提高医务人员的医学道德素质　医务人员医学道德素质的提高,一靠外在的医德教育,二靠医务人员自身的医德修养。加强医德修养,有助于促进医务人员主动地将医学道德原则和规范转化为内心信念,将他律转化为自律,加强自身的学习、锻炼、反省和改造,从而不断提高自身的道德水平和整体素质。可见,医务人员医学道德素质的形成和提高,医德教育是外在条件,医德修养是内在依据,两者相辅相成,共同培育医务人员的医学道德素质和理想人格。

2. 有助于提高医疗工作质量　具有良好医德修养的医务人员能做到充分运用自己所有理论知识和技术水平,精心为患者诊治疾病,使患者得到有效治疗。因此,医德修养水平的高低直接关系到患者的根本利益,直接影响医疗质量的好坏。医务人员只有加强医学道德修养,培养强烈的事业心、责任感和使命感,才能圆满完成本职工作,促进医疗工作质量的提高。

3. 有助于形成良好的医德医风　在医疗卫生服务中,患者缺乏医学专业知识,难以对医务人员的行为进行全面的监督和评价,因此,医务人员医疗服务质量的优劣主要取决于医务人员的医德修养水平。道德教育具有强烈的感染性和从众性,医务人员加强了自身的医德修养,必然会对所在单位的其他科室、部门和医务人员产生一定程度的影响,进而对一个单位良好医德医风的形成起到促进作用。

4. 有助于加强社会主义精神文明建设　在社会主义初级阶段,精神文明建设是社会主义建设的重要任务。医院是社会的一个窗口,汇集着社会上从事各种职业的人。医务人员医德修养水平的高低,对社会其他成员的道德认识有着极大的影响。因此,提高医务人员的医德修养,对于推动各行各业的职业道德建设、促进社会风气的良性循环、加强社会主义精神文明建设有着重要的意义。

二、医德修养的途径和方法

（一）医德修养的途径

医务人员的医德修养需要结合社会实践进行,其高尚医德品质的形成和人的正确思想认识一样,来源于社会实践。医疗实践是产生高尚医德的基础,是检验医德修养的标准,是推动医德修养的动力,也是进行医德修养的目的。

1. 勤学理论　医务人员进行医德修养,首先要认真学习医学道德知识,掌握基本的医学道德规范要求,提高医学道德认识,同时还要了解社会发展和医学进步对医学道德建设提出的新要求,并将掌握的这些理论内化为高尚的医学道德意识,指导自己的医疗实践,明辨是非善恶,懂得如何取舍,不断提高自己的医德修养境界。

2. 躬亲实践 医务人员要做到知与行的高度统一,积极参加社会的医疗实践,在不断的自我锻炼和磨练中逐步达到高层次的医德境界。只有结合医疗实践,身体力行,才能认识到自己的哪些行为是合乎道德的,哪些行为是不合乎道德的,才能不断克服、修正自身不足,做到言行一致,达到培养高尚医德品质的目的。

(二) 医德修养的方法

1. 贵在自觉 医德修养是一个自我剖析、自我教育、自我改造和自我提高的过程。在这一过程中,外部的条件和影响虽然起到一定的作用,但关键还取决于个人有没有高度的自觉性。医务人员要做到自觉,首先要认真学习医德的理论知识,掌握社会主义医德的原则和规范,以此来指导自己的医德修养和实践。其次,要积极开展自我批评,敢于剖析自己。通过对医疗作风、态度等方面进行自我反省、剖析和自我批评,以善、正、是战胜恶、邪、非,不断提高自己的医德水平。最后,要敢于对不道德的观念和言行,如"金钱至上"、以医谋私等,进行斗争和批评。这也是医德修养自觉性的要求,有助于医德修养的升华。

2. 持之以恒 高尚医德品质的形成,既非一蹴而就,也不能一劳永逸。由于医德的内容会随着社会进步和医学发展而不断变化,因此医务人员的医德修养是一个长期的不断修炼和提高的过程,必须坚持不懈、持之以恒。特别是在履行医德义务遇到困难和阻力、面对各种诱惑时,更需要医务人员具有坚强的意志、毅力和勇气。

3. 力求"慎独" "慎独"既是一种医德修养方法,也是一种高尚的医德境界。由于职业的特点,医务人员的工作常常是在独立操作的情况下进行的,而且专业性强,业外人员很难进行监督,因此医务人员是否认真负责,在很大程度上依靠自己的自觉性和责任感,即全靠医务人员的"慎独"修养。"慎独"境界虽高,但并非高不可攀。医务人员要自觉地把"慎独"作为一项重要的医德要求,时时、事事、处处按医德标准来约束自己,不论在何种情况下都自觉履行医德义务,做到"慎独"。要达到这种境界,需要经过长期的医德修养和磨炼。

●(唐雪梅)

复习思考题

1. 医德教育的过程、特点和方法有哪些?

2. 什么是医德评价? 医德评价的标准和方式有哪些?

3. 医德修养的含义、途径和方法是什么?

附录　医学伦理学相关资料

一、论大医精诚（节选）

学人必须博极医源，精勤不倦，不得道听途说，而言医道已了，深自误哉。

凡大医治病，必当安神定志，无欲无求，先发大慈恻隐之心，誓愿普救含灵之苦。若有疾厄来求救者，不得问其贵贱贫富，长幼妍媸，怨亲善友，华夷愚智，普同一等，皆如至亲之想；亦不得瞻前顾后，自虑吉凶，护惜身命。见彼苦恼，若己有之，深心凄怆，勿避崄巇，昼夜寒暑，饥渴疲劳，一心赴救，无作功夫形迹之心。如此可为苍生大医，反此则是含灵巨贼。

……

其有患疮痍下痢，臭秽不可瞻视，人所恶见者，但发惭愧、凄怜、忧恤之意，不得起一念蒂芥之心，是吾之志也。

夫大医之体，欲得澄神内视，望之俨然，宽裕汪汪，不皎不昧。省病诊疾，至意深心；详察形候，纤毫勿失；处判针药，无得参差。虽曰病宜速救，要须临事不惑，唯当审谛覃思；不得于性命之上，率尔自逞俊快，邀射名誉，甚不仁矣！又到病家，纵绮罗满目，勿左右顾眄；丝竹凑耳，无得似有所娱；珍馐迭荐，食如无味，醽醁兼陈，看有若无……

夫为医之法，不得多语调笑，谈谑喧哗，道说是非，议论人物，炫耀声名，訾毁诸医，自矜己德。偶然治差一病，则昂头戴面，而有自许之貌，谓天下无双，此医人之膏肓也……医人不得恃己所长，专心经略财物，但作救苦之心……

二、陈实功医家五戒十要

五戒：

一戒：凡病家大小贫富人等请视者，便可往之。勿得迟延厌弃，欲往而不往，不为平易。药金毋论轻重有无，当尽力一例施治，自然生意日增，毋伤方寸。

二戒：凡视妇女，及孀妇尼僧人等，必候侍者在旁，然后入房诊视。倘旁无伴，不可自看，设有不便之患。更宜真诚窥视，虽对内人，亦不可谈，此因闺阃故也。

三戒：不得出脱病家珠珀珍贵等物，送家合药，以虚存假换。如果该用，令彼自制入之，倘服不效，自无疑谤。亦不得称扬彼家物色之好，凡此等非君子也。

四戒：凡为医者，不可行药登山，携酒游玩，又不可片时离去。凡有抱病至者，必当亲视，用意发药，又要根据经写出药帖，不可杜撰药方，受人驳问。

五戒：凡娼妓及私伙家请看，亦当正己，视如良家子女，不可任意儿戏，以取不正。视毕便回，贫家者药金可璧，看病回，只可与药，不可再去，以图邪淫之报。

十要：

一要：先知儒理，然后方知医业。或内或外，勤读先古明医确论之书，须旦夕手不释卷，一一参明，融化机变。印之在心，慧之于目，凡临症时，自无差谬矣。

二要：选买药品，必遵雷公炮炙。药有根据方修合者，又有因病随时加减者，汤散宜近备，丸丹须预制，膏药愈久愈灵，线药越陈越异。药不吝珍，终久必济。

三要：凡乡井同道之士，不可轻侮傲慢，交接切要谦和谨慎。年尊者恭敬之，有学人师视之，骄傲者逊让之，不及者荐拔之，如此自无谤怨，信和为贵也。

四要：治家与治病同，人之不惜元气，斫丧太过，百病生焉。轻则支离身体，重则丧命。治家若不固根本而奢华，费用太过，流荡日生，轻则无积，重则贫窘。

五要：人之受命于天，不可负天之命。凡欲进取，当知彼心愿否，体认天道顺逆，顺取人缘相庆，逆取子孙不吉。为人何不轻利远害，以防报之业也。

六要：凡里中亲友人情，除婚丧疾病庆贺外，其余家务，至于馈送来往之礼，不可求奇好胜。饭食只可一鱼一菜，一则省费，二则惜禄，谓广求不如俭用。

七要：贫窭之家，及游食僧道，衙门差役人等，凡求看病，不可要他药钱，只当奉药。再遇贫难者，当量力微赠，方为仁术。不然，有药而无火食者，其命难保。

八要：凡有所蓄，随其大小盒饭，置买产业，以为根本。不可收买玩器，及不紧物件，浪费钱财。又不可做入银会酒会，有妨生意。必当一例禁之，自绝谤怨。

九要：凡应用各样物具，俱要精备齐整，不得临时缺少。又古今前贤书籍，及近时名公新刊医理词说，必购备参阅，以进学问，此诚为医之本务也。

十要：凡奉官衙所请，必当速去，毋得怠缓。要诚意恭敬，告明病源，开具方药。病愈之后，不得图求匾礼，亦不得言说民情，致生罪戾。闲不近公，自当守法。

三、纽伦堡法典

第二次世界大战以后，在德国纽伦堡组织了国际军事法庭审判纳粹战犯，《纽伦堡法典》是1946年审判纳粹战争罪犯的纽伦堡国际军事法庭决议的一部分，它牵涉人体实验的十点声明，其基本原则有二，一是必须有利于社会，二是应该符合伦理道德和法律观点，因而又称为《纽伦堡十项道德准则》。此文件的精神在某种程度上被1964年第13届世界医学会通过的《赫尔辛基宣言》所接受，成为人体实验的指导方针。《纽伦堡法典》的全文如下：

1. 受试者的自愿同意绝对必要。

这意味着接受试验的人有同意的合法权利；应处于有选择自由的地位，不受任何势力的干涉、欺瞒、蒙蔽、挟持、哄骗或者其他某种隐蔽形式的压制或强迫；对于实验的项目有充分的知识和理解，足以作出肯定决定之前，必须让他知道实验的性质、期限和目的；实验方法及采取的手段；可以预料得到的不便和危险，对其健康或可能参与实验的人的影响。

确保同意的质量的义务和责任，落在每个发起、指导和从事这个实验的个人身上。这只是一种个人的义务和责任，并不是代表别人，自己却可以逍遥法外。

2. 实验应该收到对社会有利的富有成效的结果，用其他研究方法或手段是无法达到的，在性质上不是轻率和不必要的。

3. 实验应该立足于动物实验取得结果，对疾病的自然历史和别的问题有所了解的基础上，经过研究，参加实验的结果将证实原来的实验是正确的。

4. 实验进行必须力求避免在肉体上和精神上的痛苦和创伤。

5. 事先就有理由相信会发生死亡或残废的实验一律不得进行，除了实验的医生自己也成为受试者的实验不在此限。

6. 实验的危险性，不能超过实验所解决问题的人道主义的重要性。

7. 必须作好充分准备和有足够能力保护受拭者排除哪怕是微之又微的创伤、残废和死亡的可能性。

8. 实验只能由科学上合格的人进行。进行实验的人员,在实验的每一阶段都需要有极高的技术和管理。

9. 当受试者在实验过程中,已经到达这样的肉体与精神状态,即继续进行已经不可能的时候,完全有停止实验的自由。

10. 在实验过程中,主持实验的科学工作者,如果他有充分理由相信即使操作是诚心诚意的,技术也是高超的,判断是审慎的,但是实验继续进行,受试者照样还要出现创伤、残废和死亡的时候,必须随时中断实验。

四、赫尔辛基宣言

（2013 年 10 月第 64 届世界医学会联合大会修订）

《赫尔辛基宣言》全称《世界医学协会赫尔辛基宣言》,该宣言制定了涉及人体对象医学研究的道德原则,是一份包括以人作为受试对象的生物医学研究的伦理原则和限制条件,也是关于人体试验的第二个国际文件,比《纽伦堡法典》更加全面、具体和完善。

前言

1. 世界医学会（WMA）制定《赫尔辛基宣言》,是作为关于涉及人类受试者的医学研究,包括对可确定的人体材料和数据的研究,有关伦理原则的一项声明。

《宣言》应整体阅读,其每一段落应在顾及所有其他相关段落的情况下方可运用。

2. 与世界医学会的授权一致,《宣言》主要针对医生。但世界医学会鼓励其他参与涉及人类受试者的医学研究的人员采纳这些原则。

一般原则

3. 世界医学会的《日内瓦宣言》用下列词语约束医生:"我患者的健康是我最首先要考虑的。"《国际医学伦理标准》宣告:"医生在提供医护时应从患者的最佳利益出发。"

4. 促进和保护患者的健康,包括那些参与医学研究的患者,是医生的责任。医生的知识和良心应奉献于实现这一责任的过程。

5. 医学的进步是以研究为基础的,这些研究必然包含了涉及人类受试者的研究。

6. 涉及人类受试者的医学研究,其基本目的是了解疾病的起因、发展和影响,并改进预防、诊断和治疗干预措施（方法、操作和治疗）。即使对当前最佳干预措施也必须通过研究,不断对其安全性、效果、效率、可及性和质量进行评估。

7. 医学研究应符合的伦理标准是,促进并确保对所有人类受试者的尊重,并保护他们的健康和权利。

8. 若医学研究的根本目的是为产生新的知识,则此目的不能凌驾于受试者个体的权利和利益之上。

9. 参与医学研究的医生有责任保护受试者的生命、健康、尊严、公正、自主决定权、隐私和个人信息。保护受试者的责任必须由医生或其他卫生保健专业人员承担,决不能由受试者本人承担,即使他们给予同意的承诺。

10. 医生在开展涉及人类受试者的研究时,必须考虑本国伦理、法律、法规所制定的规范和标准,以及适用的国际规范和标准。本《宣言》所阐述的任何一项受试者保护条款,都不能在国内或国际伦理、法律、法规所制定的规范和标准中被削减或删除。

11. 医学研究应在尽量减少环境损害的情况下进行。

12. 涉及人类受试者的医学研究必须由受过适当伦理和科学培训,且具备资质的人员来开展。对患者或健康志愿者的研究要求由一名能胜任的并具备资质的医生或卫生保健专业人员负责监督管理。

13. 应为那些在医学研究中没有被充分代表的群体提供适当的机会,使他们能够参与到研究之中。

14. 当医生将医学研究与临床医疗相结合时,只可让其患者作为研究受试者参加那些于潜在预防、诊断或治疗价值而言是公正的,并有充分理由相信参与研究不会对患者健康带来负面影响的研究。

15. 必须确保因参与研究而受伤害的受试者得到适当的补偿和治疗。

风险、负担和获益

16. 在医学实践和医学研究中,绝大多数干预措施具有风险,并有可能造成负担。

只有在研究目的的重要性高于受试者的风险和负担的情况下,涉及人类受试者的医学研究才可以开展。

17. 所有涉及人类受试者的医学研究项目在开展前,必须认真评估该研究对个人和群体造成的可预见的风险和负担,并比较该研究为他们或其他受影响的个人或群体带来的可预见的益处。

必须考量如何将风险最小化。研究者必须对风险进行持续监控、评估和记录。

18. 只有在确认对研究相关风险已做过充分的评估并能进行令人满意的管理时,医生才可以参与到涉及人类受试者的医学研究之中。

当发现研究的风险大于潜在的获益,或已有决定性的证据证明研究已获得明确的结果时,医生必须评估是继续、修改还是立即结束研究。

弱势的群体和个人

19. 有些群体和个人特别脆弱,更容易受到胁迫或者额外的伤害。

所有弱势的群体和个人都需要得到特别的保护。

20. 仅当研究是出于弱势人群的健康需求或卫生工作需要,同时又无法在非弱势人群中开展时,涉及这些弱势人群的医学研究才是正当的。此外,应该保证这些人群从研究结果,包括知识、实践和干预中获益。

科学要求和研究方案

21. 涉及人类受试者的医学研究必须符合普遍认可的科学原则,这应基于对科学文献、其他相关信息、足够的实验和适宜的动物研究信息的充分了解。实验动物的福利应给予尊重。

22. 每个涉及人类受试者的研究项目的设计和操作都必须在研究方案中有明确的描述。

研究方案应包括与方案相关的伦理考量的表述,应表明本《宣言》中的原则是如何得到体现的。研究方案应包括有关资金来源、申办方、隶属机构、潜在利益冲突、对受试者的诱导,以及对因参与研究而造成的伤害所提供的治疗和／或补偿条款等。

临床试验中,研究方案还必须描述试验后如何给予适当的安排。

研究伦理委员会

23. 研究开始前,研究方案必须提交给相关研究伦理委员会进行考量、评估、指导和批准。该委员会必须透明运作,必须独立于研究者、申办方及其他任何不当影响之外,并且必须有正式资质。该委员会必须考虑到本国或研究项目开展各国的法律、法规,以及适用的国际规范和标准,但是本《宣言》为受试者所制定的保护条款决不允许被削减或删除。

该委员会必须有权监督研究的开展,研究者必须向其提供监督的信息,特别是关于严重不良事件的信息。未经该委员会的审查和批准,不可对研究方案进行修改。研究结束后,研究者必须向委员会提交结题报告,包括对研究发现和结论的总结。

隐私和保密

24. 必须采取一切措施保护受试者的隐私并对个人信息进行保密。

知情同意

25. 个人以受试者身份参与医学研究必须是自愿的。尽管与家人或社区负责人进行商议可能是恰当的,但是除非有知情同意能力的个人自由地表达同意,不然他/她不能被招募进入研究项目。

26. 涉及人类受试者的医学研究,每位潜在受试者必须得到足够的信息,包括研究目的、方法、资金来源、任何可能的利益冲突、研究者组织隶属、预期获益和潜在风险、研究可能造成的不适等任何与研究相关的信息。受试者必须被告知其拥有拒绝参加研究的权利,以及在任何时候收回同意退出研究而不被报复的权利。特别应注意为受试者个人提供他们所需要的具体信息,以及提供信息的方法。

在确保受试者理解相关信息后,医生或其他合适的、有资质的人应该设法获得受试者自由表达的知情同意,最好以书面形式。如果同意不能以书面形式表达,那么非书面的同意必须进行正式记录并有证明人在场。

必须向所有医学研究的受试者提供获得研究预计结果相关信息的选择权。

27. 如果潜在受试者与医生有依赖关系,或有被迫表示同意的可能,在设法获得其参与研究项目的知情同意时,医生必须特别谨慎。在这种情况下,知情同意必须由一位合适的、有资质的、且完全独立于这种关系之外的人来获取。

28. 如果潜在受试者不具备知情同意的能力,医生必须从其法定代理人处设法征得知情同意。这些不具备知情同意能力的受试者决不能被纳入到对他们没有获益可能的研究之中,除非研究的目的是为了促进该受试者所代表人群的健康,同时研究又不能由具备知情同意能力的人员代替参与,并且研究只可能使受试者承受最小风险和最小负担。

29. 当一个被认为不具备知情同意能力的潜在受试者能够表达是否参与研究的决定时,医生在设法征得其法定代理人的同意之外,还必须征询受试者本人的这种表达。受试者的异议应得到尊重。

30. 当研究涉及身体或精神上不具备知情同意能力的受试者时(比如无意识的患者),只有在阻碍知情同意的身体或精神状况正是研究目标人群的一个必要特点的情况下,研究方可开展。在这种情况下,医生必须设法征得法定代理人的知情同意。如果缺少此类代理人,并且研究不能被延误,那么该研究在没有获得知情同意的情况下仍可开展,前提是参与研究的受试者无法给予知情同意的具体原因已在研究方案中被描述,并且该研究已获得伦理委员会批准。即便如此,仍应尽早从受试者或其法定代理人那里获得继续参与研究的同意意见。

31. 医生必须完全地告知患者在医疗护理中与研究项目有关的部分。患者拒绝参与研究或中途退出研究的决定,绝不能妨碍患者与医生之间的关系。

32. 对于使用可辨识的人体材料或数据的医学研究,通常情况下医生必须设法征得对收集、分析、存放和/或再使用这些材料或数据的同意。有些情况下,同意可能难以或无法获得,或者为得到同意可能会对研究的有效性造成威胁。在这些情况下,研究只有在得到一个伦理委员会的审查和批准后方可进行。

安慰剂使用

33. 一种新干预措施的获益、风险、负担和有效性,必须与已被证明的最佳干预措施进行对照试验,除非在下列情况下:

在缺乏已被证明有效的干预措施的情况下,在研究中使用安慰剂或无干预处理是可以接受的;或者有强有力的、科学合理的方法论支持的理由相信,使用任何比现有最佳干预低效的干预措施、或使用安慰剂、或无干预处理对于确定一种干预措施的有效性和安全性是必要的。

并且接受任何比现有最佳干预低效的干预措施、或使用安慰剂、或无干预处理的患者,不会因未接受已被证明的最佳干预措施而遭受额外的、严重或不可逆伤害的风险。

要特别注意,对这种选择必须极其谨慎以避免滥用。

试验后规定

34. 在临床试验开展前,申办方、研究者和主办国政府应制定试验后规定,以照顾所有参加试验,并仍需要获得在试验中确定有益的干预措施的受试者。此信息必须在知情同意过程中向受试者公开。

研究的注册、出版和结果发布

35. 每项涉及人类受试者的研究在招募第一个受试者之前,必须在可公开访问的数据库进行登记。

36. 研究者、作者、申办方、编辑和出版者对于研究成果的出版和发布都有伦理义务。研究者有责任公开他们涉及人类受试者的研究结果,并对其报告的完整性和准确性负责。他们的报告应遵守被广泛认可的伦理指南。负面的、不确定的结果必须和积极的结果一起发表,或通过其他途径使公众知晓。资金来源、机构隶属和利益冲突必须在出版物上公布。不遵守本《宣言》原则的研究报告不应被接受发表。

临床实践中未经证明的干预措施

37. 对个体的患者进行治疗时,如果被证明有效的干预措施不存在或其它已知干预措施无效,医生在征得专家意见并得到患者或其法定代理人的知情同意后,可以使用尚未被证明有效的干预措施,前提是根据医生的判断这种干预措施有希望挽救生命、重建健康或减少痛苦。随后,应将这种干预措施作为研究对象,并对评估其安全性和有效性进行设计。在任何情况下,新信息都必须被记录,并在适当的时候公之于众。

五、医学生誓言

(1991 年中华人民共和国国家教育委员会高等教育司颁布)

(试行)

健康所系,性命相托。

当我步入神圣医学学府的时刻,谨庄严宣誓:

我志愿献身医学,热爱祖国,忠于人民,恪守医德,尊师守纪,刻苦钻研,孜孜不倦,精益求精,全面发展。

我决心竭尽全力除人类之病痛,助健康之完美,维护医术的圣洁和荣誉。救死扶伤,不辞艰辛,执着追求,为祖国医药卫生事业的发展和人类身心健康奋斗终生。

六、医疗机构从业人员行为规范(节选)

(卫生部、国家食品药品监督管理局、国家中医药管理局 2012 年 6 月 26 日联合印发)

(一)从业规范

1. 以人为本,践行宗旨。坚持救死扶伤、防病治病的宗旨,发扬大医精诚理念和人道主义精神,以病人为中心,全心全意为人民健康服务。

2. 遵纪守法,依法执业。自觉遵守国家法律法规,遵守医疗卫生行业规章和纪律,严格执行所在医疗机构各项制度规定。

3. 尊重患者,关爱生命。遵守医学伦理道德,尊重患者的知情同意权和隐私权,为患者保守医疗秘密和健康隐私,维护患者合法权益;尊重患者被救治的权利,不因种族、宗教、地域、贫富、地位、残疾、疾病等歧视患者。

4. 优质服务,医患和谐。言语文明,举止端庄,认真践行医疗服务承诺,加强与患者的交流与沟通,积极带头控烟,自觉维护行业形象。

5. 廉洁自律,恪守医德。弘扬高尚医德,严格自律,不索取和非法收受患者财物,不利用执业之便谋取不正当利益;不收受医疗器械、药品、试剂等生产、经营企业或人员以各种名义、形式给予的回扣、提成,不参加其安排、组织或支付费用的营业性娱乐活动;不骗取、套取基本医疗保障资金或为他人骗取、套取提供便利;不违规参与医疗广告宣传和药品医疗器械促销,不倒卖号源。

6. 严谨求实,精益求精。热爱学习,钻研业务,努力提高专业素养,诚实守信,抵制学术不端行为。

7. 爱岗敬业,团结协作。忠诚职业,尽职尽责,正确处理同行同事间关系,互相尊重,互相配合,和谐共事。

8. 乐于奉献,热心公益。积极参加上级安排的指令性医疗任务和社会公益性的扶贫、义诊、助残、支农、援外等活动,主动开展公众健康教育。

(二) 医师规范

1. 遵循医学科学规律,不断更新医学理念和知识,保证医疗技术应用的科学性、合理性。

2. 规范行医,严格遵循临床诊疗和技术规范,使用适宜诊疗技术和药物,因病施治,合理医疗,不隐瞒、误导或夸大病情,不过度医疗。

3. 学习掌握人文医学知识,提高人文素质,对患者实行人文关怀,真诚、耐心与患者沟通。

4. 认真执行医疗文书书写与管理制度,规范书写、妥善保存病历材料,不隐匿、伪造或违规涂改、销毁医学文书及有关资料,不违规签署医学证明文件。

5. 依法履行医疗质量安全事件、传染病疫情、药品不良反应、食源性疾病和涉嫌伤害事件或非正常死亡等法定报告职责。

6. 认真履行医师职责,积极救治,尽职尽责为患者服务,增强责任安全意识,努力防范和控制医疗责任差错事件。

7. 严格遵守医疗技术临床应用管理规范和单位内部规定的医师执业等级权限,不违规临床应用新的医疗技术。

8. 严格遵守药物和医疗技术临床试验有关规定,进行实验性临床医疗,应充分保障患者本人或其家属的知情同意权。

(三) 护士规范

1. 不断更新知识,提高专业技术能力和综合素质,尊重关心爱护患者,保护患者的隐私,注重沟通,体现人文关怀,维护患者的健康权益。

2. 严格落实各项规章制度,正确执行临床护理实践和护理技术规范,全面履行医学照顾、病情观察、协助诊疗、心理支持、健康教育和康复指导等护理职责,为患者提供安全优质的护理服务。

3. 工作严谨、慎独,对执业行为负责。发现患者病情危急,应立即通知医师;在紧急情况下为抢救垂危患者生命,应及时实施必要的紧急救护。

4. 严格执行医嘱,发现医嘱违反法律、法规、规章或者临床诊疗技术规范,应及时与医师沟通或按规定报告。

5. 按照要求及时准确、完整规范书写病历,认真管理,不伪造、隐匿或违规涂改、销毁病历。

(四) 药师规范

1. 严格执行药品管理法律法规,科学指导合理用药,保障用药安全、有效。

2. 认真履行处方调剂职责,坚持查对制度,按照操作规程调剂处方药品,不对处方所列药品擅自更改或代用。

3. 严格履行处方合法性和用药适宜性审核职责。对用药不适宜的处方,及时告知处方医师确认或者重新开具;对严重不合理用药或者用药错误的,拒绝调剂。

4. 协同医师做好药物使用遴选和患者用药适应症、使用禁忌、不良反应、注意事项和使用方法的解释说明，详尽解答用药疑问。

5. 严格执行药品采购、验收、保管、供应等各项制度规定，不私自销售、使用非正常途径采购的药品，不违规为商业目的统方。

6. 加强药品不良反应监测，自觉执行药品不良反应报告制度。

（五）医技规范

1. 认真履行职责，积极配合临床诊疗，实施人文关怀，尊重患者，保护患者隐私。

2. 爱护仪器设备，遵守各类操作规范，发现患者的检查项目不符合医学常规的，应及时与医师沟通。

3. 正确运用医学术语，及时、准确出具检查、检验报告，提高准确率，不谎报数据，不伪造报告。发现检查检验结果达到危急值时，应及时提示医师注意。

4. 指导和帮助患者配合检查，耐心帮助患者查询结果，对接触传染性物质或放射性物质的相关人员，进行告知并给予必要的防护。

5. 合理采集、使用、保护、处置标本，不违规买卖标本，谋取不正当利益。

七、中国医师道德准则

（中国医师协会 2014 年 6 月 25 日发布）

引言

《中国医师道德准则》规范了医师的道德底线，促使医师把职业谋生手段升华为职业信仰；医师应遵从行业自律的要求，以医师职业为荣，笃行中国医师道德准则，赢得社会的尊重，让医学的文化得以传承和发扬。

一、基本准则

1. 坚持患者至上，给予患者充分尊重。

2. 敬畏生命，以悲悯之心给予患者恰当的关怀与照顾。

3. 不因任何因素影响自己的职业行为，拒绝参与或支持违背人道主义的行为。

4. 在临床实践、教学、研究、管理或宣传倡导中，承担符合公众利益的社会责任。

5. 终身学习，不断提高专业知识和技能。

6. 以公平、公正的原则分配医疗资源，使其发挥最大效益。

7. 维护职业荣耀与尊严，保持良好执业状态。

二、医师与患者

8. 不因患者年龄、性别、婚姻状况、政治关系、种族、宗教信仰、国籍、出身、身体或精神状况、性取向或经济地位等原因拒绝收治或歧视患者。

9. 耐心倾听患者陈述，建立相互尊重的合作式医患关系。

10. 以患者可以理解的语言或方式与之进行交流，并尽可能回答患者提出的问题。不以不实的宣传或不正当的手段误导、吸引患者。

11. 不以所学的医学知识和专业技术危害患者或置患者于不必要的风险处境。

12. 医师不应将手术、特殊检查和治疗前的知情同意视为免责或自我保护的举措，更不应流于形式或视为负担，而应重视与患者的沟通和宣教。

13. 医师享有对患者处方、治疗或转诊等技术决策的自主权，当患者利益可能受到损害而医师本人无力解决时，应主动通过相关途径寻求解决。

14. 选择适宜的医疗措施，对于经济困难的患者尽量给予医疗帮助或协助其寻找救助途径。

15. 追随医学进步，不断更新知识，通过自我提升，更好帮助患者。

16. 在医疗实践中，严格区分治疗行为与实验行为，恪守职业道德。

17. 正确评价自己的医疗能力,在个人技术有局限性时,应与同事商讨或寻求帮助,以求得到合理诊疗方案。

18. 在临床实践中应时刻关注可能威胁患者安全的危险因素,并积极向管理者提出危险预警和改进建议。

19. 在指导医学生临床诊疗活动中应避免给患者带来身心损害。

20. 慎重对待患者对于维持生命治疗的选择。尊重丧失能力患者在其丧失能力之前所表达的意愿,可通过生前遗嘱、替代同意等方式,最大限度地保护患者的权益。

21. 为患者保守秘密,避免在公共场合讨论或评论涉及患者隐私或有身份识别的信息。

22. 除信息公开可能对患者造成伤害而需要隐瞒信息的情况外,患者有权知道病历上与其相关的信息及健康状况,但病历上如涉及第三者的保密信息,医师则应征得第三者同意才可以告知患者。

23. 尊重患者的合理要求和选择,尊重其接受或拒绝任何医疗建议的权利。

24. 面对失去意识的急危患者,应寻求法定代理人的同意,在无法联系患者法定代理人时,医师可默认为患者同意,报经医疗机构管理者或授权负责人同意后施救。对自杀患者,也应挽救其生命。

25. 对行为能力受限的患者,应尽量让其在诊疗过程中参与决策。

26. 如果患者法定代理人或授权人禁止为患者提供必要的治疗时,医师有义务提出异议,如在危急时则以患者利益至上而从事医疗行为。

27. 发现患者涉嫌伤害事件或者非正常死亡时,应向有关部门报告,并应特别关注对未成年人、妇女和精神障碍者的人身保护。

28. 在宣告患者死亡时,要严格按照临床死亡标准和相关医疗程序施行。在患者死亡后,应当安慰家属,告知其善后事宜。

三、医师与同行

29. 医师应彼此尊重,相互信任和支持;正确对待中医、西医各自的理论与实践。

30. 公正、客观评价同行医师的品格和能力,不包庇和袒护同行,积极参与医疗技术鉴定和出庭作证等法律程序。

31. 医师不应相互诋毁,更不得以不正当方法妨碍患者对其他同行的信赖。

32. 医师应与同行相互学习与交流,并将自己的技术和知识无私地传授给年轻或下级医师。

四、医师与社会

33. 给予急需医疗帮助的人提供适当的医疗帮助并负有专业责任。

34. 对社会负有解释科学知识的专业责任,医师应成为公众健康的倡导者、健康知识的传播者和公众健康危险的警示者。

35. 要意识到团体、社会和环境在患者个人健康方面的重要影响因素。要在公共健康、健康教育、环境保护、生态平衡、社会福利以及相关立法等方面发挥积极作用。

36. 应确保所参与的项目研究符合科学和伦理道德要求。

五、医师与企业

37. 不得因医药企业的资助而进行有悖科学和伦理的研究,不能为个人利益推销任何医疗产品或进行学术推广。

38. 对于医药企业资助的研究,医师应该在公布、展示研究成果或宣教时声明资助事实。

39. 医师不得参与或接受影响医疗公正性的宴请、礼品、旅游、学习、考察或其他休闲社交活动,对于企业的公益资助、临床研究或学术推广应按规定申报和说明。

40. 应当抵制医药企业假借各种名义向医师推介的处方药品搭售、附赠等促销活动。

主要参考书目

［1］陈晓阳,曹永福.医学伦理学［M］.北京:人民卫生出版社,2010.

［2］邱仁宗.生命伦理学［M］.北京:中国人民大学出版社,2010.

［3］格雷戈里·E·彭斯.医学伦理学经典案例［M］.聂精保,胡林英,译.长沙:湖南科学技术出版社,2010.

［4］张金钟,王晓燕.医学伦理学［M］.北京:北京大学医学出版社,2010.

［5］孙红.医学人文案例精粹［M］.北京:人民卫生出版社,2011.

［6］曹志平.中国医学伦理思想史［M］.北京:人民卫生出版社,2012.

［7］丘祥兴.小小鼠和多利羊的神话——干细胞和克隆伦理［M］.上海:上海科技教育出版社,2012.

［8］姜小鹰.护理伦理学［M］.北京:人民卫生出版社,2012.

［9］孙福川,王明旭.医学伦理学［M］.4版.北京:人民卫生出版社,2013.

［10］杨冬梅,王润霞.药事管理与法规实训［M］.南京:东南大学出版社,2013.

［11］陈泽环.敬畏生命——阿尔贝特·施韦泽的哲学和伦理思想研究［M］.上海:上海人民出版社,2013.

［12］王育红,黄金宇.职业道德与药学伦理学［M］.北京:北京大学出版社,2013.

［13］汤姆·比彻姆,詹姆士·邱卓思.生命医学伦理原则［M］.李伦,等译.北京:北京大学出版社,2014.

［14］阿图·葛文德.医生的修炼——在不完美中探索行医的真相［M］.王一方,主编.欧冶,译.杭州:浙江人民出版社,2015.

［15］阿图·葛文德.医生的精进——从仁心仁术到追求卓越［M］.王一方,主编.李璐,译.杭州:浙江人民出版社,2015.

［16］张新庆.基因治疗之伦理审视［M］.北京:中国社会科学出版社,2014.

［17］熊宁宁,刘海涛,李昱,等.涉及人的生物医学研究伦理审查指南［M］.北京:科学出版社,2014.

［18］宿凌.药事管理与法规［M］.北京:中国医药科技出版社,2015.

［19］刘东梅.医学伦理学［M］.2版.北京:人民卫生出版社,2016.

［20］李振良,李红英.临床医学实践案例伦理解析［M］.北京:人民卫生出版社,2016.

［21］翟晓梅,邱仁宗.公共卫生伦理学［M］.北京:中国社会科学出版社,2016.

［22］崔瑞兰.护理伦理学［M］.3版.北京:中国中医药出版社,2016.

［23］讴歌.协和医事［M］.修订版.北京:北京联合出版公司,2016.

［24］郑文清,周宏菊.现代医学伦理学概论［M］.武汉:武汉大学出版社,2017.

［25］佩妮·萨托利.向死而生,活在当下——濒死体验死亡哲学课［M］.李杰,译.北京:中国法制出版社,2018.

［26］王明旭,赵明杰.医学伦理学［M］.5版.北京:人民卫生出版社,2018.

［27］杨世民.医疗机构从业人员行为规范与医学伦理学［M］.北京:人民卫生出版社,2018.

［28］区结成.当中医遇上西医——历史与省思［M］.北京:生活·读书·新知三联书店,2018.

［29］陈勰.医学伦理学案例与实训教程［M］.杭州:浙江大学出版社,2019.

［30］马伯英.中国医学文化史［M］.上海:上海人民出版社,2019.

［31］李文喜,景汇泉.医学伦理学［M］.北京:科学出版社,2019.

［32］张金钟,王晓燕.医学伦理学［M］.4版.北京:北京大学出版社,2019.

［33］杨世民 . 药事管理学［M］. 6 版 . 北京 : 中国医药科技出版社,2019.

［34］张鹏 . 临终关怀的道德哲学研究［M］. 北京 : 人民出版社,2020.

［35］戴维·J. 罗思曼 . 病床边的陌生人——法律与生命伦理学塑造医学决策的历史［M］. 潘驿炜,译 . 北京 : 中国社会科学出版社,2020.

［36］玛格丽特·麦卡特尼 . 病患悖论——为什么"过度"医疗不利于你的健康？［M］. 潘驿炜,译 . 北京 : 中国社会科学出版社,2020.

复习思考题
答案要点

模拟试卷